Gesund?

In Zusammenarbeit mit Radio NBC

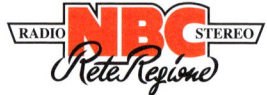

Dr. med. Cristina Tomasi

Gesund?

**Wir sind,
was wir essen
und was
unser Körper
daraus macht!**

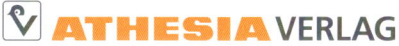
ATHESIA VERLAG

BIBLIOGRAFISCHE INFORMATION DER DEUTSCHEN NATIONALBIBLIOTHEK

Die Deutsche Nationalbibliothek verzeichnet diese Publikation in der Deutschen Nationalbibliografie; detaillierte bibliografische Daten sind im Internet abrufbar: http://dnb.d-nb.de

2017
Alle Rechte vorbehalten
© by Athesia AG, Bozen
Redaktion Wissenswertes: Brigitta Willeit
Lektorat Rezepte: Kathrin Kötz
Korrektorat: Kathrin Kötz
Umschlaggestaltung: Jung & C, www.jung.it
Design & Layout: Athesia-Tappeiner Verlag
Druck: Athesia Druck, Bozen

ISBN 978-88-6839-251-2

www.athesia-tappeiner.com
buchverlag@athesia.it

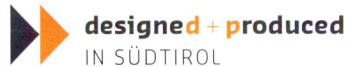
designed + produced
IN SÜDTIROL

Meiner Familie und all meinen Patienten, denen es gelungen ist, durch die Ernährungsumstellung wieder gesund zu werden.

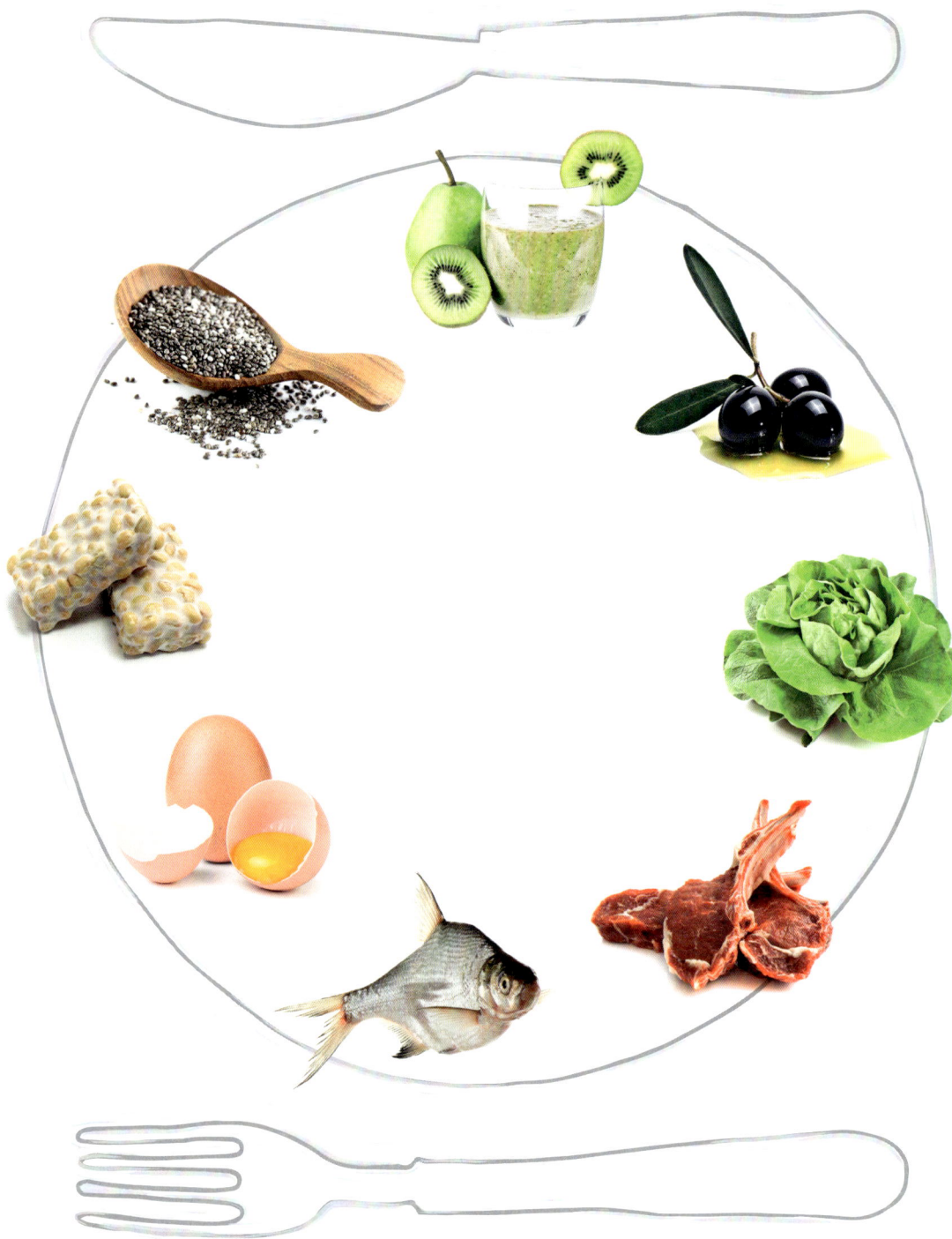

Inhalt

KRÄUTERTEE
POMPADOUR
Ihr Wohlfühlmoment.
DETOX
RELAX
RIGENERANTE
LINEA SNELLA
ANTIOSSIDANTE
REGOLARITÀ
DEPURATIVA
DIGESTIVA
DRENANTE
POMPADOUR
tee
SINCE 1913
Erleben Sie die erlesene Vielfalt natürlicher Kräutertees von Pompadour.
Genuss und Wohlbefinden harmonisch vereint in jeder Tasse.
pompadour.it

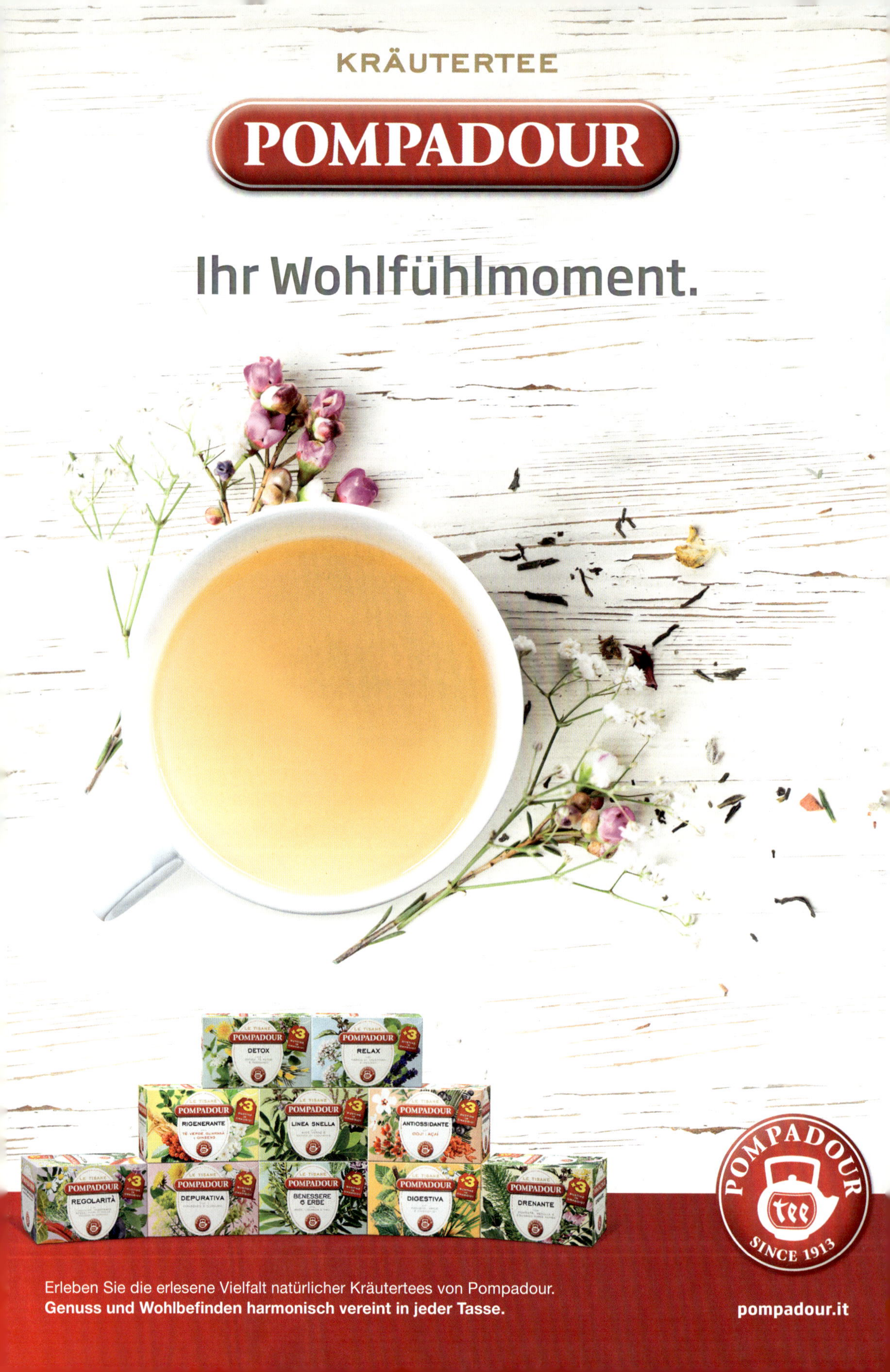

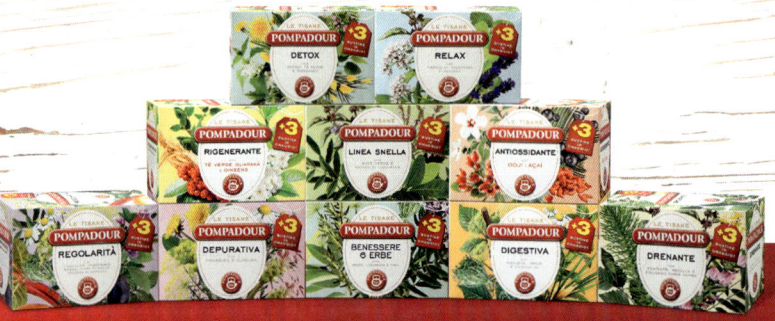

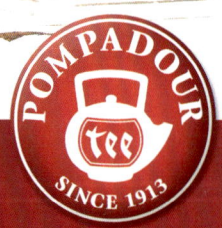

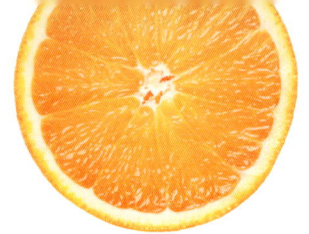

Einführung
Denken wir selbstständig oder sind wir Sklave der Werbung?

Keine andere Wissenschaft ist so verwirrend wie die Ernährungswissenschaft. Sie ist leider auch heute noch ein sehr ungenauer Forschungsbereich, der so gut wie nie in der Lage ist, verlässliche Ergebnisse zu liefern. Der überwiegende Teil der wissenschaftlichen Studien über die Ernährung wird nämlich von der Ernährungsindustrie subventioniert.

Muss es uns also wundern, dass die Forschung genau die vorgefertigten Angebotswaren der Lebensmittelindustrie unterstützt? Nahrungsmittel mit schlechten Nährwerten, voller Zusatzstoffe, Geschmacksverstärker, Farbstoffe, Konservierungsmittel, mit minderwertigen Eiweißen, chemisch veränderten Fetten und Kohlenhydraten und vollgepumpt mit Salz und Zucker.

Noch nie in der Menschheitsgeschichte hat sich die Art der Ernährung derart verändert wie in den vergangenen 60 bis 70 Jahren. Wem haben wir dies noch zu verdanken außer der Lebensmittelindustrie? Nicht zuletzt der gesteuerten Forschung im Bereich Ernährung, die uns mit Desinformationen und konfusen Erklärungen zu unserem Essen überschüttet hat. Durch ihre missverständlichen und oft gänzlich falsch interpretierten „Forschungsergebnisse" hat sie uns von den natürlichen Lebensmitteln, die der Mensch über Tausende Jahre hinweg gegessen hat, entfernt und zu einem gut verpackten chemischen Mischmasch geführt, das wir heute Essen nennen.

Es gibt keinen Zweifel, dass diese tragische Veränderung der Ernährungsgewohnheiten heute zum großen Teil verantwortlich ist für eine wahre Fettleibigkeits-Epidemie, für die Diabetes-Epidemie, für Herzkreislauferkrankungen, Krebs, Autismus, Alzheimer und viele andere Krankheiten, die zu einem Übel der Menschheit geworden sind.

Natasha Campbell-McBride, MD, Mmedsci (Nutrition), Mmedsci (Neurology)

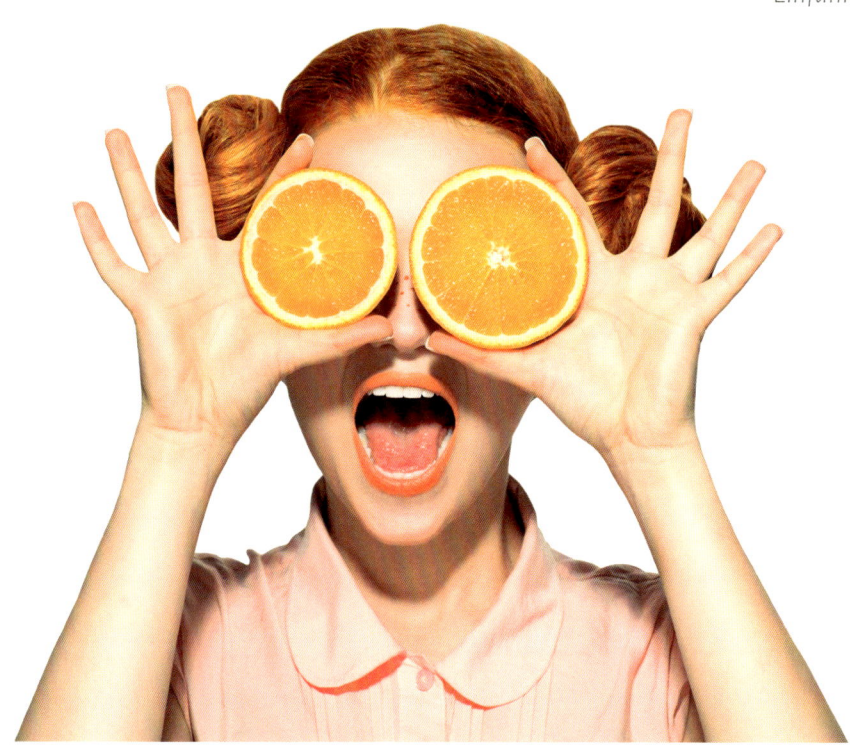

In Zeiten, da Täuschung und Lüge allgegenwärtig sind, ist das Aussprechen der Wahrheit ein revolutionärer Akt.

George Orwell

Sie haben sich also für ein Buch über Ernährung entschieden. Sehr mutig! Sicher haben Sie bereits andere Ernährungsbücher zu Hause; im Buchhandel gibt es ja Dutzende, wenn nicht Hunderte solcher Bücher. In meinem Buch aber finden Sie nicht die typischen Ernährungsempfehlungen, im Gegenteil: Viele Aussagen sind sehr unkonventionell; ich schwimme oft gegen den Strom.

Ich sehe es aber als meine Pflicht an, über Ernährungskonzepte zu informieren, ohne Rücksicht darauf, ob es manche vielleicht irritiert – vor allem jene, denen die Gesundheit nicht am Herzen liegt. Die ökonomischen Interessen, die hinter der Lebensmittelindustrie – und auch hinter der pharmazeutischen Industrie – stecken, sind enorm.

Natasha Campbell-McBride erklärt in ihrem Zitat sehr gut, was auch mir wichtig ist und weswegen ich dieses Buch geschrieben habe: Die Menschen sind verunsichert, wissen nicht mehr, was sie essen und wem sie glauben sollen – das ist auch verständlich. Es gibt so viele Behauptungen und unzählige Mythen, die von einer unkontrollierten und lügnerischen Werbemaschinerie propagiert werden. Und das alles allein für den Profit und zum Nachteil für unsere Gesundheit. Heutzutage haben die Menschen glücklicherweise Zugang zu vielen Informationen, die sie in die vorteilhafte Lage versetzen, selbst entscheiden zu können, was sie in ihren Einkaufswagen und später auf ihren Teller legen. Allerdings führen die vielfach irreführenden und von der Lebensmittelindustrie geförderten Aussagen dazu, dass sich viele einseitig und ungesund ernähren.

Was aber bedeutet „gesund essen"?

Wem soll, kann man glauben? Ornish, der sagt, dass man tierische Lebensmittel meiden soll? Oder Dukan, der eine eiweißreiche Ernährung propagiert? Oder Lustig, der

Fruktose verteufelt? Oder Veronesi, der rotes Fleisch verbannt? In einem derartigen Durcheinander an Informationen, die sich untereinander total widersprechen, fragt man sich in der Tat: Wem soll man da glauben? Die Ernährungswissenschaft ist keine exakte Wissenschaft, sie lässt viel Raum für Interpretationen, die den Gesetzen des Marktes folgen. Das milliardenschwere Geschäft, das mit der Ernährung gemacht wird, beeinflusst leider auch die Wissenschaft, die dann sogenannte Ernährungsleitlinien herausbringt. Sie glauben das nicht? Dann denken Sie nur an die absurden Mengen an Kohlenhydraten, die Diabetikern empfohlen werden: bis zu 360 Gramm Brot am Tag! Dabei sind Kohlenhydrate nichts anderes als Zucker – und den sollten Diabetiker bekanntlich strikt meiden.

Seit Jahrzehnten schauen wir widerstandslos zu, wie unsere Kinder erkranken. Sie werden übergewichtig, erkranken an Autismus oder an der Aufmerksamkeitsdefizit-/Hyperaktivitätsstörung (ADHS) und niemand kommt auf die Idee, ihnen zu sagen, dass dies eng mit dem Zuckerkonsum zusammenhängt. Gar nicht zu reden von den schwindel-erregenden Zahlen an Diabetes-Erkrankungen, an Tumoren, Bluthochdruck, Herzinfarkt, Schlaganfall oder Alzheimer. Viele denken, dass ein Bäuchlein mit 50 normal ist. Wer hat Ihnen das gesagt? Wollen Sie tatsächlich die nächsten 35 bis 40 Jahre schwer belastet durchs Leben gehen? Mit all den Problemen, die Übergewicht mit sich bringen kann? Ich glaube nicht!

Wir sollten selbst entscheiden, was wir essen

Wir können darüber entscheiden, wie wir uns fühlen. Denn schließlich sind wir selbst für unsere Gesundheit verantwortlich. Im Grunde wäre es ganz einfach: Um uns gut zu fühlen und gesund zu bleiben, sollten wir das essen, was uns Mutter Natur schenkt, und wir sollten es selbst in der richtigen Weise zubereiten.

An Sie wende ich mich mit diesem Buch – an Sie, die sich wünschen, ehrliche und echte Nahrungsmittel zu essen, die nicht von der Lebensmittelindustrie in Labors hergestellt wurden. Echte Lebensmittel: Fleisch aus artgerechter Tierhaltung, also von Kühen, Ziegen, Schafen und anderen Tieren, die den Sommer auf der Alm verbringen, sich von Heu und Gras ernähren und ihrem natürlichen Biorhythmus folgen; Wild, Fisch, am besten gefischt, ohne die Meere zu zerstören und zu überfischen; Käse, der aus der Milch von artgerecht gehaltenen Tieren hergestellt wird; Eier von Hühnern in echter Freilandhaltung auf unseren Höfen; möglichst saisonales und regionales Obst und Gemüse. Wenn wir uns so ernähren, dann bekommt der Körper all das, was er braucht, und Schritt für Schritt wird er in der Lage sein, die benötigte Energie vorwiegend aus Fetten zu gewinnen und immer weniger aus Zucker.

Letztendlich geht es nicht darum, wie viel wir essen, sondern was wir essen. Unser Körper antwortet direkt auf jedes Lebensmittel, das wir ihm zuführen: Bekommt unser Körper die richtige Kost, fühlen wir uns besser, voller Energie und Lebensfreude, wir erkranken seltener, weil wir unserem Körper das verabreichen, was er braucht, um jeden Tag in Bestform zu funktionieren. Das richtige Essen zum richtigen Zeitpunkt ist eine Kunst.

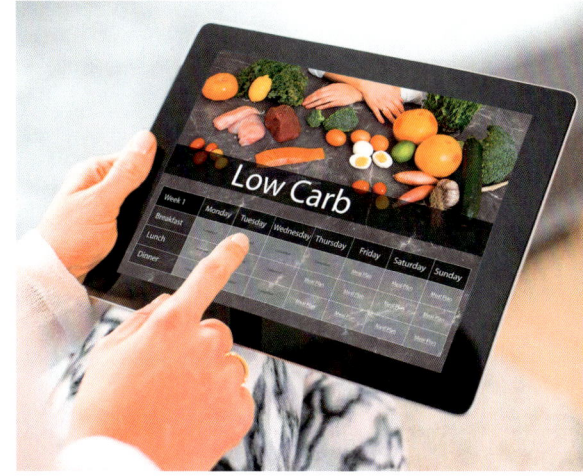

Aus Liebe zu gutem Essen und zur Gesundheit

Ich möchte Ihnen in diesem Buch zeigen, wie ausgezeichnet man sich „Low Carb" ernähren kann, also „low carb – high fat (LCHF)", mit weniger Kohlenhydraten bei gleichzeitiger Zufuhr von mehr Fett – eine Ernährung, die sich besonders eignet, wenn Sie unter Problemen mit dem Zuckerstoffwechsel leiden – aber nicht nur. Ich möchte Ihnen erklären, warum Kohlenhydrate dem Zucker gleichzusetzen sind, dass Fett ganz zu Unrecht verteufelt wird und Eiweiße die Bausteine des Lebens sind.

Leider wird an den Universitäten noch immer nicht auf die Bedeutung der Ernährung hingewiesen, nicht ein Seminar, nicht eine Vorlesung gibt es dazu. Ich selbst habe im Laufe der 25-jährigen Erfahrung als praktizierende Ärztin gelernt, dass die Gesundheit über den Darm geht – es war aber ein langer und steiniger Weg. Seit nunmehr sechs Jahren gelingt es mir, viele gesundheitliche Beschwerden meiner Patienten mit einer Ernährungsumstellung zu lösen. Ich zeige ihnen, wie sie einkaufen und kochen sollen, dass es sich lohnt, diese Zeit in ihre Gesundheit zu investieren. Daraus entwickelte sich der Wunsch zu diesem Buch, mit meinen eigenen Rezepten und jenen von Menschen, denen ich auf meinem Weg begegnet bin, mit denen ich dieselben Erfahrungen teile und die Liebe zu gutem Essen und zu unserer Gesundheit.

In diesem Buch geht es nicht um Kalorien, nicht um die Größe der Portionen und noch viel weniger um das Gewicht des Essens. Es geht darum zu lernen, auf seinen eigenen Körper zu achten, dementsprechend zu essen und damit aufzuhören, wenn man satt ist. Essen Sie nicht, wenn Sie keinen Hunger haben; essen Sie auch nicht aus Langeweile oder Frustration. Das einzige, auf das Sie achten sollten, ist die Menge an Zucker in Ihrem Essen – auf nichts anderes.

Unser Darm

Wie unsere Darmbakterien unser Leben erleichtern oder erschweren können

Alle Krankheiten beginnen im Darm.

Hippokrates

Jeder von uns besitzt eine Mikrobiota, die uns kennzeichnet. Sie setzt sich aus Milliarden von Bakterien zusammen, die sich auf der Körperoberfläche aufhalten, großteils aber in unserem Inneren. Der überwiegende Teil der Bakterienwelt befindet sich im Magen-Darm-Trakt, der im Mund beginnt und mit dem After endet. Der menschliche Verdauungstrakt beherbergt schätzungsweise 100 Trillionen Bakterien, 10-mal mehr als der Körper Zellen hat. Die Gesamtheit aller Mikroorganismen im Körper nennt man intestinale Mikrobiota, während die Gesamtheit aller mikrobiellen Gene im Organismus als Mikrobiom bezeichnet wird. Die Gene des intestinalen Mikrobioms übersteigen die Anzahl der Gene des menschlichen Körpers um das 100-Fache.

Kurz zusammengefasst können wir sagen, dass im ersten Teil des Magen-Darm-Traktes weniger Bakterien siedeln als zum Beispiel im Dickdarm. Dieses Verhältnis bleibt normalerweise aufrecht. Nehmen aber die Bakterien im Dünndarm zu, führt dies zu typischen Symptomen wie Blähungen, Schmerzen im Darmbereich, Gelenkschmerzen oder Entzündungen in den Verdauungsorganen bis hin zu einem vermehrten Nährstoffverbrauch und Anämie. Man spricht von einer bakteriellen Überwucherung des Dünndarms, in der Fachsprache von SIBO (Small Intestine Bacterial Overgrowth).

Jeder Erwachsene trägt in seinem Darm etwa zwei Kilogramm Bakterien mit sich herum. Diese Darmflora ist hochorganisiert und arbeitet in unserem Interesse, vorausgesetzt ihre Zusammensetzung stimmt. Die Bakterien im Darm spielen eine entscheidende Rolle für eine gesunde Verdauung, sie unterstützen die Darmmotilität, also die Bewegungsfähigkeit des Darms, sie sind verantwortlich für die Produktion wichtiger Vitamine wie Folsäure, Vitamin K und Vitamine der B-Gruppe; sie produzieren kurzkettige Fettsäuren, z. B. Buttersäure, die Nahrung für die Darmzellen sind; sie sorgen für die effiziente Aufnahme der Nährstoffe, vor allem von Kalzium, Magnesium und Eisen; sie entgiften unseren Körper von Schimmelpilzen und Medikamenten; und sie sind die rechte Hand unseres Immunsystems: 80 Prozent unseres Abwehrsystems sitzt nämlich im Darm. **Die Mikroorganismen im Darm spielen also eine entscheidende Rolle für die Ausbildung eines starken und ausgewogenen Immunsystems.**

Das Wohlbefinden unserer Mikrobiota ist Voraussetzung für ein einwandfreies Funktionieren vieler Vorgänge in unserem Körper. Mittlerweile wissen wir mit Sicherheit, dass die Zunahme von Autoimmunkrankheiten, entzündlichen Darmerkrankungen, Stoffwechselkrankheiten, Übergewicht, Diabetes, psychiatrischen Krankheiten wie Depressionen oder Panikattacken und Herzkreislauf- und Tumorerkrankungen in direktem Zusammenhang steht mit krankhaften Veränderungen im Mikrobiom. Und sicher ist auch der Zusammenhang zwischen unserem Lebensstil (Stress, Angstzuständen, Schlafmangel usw.), unserer Ernährungsweise und der Aufnahme von Antibiotika mit der Zusammensetzung unserer Darmflora.

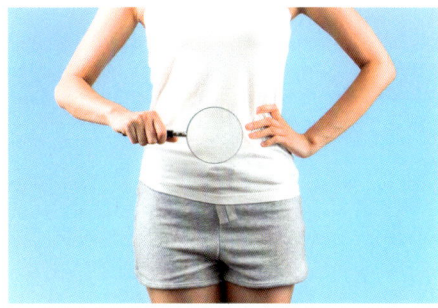

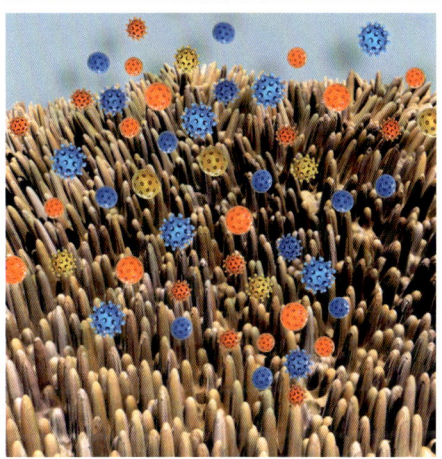

Dysbiose: Wenn schädliche Bakterien überhandnehmen

Ein Ungleichgewicht in der Zusammensetzung der Darmflora, Dysbiose genannt, bedroht die Darmgesundheit und betrifft nicht nur die Bakterien, sondern auch die Zellen der Schleimhäute und das Immunsystem: Es entsteht ein Ungleichgewicht zwischen „nützlichen, gesund erhaltenden" und „schädigenden, krankmachenden" Bakterien – mit enormen Auswirkungen auf unseren Gesundheitszustand. Nehmen die „krankmachenden" Bakterien überhand, kann das auf verschiedenste Körpersysteme Auswirkungen haben: auf die Haut, die Scheide, die Mundhöhle, Lungen, Nase oder Ohren. Und es drohen Autoimmunkrankheiten, Arthritis, Demenz, Herzkreislauferkrankungen, Krebs, das Syndrom des durchlässigen Darms (Leaky-Gut-Syndrom). Nicht zuletzt wirken sich diese Bakterien auch auf das hormonelle Gleichgewicht negativ aus – mit Folgen für die Langlebigkeit.

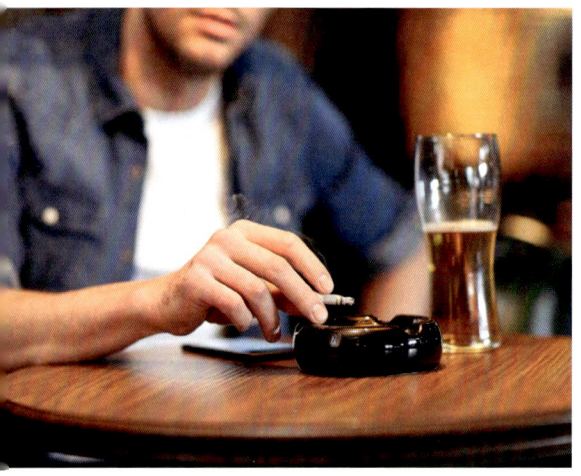

Häufige Ursachen einer intestinalen Dysbiose:

> **Ernährung**: Leider hat in den vergangenen Jahrzehnten die Qualität und Ursprünglichkeit unserer Nahrung sehr gelitten: Wir ernähren uns exzessiv mit industriell hergestellten Lebensmitteln voller Zucker und raffiniertem Getreide. Wir trinken Unmengen an Alkohol, kohlensäurehaltige und gezuckerte Getränke, wir nehmen Farb-, Konservierungs- und Zusatzstoffe im Übermaß zu uns und glauben meist noch, dass wir uns auf diese Weise richtig und gesund ernähren.

> **Antibiotika**: „Therapieren auf eigene Faust" ist seit mehreren Jahren eine sehr schlechte Angewohnheit vieler geworden. Sie schlucken Medikamente, inklusive Antibiotika, auch wenn es nicht notwendig wäre und häufig, ohne ihren Arzt zurate zu ziehen. Weit verbreitet ist immer noch die Meinung, dass bei einer Erkältung ein Antibiotikum hilft. Dabei wird eine Erkältung von Viren ausgelöst, gegen die Antibiotika aber wirkungslos sind.

> **Unregelmäßiger Lebensstil**: Gemeinhin achten wir sehr wenig auf unsere Lebensqualität. Wir schlafen wenig, ohne Rücksicht auf den natürlichen Wach-/Schlafzyklus, übertreiben es mit Alkohol und Nikotin und bewegen uns kaum oder nur sehr selten.

> **Medikamentenmissbrauch**: Antibiotika, Entzündungshemmer, Abführmittel, Schmerzmittel, Säureblocker und Psychopharmaka werden viel zu großzügig verwendet.

> **Bewegungsmangel**: Die meisten sitzen zu viel – bei der Arbeit, beim Essen, vor dem Computer und dem Fernseher. Dabei würden 30 Minuten zügigen Gehens oder Radfahrens am Tag reichen, um auch den Darm und seine Bakterienwelt in Schwung zu halten.

> **Stress**: Ängste, Sorgen und jeder negative Gemütszustand, den wir nicht kontrollieren können, wirken sich auch auf den Darm aus.

Das Leaky-Gut-Syndrom oder das Syndrom des durchlässigen Darmes

Der Magen-Darm-Trakt ist mit Schleimhautzellen ausgekleidet, die untereinander mit sogenannten Funktionseiweißen, den „tight junction", eng miteinander verbunden sind. Dadurch wird die Schleimhaut undurchlässig für schädliche Stoffe von außen. Durchlässig ist die Darmschleimhaut aber für sehr kleine Moleküle, was die Aufnahme von lebenswichtigen Nährstoffen, die wir mit der Nahrung zu uns nehmen, ermöglicht. Die Regulierung der Durchlässigkeit ist eine der Hauptaufgaben der Zellen der Darmschleimhaut. Um eine Vorstellung von ihrer Menge zu bekommen: Eng aneinandergereiht würden diese Zellen die Fläche von zwei Tennisfeldern beanspruchen.

Die Darmflora bildet, sofern sie funktionstüchtig ist, eine Art natürlichen Schutz für die Darmschleimhäute. Im Falle einer Dysbiose wird dieser Schutz löchrig und die Schleimhäute sind den schädlichen Stoffen von außen schutzlos ausgesetzt, wie zum Beispiel Antibiotika, Entzündungshemmer und Magensäureblocker (Protonenpumpen-Hemmer). Aber auch entzündungsfördernde Lebensmittel wie Gluten, Milchprodukte, Alkohol im Übermaß oder Zucker bzw. Infektionen, zum Beispiel mit dem Candida-albicans-Pilz oder mit Parasiten, sind schädlich für die Darmschleimhäute.

Die Schäden, die diese Stoffe verursachen, begünstigen ein Aufbrechen der Bindeglieder zwischen den Zellen, der „tight junction" und zwischen den Darmzellen entstehen Löcher, man spricht vom durchlässigen Darm. Dadurch können Partikel von unverdautem Essen, Giftstoffe, Bakterien, Medikamente und vieles mehr in den Blutkreislauf gelangen. Das Immunsystem erkennt diese Stoffe als Bedrohung und bekämpft sie – die ständige Aktivierung des Immunsystems kann zu Autoimmunkrankheiten führen, wie zum Beispiel der Hashimoto-Thyreoiditis, einer chronischen Entzündung der Schilddrüse, zu rheumatoider Arthritis oder Psoriasis. Natürlich führen die Verletzungen in der Darmschleimhaut auch zu Verdauungsproblemen, die mit der Zeit eine Mangelernährung, Entzündungen, ein abnormes Wachstum von Pilzen und krankhaften Bakterien, Lebensmittelintoleranzen und ein hyperaktives Immunsystem verursachen können.

Anzeichen für einen durchlässigen Darm:

› **Magen-Darm-Beschwerden** werden gemeinhin unter dem Begriff „Reizdarm" zusammengefasst, also Blähungen, Durchfall, Verstopfung oder Koliken.

› **Allergien** zum Beispiel gegen Pollen oder Hausstaub, auch Asthma

› **Hormonelle Störungen** wie das prämenstruelle Syndrom oder das policystische Ovarsyndrom

› **Autoimmunkrankheiten** wie rheumatoide Arthritis, die Hashimoto-Thyreoiditis, eine chronische Entzündung der Schilddrüse, Lupus oder Psoriasis

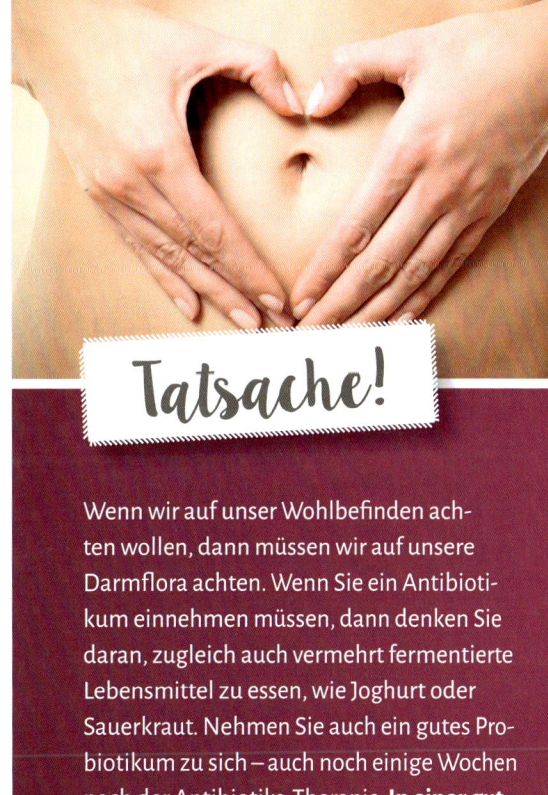

Tatsache!

Wenn wir auf unser Wohlbefinden achten wollen, dann müssen wir auf unsere Darmflora achten. Wenn Sie ein Antibiotikum einnehmen müssen, dann denken Sie daran, zugleich auch vermehrt fermentierte Lebensmittel zu essen, wie Joghurt oder Sauerkraut. Nehmen Sie auch ein gutes Probiotikum zu sich – auch noch einige Wochen nach der Antibiotika-Therapie. **In einer gut funktionierenden Darmflora liegen die Wurzeln unserer Gesundheit.**

- **Ständige Müdigkeit** oder die rheumatische Erkrankung Fibromyalgie
- **Psychische Probleme** wie Depressionen, Angstzustände, Aufmerksamkeits-/Hyperaktivitätssyndrom (ADHS)
- **Hautprobleme** wie Akne, Neurodermitis, Ekzeme oder Rosacea
- **Lebensmittelintolleranzen oder -allergien**
- **Scheidenpilz**, der immer wiederkehrt
- **Schwaches Immunsystem** mit der Neigung zu häufigen Erkrankungen
- **Dislipidämie**

Wie therapiert man das Leaky-Gut-Syndrom?

Für die Darmgesundheit und als Unterstützung für die „guten" Bakterien spielt das, was wir essen, eine grundlegende Rolle. Wir wissen mittlerweile mit Sicherheit, dass es eine Verbindung zwischen unserem Mikrobiom, der Verdauung, dem Körpergewicht und dem Stoffwechsel gibt.

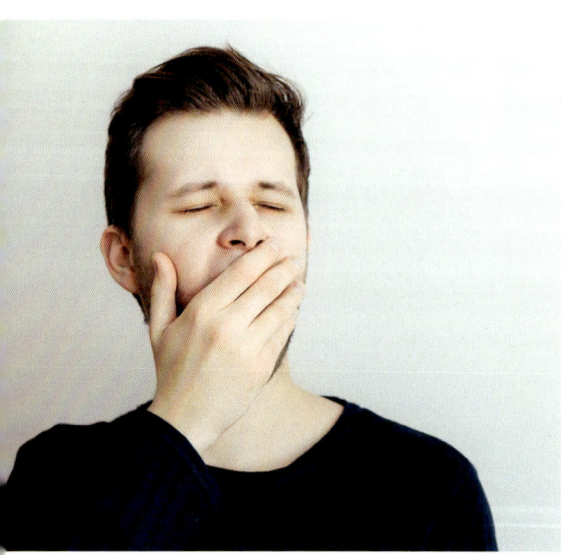

Deshalb wird das Leaky-Gut-Syndrom über die Ernährung therapiert: Zu allererst werden alle potenziell giftigen und entzündungsfördernden Lebensmittel abgesetzt, in erster Linie Gluten und Milchprodukte. Danach muss man lernen, wieder natürliche Lebensmittel zu essen und vorgekochte und verpackte Nahrung zu meiden. Verzichten muss man auf glutenhaltige Nahrungsmittel, auch von als „glutenfrei" deklarierten Produkten sollte man besser die Finger lassen. Stattdessen sollten probiotische Lebensmittel auf den Tisch kommen, ebenso Präbiotika, die das korrekte Funktionieren der Darmflora unterstützen.

Auf jeden Fall meiden sollte man Lebensmittel, die Entzündungen im Organismus fördern:

- **Getreide** im Allgemeinen und alle glutenhaltige Produkte im Speziellen: Brot, Nudeln, Pizza, Crackers, Kekse, Knödel, Toastbrot usw. Ich wiederhole: Glutenfreie Produkte sind keine Alternative. Glutenfrei essen bedeutet, essen ohne Gluten, also Eier, Fisch, Fleisch, Gemüse.
- **Vorgekochte Lebensmittel**
- **Raffinierte pflanzliche Öle** wie Sonnenblumen-, Mais-, Soja-, Erdnussöl, die einen hohen Anteil an Omega-6-Fettsäuren enthalten, die entzündungsfördernd wirken.
- **Milchprodukte**
- **Fleisch aus Massentierhaltung**, egal ob es sich um Rindfleisch oder Geflügel handelt. Sämtliches Fleisch aus nicht artgerechter Tierhaltung enthält sehr viele entzündungsfördernde Omega-6-Fettsäuren, weil das Vieh mit Futtermitteln auf Mais- und Soja-Basis ernährt worden ist, die seine Darmflora verändern. Masttiere werden außerdem mit Hormonen vollge-

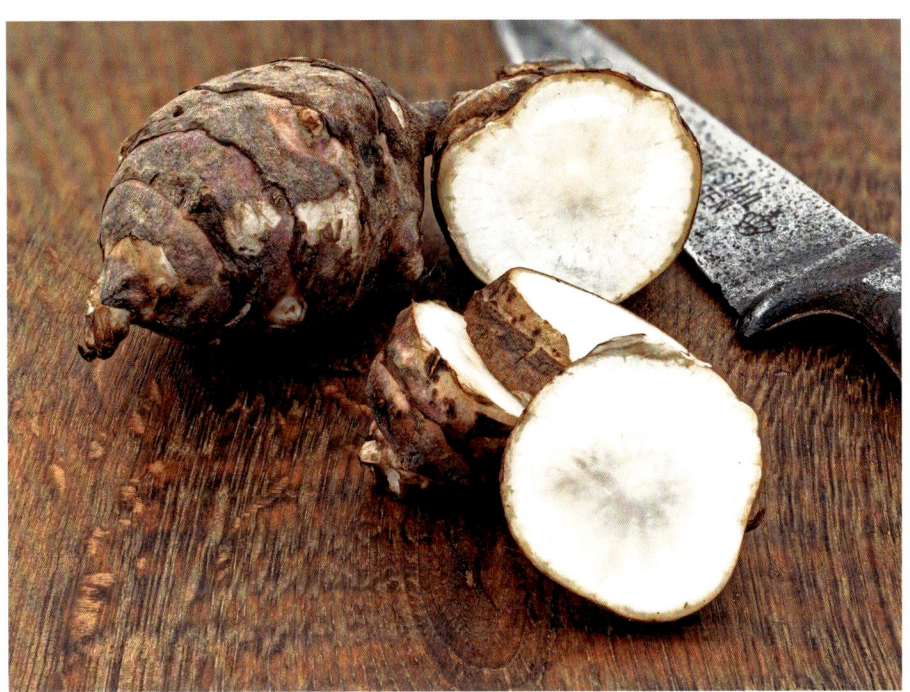

stopft und mit Antibiotika gegen Krankheiten behandelt, die einzig und allein auf die Massentierhaltung zurückzuführen sind.

> **Transfettsäuren und hydrierte Fette** sind industrielle Fette, die für Dosennahrung verwendet und häufig als Frittieröl verkauft werden.

Patienten mit Darmproblemen stelle ich nicht nur einen persönlichen Ernährungsplan zusammen, sondern verabreiche ihnen auch wichtige Nährstoffe wie Omega 3, Zink, Glutamin sowie die Vitamine C, E und D.

Obst und Gemüse sind Futter für die „guten" Darmbakterien: Präbiotisch wirken zum Beispiel Topinambur (im Bild), aber auch Schwarzwurzeln oder Chicorée.

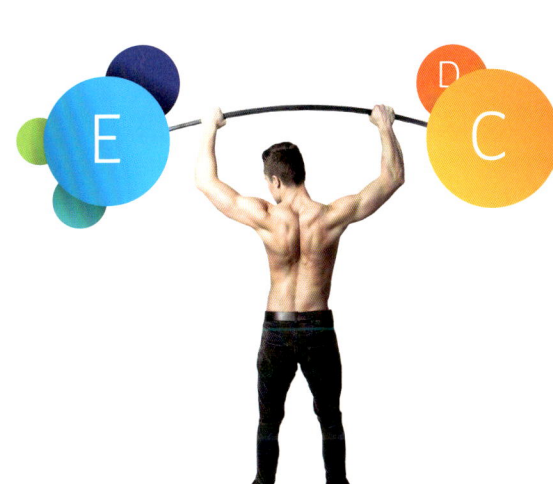

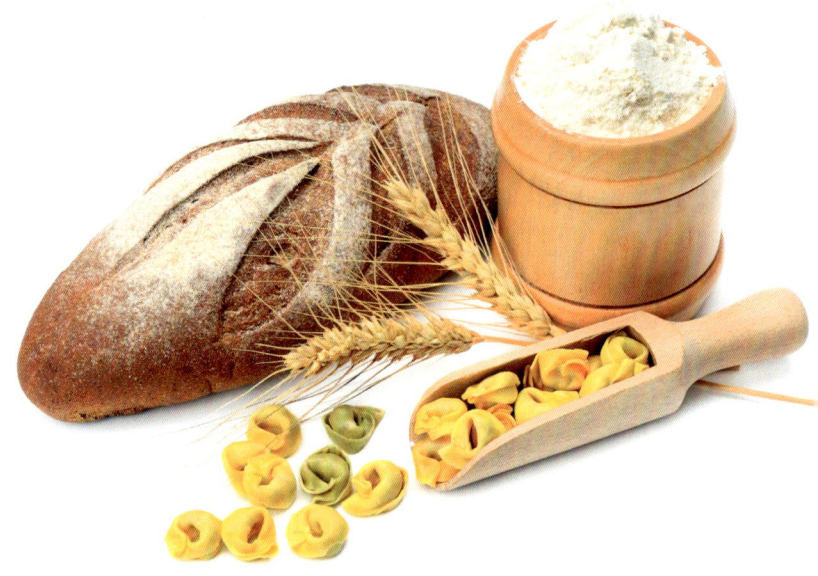

Kohlenhydrate

Warum uns übermäßiger Zuckergenuss umbringen kann

Die Wahrheit schwimmt nach oben wie Öl auf dem Wasser.
Spanisches Sprichwort

Zucker = Kohlenhydrate = Zucker

Kohlenhydrate sind chemisch gesehen Verbindungen aus Kohlenstoff und Wasser. Sie werden auch Glukose genannt, vom Griechischen „glucos", was „süß" bedeutet. Damit wird bereits eines klar: **Zucker sind Kohlenhydrate**, sie bestehen aus Zuckermolekülen: Zucker = Kohlenhydrate = Zucker. Kohlenhydrate sind **keine** essenziellen Makronährstoffe. Das bedeutet: Der Körper kann sie selbst herstellen, und zwar aus Eiweiß oder Fett.

Zucker – also Kohlenhydrate – werden nach der Art ihrer Zusammensetzung unterteilt:

> **Monosaccharide** (Einfachzucker) bestehen nur aus einem einzigen Zuckermolekül. Die wichtigsten Monosaccharide sind Glukose (Traubenzucker) – im Blut verantwortlich für den Blutzuckerwert, Fruktose (Fruchtzucker), der Zucker im Obst und im Maisfruktosesirup (HFCS – high fructose corn sirup) sowie Galaktose (Schleimzucker), Bestandteil des Milchzuckers.

> **Disaccharide** (Zweifachzucker) bestehen aus zwei Einfachzuckermolekülen und zwar aus Glukose und einem weiteren

Monosaccharid. So besteht Saccharose, der normale Haushaltszucker, aus Glukose und Fruktose, und Laktose, der Milchzucker, aus Glukose und Galaktose.

> **Polysaccharide** (Mehrfachzucker) bestehen aus mindestens zehn Monosacchariden (Einfachzuckermolekülen). Polysaccharide pflanzlicher Herkunft sind zum Beispiel Stärke oder Ballaststoffe, von denen Cellulose der wichtigste ist. Ein Polysaccharid tierischer Herkunft ist das Glykogen.

Kohlenhydrate finden wir sowohl in Lebensmitteln pflanzlicher Herkunft, zum Beispiel in Obst, Gemüse und verschiedenen Getreidesorten, als auch in tierischen Lebensmitteln wie Milch, die Laktose (Milchzucker) enthält.

Die meisten sind sich allerdings nicht bewusst, wie viel Zucker sie Tag für Tag zu sich nehmen. Wenn Patienten zu mir kommen, dann frage ich sie immer nach ihren Ernährungsgewohnheiten. Dabei stellt sich heraus, dass die meisten sehr wenig Fisch essen, kaum Eier, so gut wie nie Fleisch und wenn, dann weißes und kein rotes Fleisch – ohne zu wissen, wie ungesund weißes Fleisch aus Massentierhaltung meist ist (siehe eigenes Kapitel Fleisch). Wenn sie rotes Fleisch kaufen, dann solches vom Rind oder Schwein aus Massentierhaltung. Wir alle wissen, dass Fleisch nach Gewicht verkauft wird. Und wie erhöht man das Gewicht? Indem man die Tiere mästet, sie mit Getreide füttert – also Zucker. Jeder Bauer weiß, dass dann das Fleisch schwerer und fetter wird.

Die Wissenschaft spricht aber eine klare Sprache: **Das Tumorrisiko steigt mit der glykämischen Last**, die sich aus der Summe der verzehrten Kohlenhydrate ergibt, egal, ob sie in industriellen Produkten enthalten sind, wie Mehl, oder in Vollkorngetreide: Es handelt sich immer um Zucker!

Leider wird auch die Tatsache ignoriert, dass Zucker die Fettverbrennung hemmen kann bzw. die hormonelle Stoffwechsellage des Organismus dahin gehend beeinflusst, dass er die Fähigkeit Fett zu verbrennen einschränkt. Und deshalb essen die allermeisten weiter Zucker. Und in welcher Form? Als Nudeln, Brot, Crackers, Kekse, Knödel, Torten, Brioches, Säfte und gezuckerte Getränke jeder Art – und sie können nicht aufhören. Warum? Weil Zucker abhängig macht.

ZUCKER ERZEUGT ABHÄNGIGKEIT

Zucker beeinflusst das Gehirn ähnlich wie Kokain, Heroin oder Nikotin. Das erklärt auch, warum Menschen, die gewohnheitsmäßig große Mengen an Kohlenhydraten und gezuckerten Getränken zu sich genommen haben, **Entzugserscheinungen** entwickeln, sobald sie diese Lebensmittel reduzieren. Sie fühlen sich unwohl und schwach, haben Kopfschmerzen und Magenkrämpfe. Denn übermäßiger Zuckerkonsum führt zu einer erhöhten Ausschüttung des **Belohnungs- oder Glückshormons Dopamin** im Gehirn.

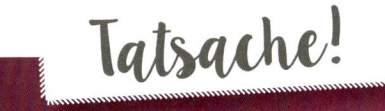

Tatsache!

Chemische Formeln, die auf -ose enden, weisen auf Zucker hin.

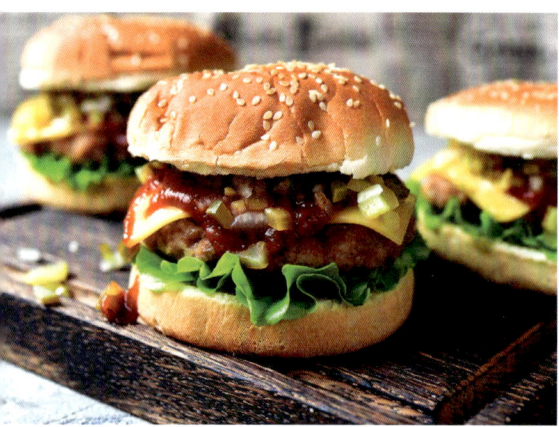

Wo finden wir überall Zucker?

Nahezu überall! Nicht nur in Süßigkeiten und kohlensäurehaltigen Getränken, sondern so gut wie in jedem industriell hergestellten und verpackten Lebensmittel: Hamburger, Würstchen, Saucen, Ketchup, Senf, Brot, Snacks, Brioches, Marmelade, Streichschokolade, Schokolade, Crackers, Grissini, Kekse, Wurst, Dosengerichte, Obstkonserven, Fruchtsäfte, vorgekochte und tiefgefrorene Gerichte usw. Auch Nudeln, Reis und Polenta enthalten Kohlenhydrate – also Zucker! Und dieser Zucker ist eine sogenannte „leere Kalorie". Das bedeutet nicht, dass er keine Kalorien hat, sondern dass diese kaum lebensnotwendige Nährstoffe liefern.

Besonders viel Zucker steckt gerade in jenen Nahrungsmitteln und Getränken, die am stärksten angepriesen werden und vor allem für Kinder und Jugendliche gedacht sind. Eine Dose, egal welchen kohlensäurehaltigen Getränks, unabhängig vom Hersteller, enthält bis zu 10 Teelöffel Zucker! In nur einem Esslöffel einer handelsüblichen Streichschokolade stecken bis zu 2,5 Teelöffel Zucker! Auch in denen aus dem Bioladen.

Hinter welchen Namen versteckt sich Zucker?

Zucker versteckt sich hinter vielen Begriffen. Gewöhnen Sie sich deshalb an, die Etiketten der Lebensmittel zu lesen und dabei auf die Zutatenliste zu achten.

Folgende Zutaten sind nichts anderes als Zucker:

› Maisfruktosesirup (HFCS – High fructose corn sirup)
› Süßstoffe auf Mais-Basis
› Maissirup
› Zucker
› Rohrzucker
› Rübenzucker
› Rohzucker
› Karamell
› Glukose
› Dextrose
› Dextrin
› D-Mannose
› Fruktose
› Saccharose
› Maltose (Malzzucker)
› Malzsirup
› Maltodextrin
› Gerstenmalz
› Melasse
› Honig
› Galaktose (Milchzucker)
› Laktose
› Süßstoff
› Lävulose
› Ahornsirup
› Konzentrierter Fruchtsaft
› Reissirup

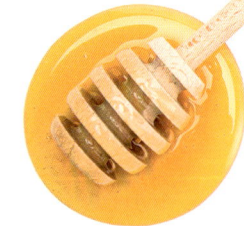

Welche Schäden kann Zucker im Übermaß anrichten?

> Zucker schickt die **Blutzuckerwerte auf eine Achterbahnfahrt** mit zunächst sehr hohen Werten und plötzlichen Abstürzen – mit Hungerattacken als Folge.

> Übermäßige Zuckerzufuhr bedingt einen **Anstieg der Insulinwerte** mit Einlagerung von Fetten ins Gewebe und in die Leber (Fettleber genannt) sowie erhöhten Cholesterin- und Triglyceridwerten. Sie haben richtig gelesen: Es ist der Zucker im Übermaß, der Auswirkungen auf den Cholesterinspiegel hat.

> Zucker **ernährt die schädlichen Darmbakterien,** vor allem Pilze (Candidaarten), und ist damit verantwortlich für Blähungen, Darmwinde und Gewichtszunahme.

> Zu viel Zucker **wirkt sich negativ auf das Immunsystem** aus, macht es anfälliger für Infektionen, angefangen bei einfachen Erkältungen.

> Die freien Glukose-Moleküle im Blut verbinden sich mit Eiweiß zum sogenannten **„Endprodukt fortgeschrittener Glykation"** (AGE – Advanced Glycation Endproduct). Dieses schädigt Gewebe und Blutgefäße und fördert damit die Arteriosklerose. Die Kapillargefäße werden durch AGE verstopft und je nach betroffener Region können Blindheit, Niereninsuffizienz, Alzheimer oder Impotenz die Folge sein. Diabetes-Patienten haben normalerweise hohe AGE-Werte, auch deshalb treten oben genannte Folgen häufig als Komplikationen auf.

> Zucker führt zu einer **erhöhten Magnesium-Ausschüttung**. Magnesium ist an über 300 Stoffwechselvorgängen im Körper beteiligt. Leider ernähren wir uns sehr magnesiumarm. Enthalten ist Magnesium

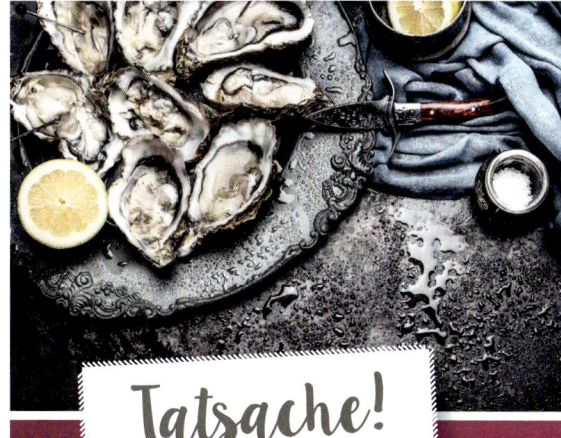

Tatsache!

Leiden Sie unter Hungerattacken? Der Grund dafür könnte auch ein Mangel an Zink sein. Zink ist nämlich wichtig für die Regulierung des Blutzuckerspiegels, weil dieses Spurenelement die Insulinbildung anregt und somit den Glukose-Stoffwechsel beeinflusst. Zink wirkt auf den Grundumsatz, auf die Schilddrüsenhormone und erhöht das Geschmacksempfinden. Die westliche Ernährungsweise mit vielen raffinierten und industriell hergestellten Nahrungsmitteln ist aber sehr zinkarm. Hauptquellen für Zink sind Austern und rotes Fleisch. Wer die Blutwerte auf Zink und andere Spurenelemente wiederholt kontrolliert und sich dazu noch mit weniger Kohlenhydraten und mehr Fett ernährt (low carb – high fat), der wird auch seine Hungerattacken besser unter Kontrolle haben.

in Nüssen und Blattgemüse. Folgen eines Magnesiummangels sind Bluthochdruck, das Syndrom der unruhigen Beine, Muskelschmerzen, Herzrhythmusstörungen, Angst, Depression, vermehrte Histamin Ausschüttung mit verstärkten allergischen Reaktionen wie Schnupfen, Asthma oder Ekzemen.

> Zucker ist ein wahrer **Vitamin-Räuber**: In erster Linie verbraucht er die Vitamine der B-Gruppe, die auf das Nervensystem und die Emotionen wirken. Sehr häufig haben meine Patienten, unabhängig von ihrem Alter, im Zusammenhang mit übermäßigem Zuckerkonsum zu niedrige Vitamin-B12- und Folsäure-Werte im Blut.

> **Andere Störungen**, die mit einem übermäßigen Zuckerkonsum zusammenhängen, sind Müdigkeit, Muskelschwäche, Depression, Kopfschmerzen, Schlafstörungen, übermäßige Schweißbildung, Sodbrennen oder Blähungen.

Fruktose

Wie würdet ihr eine Substanz nennen, die ausschließlich über die Leber abgebaut wird und Schäden verursacht? Ich nenne sie „Gift".
Dr. Robert Lustig

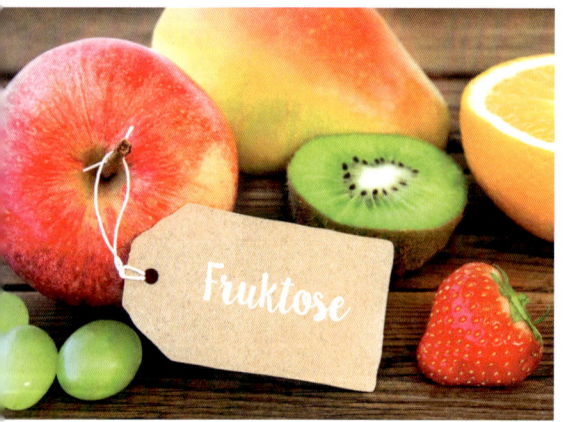

Fruktose im Übermaß ist der schädlichste Zucker überhaupt, und das, obwohl er von konventionellen Ernährungsberatern immer noch als gesunder Zuckerersatz empfohlen wird.

Aber zunächst eines vorweg: Der Fruchtzucker aus Obst und Gemüse ist für die meisten absolut kein Problem – außer bei bestimmten Krankheiten: Patienten, die unter Stoffwechselerkrankungen oder Diabetes leiden, sollten möglichst ganz auf Obst verzichten.

Der im Obst und in geringeren Mengen auch im Gemüse enthaltene Fruchtzucker ist an viele gesunde Inhaltsstoffe gebunden, wie zum Beispiel an Ballaststoffe, die die Aufnahme des Fruchtzuckers im Körper abschwächen. Außerdem enthalten Obst und Gemüse viele Vitamine, Mineralstoffe, Enzyme und eine Reihe weiterer pflanzlicher Stoffe, die die negativen Folgen des Fruchtzuckers aufwiegen. Zudem zeigt die Süße der Früchte, dass sie ihren maximalen Reifegrad erreicht haben, folglich also auch den Maximalgehalt an Vitaminen und Mineralstoffen.

Wie in vielen anderen Fällen gilt aber auch hier das Prinzip: Die Dosis macht das Gift. Nicht die Fruktose an sich ist giftig, sondern die Unmengen davon, die auf unseren Tisch kommen.

BILLIGE FRUKTOSE-MISCHUNGEN

In den vergangenen Jahrzehnten brachte die Lebensmittelindustrie industriell erzeugte Fruktosemischungen auf den Markt, und zwar als **Fruktosesirup**, der aus Mais gewonnen wurde: HFCS (High Fructose Corn Sirup). Dieser Maissirup ist über die Jahre ein ständiger Begleiter in unserer Küche geworden – als Zutat bei den Frühstücksflocken, in verschiedenen Getränken, Riegeln, Keksen, Saucen, Eis und Fertigdesserts. Seitdem Mais gentechnisch verändert wird, lässt sich **HFCS viel billiger produzieren als Zucker** aus Zuckerrüben oder Zuckerrohr – deshalb gelangt Fruktose im Übermaß in unsere Ernährung. Der Fruktose-Konsum hat sich in den vergangenen 60 Jahren von einst 15 bis 20 Gramm am Tag auf heute 80 Gramm mehr als vervierfacht. Und warum? Weil Fruktose wenig kostet und stark **süßt. Den allermeisten ist das aber** gar nicht bewusst. Dabei würde es genügen, die Etiketten der verpackten Lebensmittel ein bisschen aufmerksamer zu lesen.

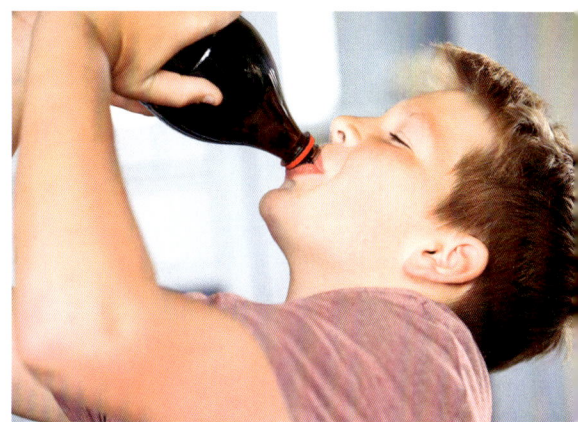

Ebenso wie Zucker versteckt sich auch Fruktose in seinen unterschiedlichsten Formen hinter den originellsten Namen. Ein Tipp: Fruktose wird vor allem in Fertigprodukten verwendet. Achten Sie deshalb vor allem auf Ihre Kinder und kaufen Sie Ihnen nicht die üblichen Säfte und kohlensäurehaltigen Getränke, Snacks, Kekse und was es alles gibt. Es gibt sehr viel gesündere Alternativen für die Pause – im entsprechenden Rezeptteil finden Sie sie.

Neuerdings wird Fruktose auch in sogenannten Diät-Produkten verwendet. Den Konsumenten wird vorgegaukelt, dass Fruktose eine gesunde Alternative zu Zucker ist: Das ist sie leider mitnichten!

Was kann Fruktose im Übermaß bewirken?

Zahlreichen wissenschaftlichen Studien zufolge wird Fruktose zur Gänze in der Leber abgebaut. In größeren Mengen ist sie das schädlichste Kohlenhydrat überhaupt, mit negativen Auswirkungen nicht nur auf das Körpergewicht, sondern auch auf die Gesundheit im Allgemeinen. Einige Folgen von übermäßigem Fruktose-Konsum:

> Fruktose **fördert die Insulinresistenz** und bereitet damit den Weg für Diabetes.
> **Erhöhung der Blutfettwerte,** in erster Linie von Cholesterin und Triglyzeriden.
> Über ein Drittel der aufgenommenen Fruktose wird im Körper zu Fett verstoffwechselt: Vor allem die **Fettpolster im Bauch** nehmen zu, was ein Risikofaktor für Herzkreislauferkrankungen ist.
> **Fettablagerungen in der Leber** nehmen zu und damit steigt das Risiko, an einer Fettleber und in der Folge an einer Fettleber-Hepatitis zu erkranken.
> **Erhöhung des Blutdrucks**
> **Zunahme der Harnsäure,** wodurch sich das Risiko für Gicht und Bluthochdruck erhöht.
> Fruktose erhöht die **Neigung zu Arteriosklerose,** zu Herzerkrankungen und zum metabolischen Syndrom.
> Fruktose **verstärkt das Hungergefühl.** Es ist nämlich nicht in der Lage, die Produktion von Leptin zu aktivieren, das dem

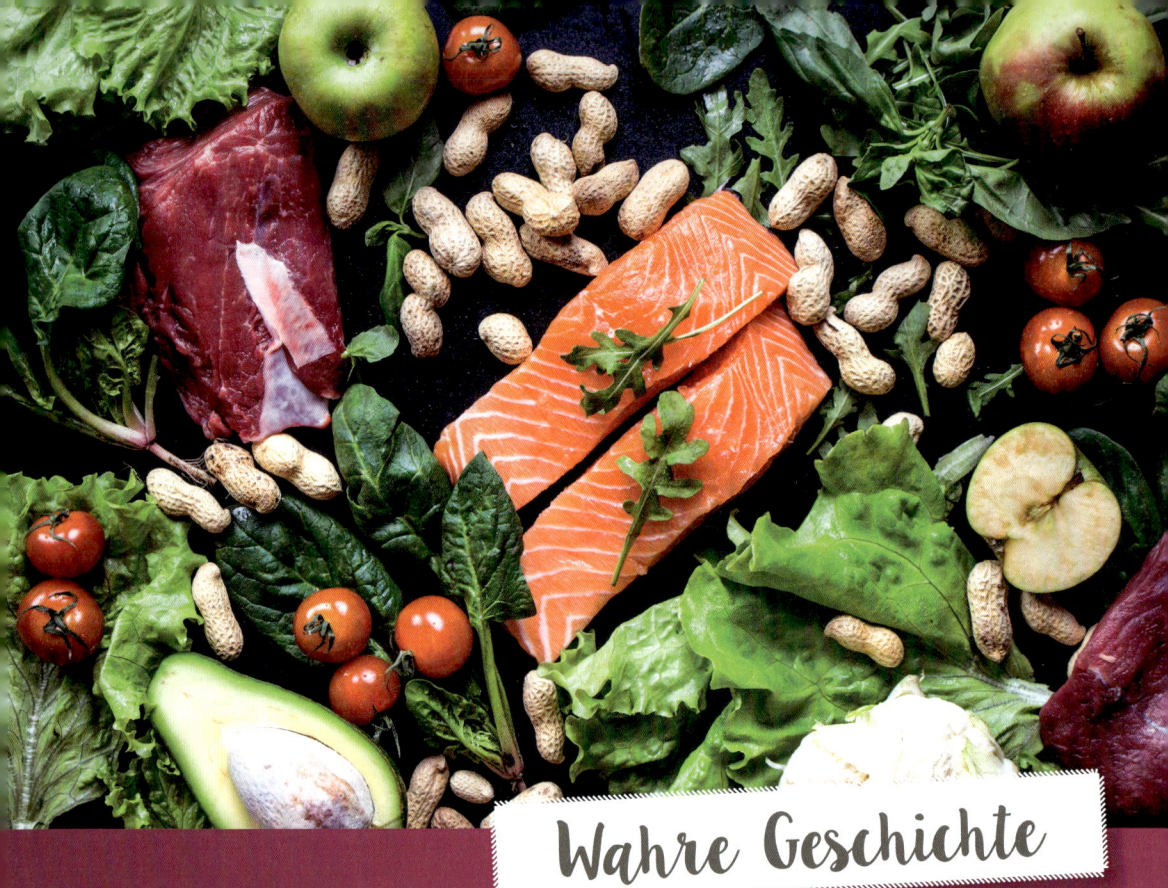

Wahre Geschichte

Vor einiger Zeit kam eine Großmutter zu mir. Sie machte sich große Sorgen um ihre vierjährige Enkeltochter: Die Kleine war ein wahrer Zappelphilipp, konnte nie still sitzen, war lästig und aggressiv. Eltern und Großeltern dachten bereits daran, einen Psychologen zurate zu ziehen. Ich fragte sie: Wie viel Zucker nimmt die Kleine zu sich? Die Oma war fast schockiert: So gut wie gar keinen, antwortete sie mir. Also ließ ich mir erzählen, was das Mädchen den ganzen Tag über zu essen bekam: Tee und Kekse zum Frühstück, Fruchtsaft und Brioche zum Halbmittag, Pasta zum Mittagessen, einen Schokoriegel am Nachmittag und abends ganz unterschiedliche Lebensmittel, aber selten Fisch oder Fleisch, kaum Obst und Gemüse. Das Kind nahm also vorwiegend Zucker zu sich. All das haben wir in der Folge vom täglichen Speiseplan gestrichen. Die ungesunden pflanzlichen Fette wie Mais-, Soja-, Erdnuss- oder Sonnenblumenöl haben wir durch gesunde Fette wie Butter, Kokosöl, Schmalz oder Olivenöl ersetzt. Dazu Eiweiß – gerne auch zwei Eier am Tag – und Fleisch von artgerecht gezüchteten Tieren, Obst und Gemüse. Eine solche Ernährungsumstellung braucht Zeit, aber von einem hyperaktiven Kind war schon bald keine Spur mehr, freute sich die Oma.

SARA,
4 JAHRE

Gehirn signalisiert, dass man satt ist. In der Folge greift man vor allem zu kalorienreichen Nahrungsmitteln, was eine Gewichtszunahme mit sich bringt.

› Der Maissirup (HFCS) schädigt auch den Darm, indem er die **Durchlässigkeit der Darmwände** erhöht. Auf diese Weise gelangen Moleküle in unseren Kreislauf, die dort normalerweise nichts zu suchen haben und die das Immunsystem aktivieren. Dadurch befindet sich der Körper in einem ständigen Entzündungsstatus.

› Weil Mais zu den **gentechnisch veränderten Organismen (GVO)** gehört, wenngleich noch nicht in Italien, bildet er auch die Grundlage für die Ernährung von Hühnern und Rindern in der Massentierhaltung. Diese Ernährungsweise lässt die Tiere schneller zunehmen. Deshalb empfehle ich Ihnen, zu Fleisch von Tieren zu greifen, die Gras gefressen haben und zu Hühnern aus biologischer Mast. Zögern Sie nicht, Ihren Metzger nach der Herkunft des Fleisches zu fragen. Das ist Ihr gutes Recht!

Ist Fruktose immer schädlich?
Geringe Mengen an Fruktose, vor allem wenn sie aus Obst kommt, machen keine Probleme. Denken Sie daran, dass ein Apfel sechs Gramm Fruktose enthält, während eine Dose Cola oder Limonade immerhin 20 Gramm enthält. Achten Sie also darauf, Fruktose nur in Form von frischem Obst zu sich zu nehmen, einem hervorragenden natürlichen Süßstoff. Wie bereits erwähnt: Das gilt nicht für Patienten mit Stoffwechselerkrankungen und Diabetes. Sie sollten den Obstkonsum auf ein Minimum reduzieren oder ganz darauf verzichten.

UND FRISCH GEPRESSTER ORANGENSAFT?

Frisch gepresste Säfte enthalten dieselbe Menge an Fruktose wie ein kohlensäurehaltiges Getränk oder ein industriell hergestellter Fruchtsaft. Wer also abnehmen will bzw. unter Diabetes oder einer Stoffwechselerkrankung leidet, sollte darauf am besten verzichten. Wenn Sie allerdings die ganze Orange essen, dann nehmen Sie auch die Ballaststoffe auf, die die Fruchtzuckeraufnahme abschwächen.

Ein Mythos ist übrigens die Behauptung, dass ein Glas Orangensaft am Tag den Vitamin-C-Bedarf deckt. Wenn man Früchte auspresst, die gerade eben geerntet wurden, dann mag das vielleicht noch stimmen, allerdings ist das Obst vom Baum bis zu unserem Tisch meist tage- oder sogar wochenlang auf Reisen. Und Vitamin C baut sich nun einmal biologisch rasch ab: **Luft, Licht und Temperaturen reduzieren den Vitamin-C-Gehalt des Obstes beträchtlich**. Deshalb finden sich in unserer Spremuta meist nur noch Spuren des Alleskönner-Vitamins.

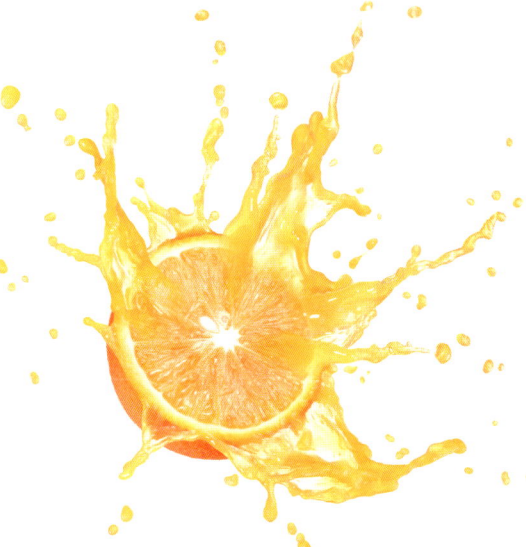

Süßstoffe

Die Annahme, dass es gesunden Zucker gibt, ist nicht mehr als ein Märchen.

> *Unbekannt*

Ich weiß, ich raube Ihnen eine Illusion: Aber auch künstliche Süßstoffe sind keine Lösung für ein gesundes Leben. Laut klinischen Studien steigt das Risiko für Übergewicht um 41 Prozent, wenn man Diätgetränke zu sich nimmt, die künstliche Süßstoffe enthalten. Aus Tierversuchen wissen wir, dass künstlicher Süßstoff bei Versuchstieren Fettleibigkeit fördert, weil er den Appetit anregt. Außerdem schädigen viele dieser künstlichen Stoffe die Darmflora, die bekanntlich wichtig für unser Wohlbefinden ist.

Verwenden Sie deshalb natürliche Süßstoffe. **Die Natur hat uns eine Reihe von ausgezeichneten natürlichen Süßungsmitteln geschenkt**. Denken wir nur an Honig oder an Trockenfrüchte wie Datteln, Sultaninen, Feigen, getrocknete Brombeeren, Himbeeren, Zwetschgen, Marillen oder Ananas, die eine Unmenge an lebenswichtigen Substanzen enthalten. Gewöhnen Sie auch Ihre Kinder daran, statt Süßigkeiten Trockenobst zu essen – geben Sie aber acht, dass es sich um unbehandelte und ungesüßte Trockenfrüchte handelt.

Gewöhnen Sie Ihre Geschmacksknospen an Lebensmittel und Getränke ohne Zuckerzusatz und meiden Sie Light-Produkte oder ausgewiesene „Ohne Zucker"-Produkte. Zwar enthalten diese oft keinen Zucker, dafür aber künstliche Süßstoffe und große Mengen an Phosphorsäure. Diese Säure bindet sich an das Kalzium und entzieht es somit den Knochen. Sie können sich vorstellen, welche Folgen das auf das Knochengerüst der Heranwachsenden haben kann. Künstliche Süßstoffe senken auch das Glückshormon Serotonin in unserem Körper. Dadurch steigt das Bedürfnis, mehr zu essen – ein Teufelskreis entsteht. Außerdem fördern sie Unruhe und Schlaflosigkeit, verstärken das Verlangen nach Süßem, das durch das Essen von Keksen, Riegeln usw. nur kurzzeitig gestillt wird.

Wenn Sie Durst haben, ist Leitungswasser die gesündeste Wahl. Mit einem Schuss Zitronensaft wird Wasser zu einem hervorragenden Durstlöscher.

Achtung Süßstoff!

Auch Süßstoff versteckt sich hinter verschiedenen Namen und Bezeichnungen:

> ❯ Acesulfam-K oder E950
> ❯ Alitam oder E956
> ❯ Aspartam oder E951
> ❯ Cyclamat oder E952
> ❯ Saccharin oder E954
> ❯ Sucralose oder E955

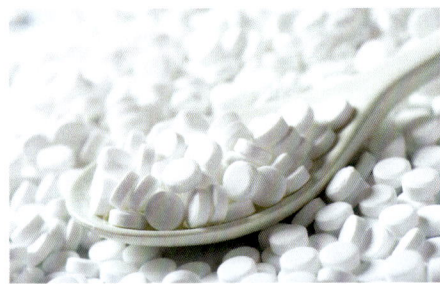

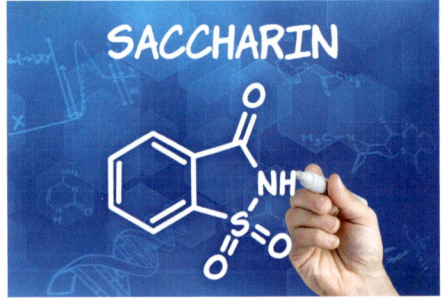

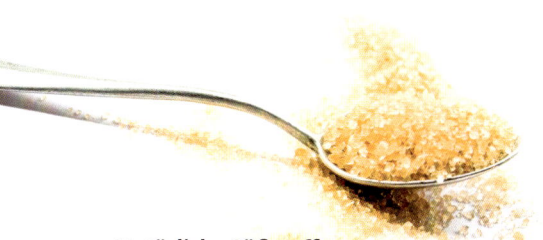

Natürliche Süßstoffe

Natürliche Süßstoffe enthalten viele für den Körper wichtige Substanzen, die im Zucker komplett fehlen. Deshalb rate ich Ihnen, den Zuckerkonsum zu reduzieren und durch natürliche Süßstoffe zu ersetzen, um irgendwann zum Punkt zu gelangen, wo man Nahrungsmittel ganz ohne den Zusatz von irgendwelchen Süßungsmitteln genießen kann. Sie werden staunen, was Sie auf einmal wieder schmecken werden! **Zucker überlagert, genauso wie Salz, nämlich den Geschmack**.

Wer die fehlende Süße als störend empfindet, der kann anfangs versuchen, den Zucker nur leicht zu reduzieren und zugleich eine kleine Prise Salz zum Essen oder zum Kaffee zu geben. Das liefert die notwendigen Mineralstoffe zur Verdauung des Zuckers, ohne dass diese dem Körper dafür entzogen werden müssen.

Und natürlich müssen wir uns immer daran erinnern, dass auch natürliche Süßstoffe nichts anderes als Zucker sind. Deshalb empfiehlt es sich immer, damit sparsam und ausgewogen umzugehen – Patienten mit Diabetes sollten ganz darauf verzichten. Viele denken, dass ein natürliches Süßungsmittel nicht ungesund sein kann. Aber Zucker bleibt eben Zucker.

Einige natürliche Süßungsmittel

Honig ist ein wunderbares Geschenk der Bienen. Es empfiehlt sich, den Honig bei einem Imker in der näheren Umgebung zu kaufen und nicht im Supermarkt. Häufig ist der kommerzielle Honig eine industrielle Mischung aus Honig verschiedenster Länder, bei dem nicht ausgeschlossen werden kann, dass er von Blüten aus gentechnisch verändertem Anbau stammt. Außerdem wird dieser Honig oft pasteurisiert, also stark erhitzt, was viele wichtige Nährstoffe zerstört. Honig enthält Saccharose, Glukose und vor allem Fruktose sowie wichtige Mineralien, Aminosäuren, Antioxidantien und Vitamine. Zum Backen ist Honig aber weniger geeignet, weil er durch das Erhitzen leicht bitter schmeckt. Außerdem werden durch die Hitze die wichtigen Inhaltsstoffe zerstört: Ehe man Honig also in Milch oder Tee gibt, sollte man das Getränk etwas abkühlen lassen.

Ahornsirup wird aus dem Saft des Ahornbaums hergestellt. Er ist reich an Kalium, Kalzium, Magnesium, Zink, Mangan, Phosphor, Eisen, Kupfer, Selen, B-Vitaminen, Colin und Betainen. Außerdem enthält Ahornsirup, ähnlich wie Karotten, viele Antioxidantien. Der Sirup, der eine Spezialität aus Kanada ist und einen glykämischen Index von 58 hat, eignet sich zum Backen und als Süßungsmittel in Cremen.

Vollwertiger Rohrzucker darf nicht mit dem braunen Rohrzucker verwechselt werden, den es in jeder Bar und jedem Restaurant zum Kaffee gibt. **Brauner Rohrzucker ist ebenso verarbeitet worden wie normaler Zucker aus Zuckerrüben. Er hat dieselbe chemische Zusammensetzung und dieselben Auswirkungen auf den Stoffwechsel wie normaler Zucker aus Zuckerrüben**. Seine Farbe erhält der braune Rohrzucker von geringen Mengen Melasse oder Karamell.

Vollwertiger Rohrzucker enthält eine geringere Menge an Saccharose, dafür mehr Mineralstoffe wie Kalzium, Phosphor, Magnesium, Kalium, Zink sowie die Vitamine A, B1, B2, B6 und C. Der vollwertige Rohrzucker ist grobkörniger als der braune Rohrzucker, außerdem

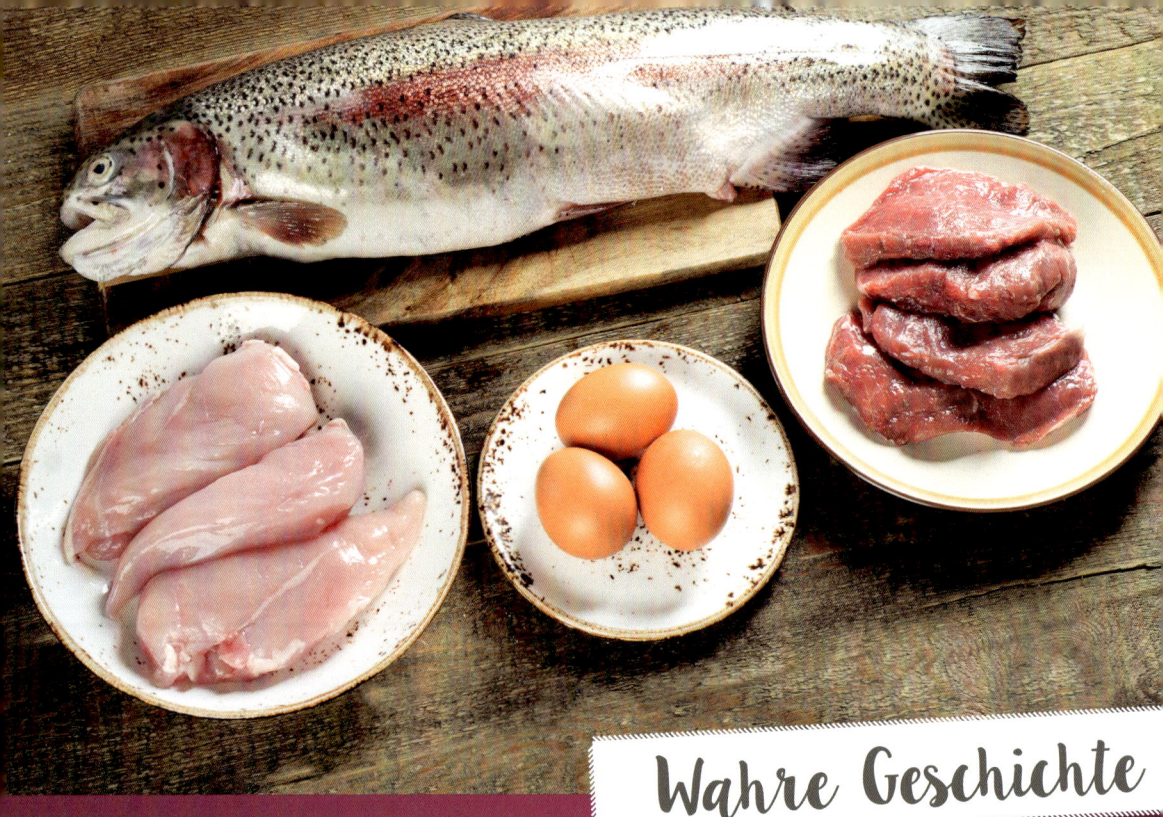

MARTINA, 45 JAHRE

Martina (45) litt seit über fünf Jahren an einer *Colitis ulcerosa*, einer chronisch entzündlichen Darmkrankheit, die allerdings lange Zeit unerkannt blieb und nach der Diagnose mit Cortison behandelt wurde. Dazu kam ein schweres allergisches Asthma, das von Februar bis in den Sommer sehr stark war und sie dazu zwang, täglich Cortison einzunehmen und zu inhalieren. Sie klagte vor allem in dieser Zeit über Müdigkeit, Energielosigkeit, Blähungen und Verdauungsprobleme.

Daraufhin nahmen wir ihre Ernährung genauer unter die Lupe: Sie aß sehr viele verpackte Produkte wie Crackers, Kekse, Riegel; zum Frühstück Cornflakes, am Abend Toast. Im Zuge einer Ernährungsumstellung strich die 45-Jährige all diese Produkte und alle ungesättigten Fette von ihrem Ernährungsplan und ersetzte sie fortan durch gesunde Fette: Butter, kalt gepresstes Olivenöl, Schmalz, Kokosöl. Zudem nahm sie mehr gesundes Eiweiß zu sich, in Form von Fisch, Eiern und Fleisch, zudem Obst und Gemüse.

Das Ergebnis: Martina brauchte schon bald kein Cortison mehr gegen das Asthma, auch ihre Colitis-Beschwerden haben sich deutlich gebessert. Sie ist voller Energie und auch wieder voller Lebensfreude.

von bräunlicher Farbe und feucht. Man kann ihn zum Backen verwenden – in Maßen.

Stevia ist ein Süßstoff, der aus einer Pflanze aus Südamerika gewonnen wird und einen leichten Nachgeschmack von Lakritze hinterlässt. Er süßt 450-mal stärker als Zucker und ist auch für Diabetiker geeignet, weil er sich nicht auf den Blutzucker und das Insulin auswirkt. Wichtig ist aber, zu 100 Prozent natürliches Stevia zu verwenden. Leider sind viele Mogelpackungen auf dem Markt, die zwar Stevia ausweisen, in Wirklichkeit aber nur sehr geringe Mengen davon enthalten. Den Süßstoff kann man auch selbst gewinnen, wenn man die getrockneten Blätter der Pflanze zerbröselt. Die Pflanze ist bei guten Gärtnern erhältlich. Auch ein Aufguss aus den Blättern kann zum Süßen verwendet werden.

Gerstenmalz, Reissirup und Maissirup werden durch die Keimbildung des jeweiligen Getreides gewonnen. Sie sind reich an Maltose, einem Zweifachzucker aus zwei Molekülen Glukose. Außerdem enthalten sie Aminosäuren, Kalzium, Natrium und Magnesium. Sie haben einen relativ hohen glykämischen Index, vergleichbar mit Glukose, von 98. Alle drei Sirupe sind arm an Fruktose, haben einen charakteristischen Eigengeschmack, süßen etwas weniger als Honig und sind zum täglichen Süßen geeignet.

Agavensirup wird aus der blauen Agave gewonnen, die auf Vulkanböden in Mexiko wächst. Sein Nachteil ist sein hoher Fruktoseanteil von 70 bis 90 Prozent bei einem geringen glykämischen Index (ca. 30). Er ist daher nicht für Diabetiker und Patienten mit metabolischem Syndrom geeignet.

Erythritol ist ein Polyalkohol, der in Früchten und fermentierten Lebensmitteln vorkommt. Wegen seines niedrigen glykämischen Indexes von beinahe null ist er für Diabetiker geeignet. Erythritol erreicht die Süßkraft von Zucker zu 75 Prozent und schmeckt nicht so künstlich wie synthetische Süßungsmittel. Außerdem ist Erythritol weniger kariogen als Zucker.

Xylit oder Xylitol ist irrtümlicherweise auch als Birkenzucker bekannt, gewonnen aus dem Holz der Birke. Auch wenn sein Name sehr synthetisch klingt, so ist er doch ein natürlicher Süßstoff, ein Polyalkohol, der in Obst (Birnen und Erdbeeren) und Gemüse vorkommt, aber auch im Holz. Aufgrund des sehr niedrigen glykämischen Indexes von 10 ist Xylit auch für Diabetiker geeignet. Außerdem hat der Süßstoff eine karieshemmende Wirkung. Weil Xylit einen erfrischenden Effekt auf der Zunge hat, wird er auch Mentol- und Mentaprodukten beigemengt. Von Tieren aber fernhalten: Für Hunde oder Rinder können schon geringe Mengen giftig sein.

Tagatose wird aus Laktose hergestellt, wirkt probiotisch auf die Darmflora und ist zum Backen und für Cremen geeignet. Sie hat einen niedrigen glykämischen Index von 2 und einen ähnlichen Geschmack wie Zucker, frei von jedem Nachgeschmack.

Kokosblüten-Zucker *(Gula Java)* wird aus dem Blütennektar der Kokospalme gewonnen und ist laut Weltgesundheitsorganisation der umweltfreundlichste Zucker auf der Welt. Er ist ideal für Backwaren, Kaffee, Tee oder Cocktails. Er hat einen niedrigen glykämischen Index von 35, wirkt antioxidierend und ist reich an verschiedenen Mineralstoffen.

Resistente Stärke

Nahrung für den Darm

Audaces fortuna iuvat. (Den Tapferen hilft das Glück.)
Virgil

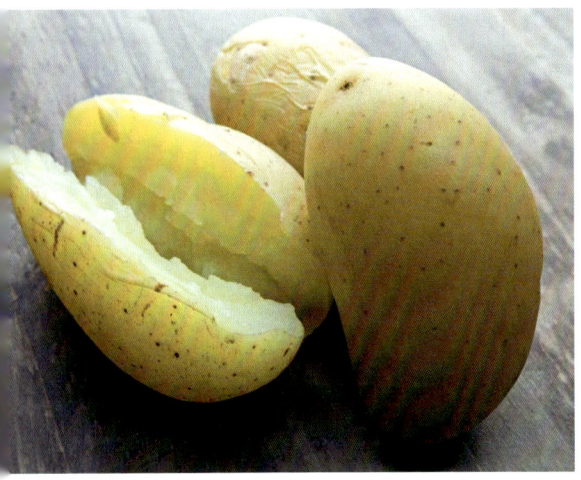

Name schon sagt – resistent gegen diese Verdauungsenzyme. **Dadurch ist resistente Stärke den Ballaststoffen ähnlich.** Sie passiert Magen und Dünndarm, ohne dort verdaut zu werden, und gelangt direkt in den Dickdarm, wo sie Nahrung für die Darmflora ist. Also für die Bakterienwelt, die den Darm, in erster Linie den Dickdarm, besiedelt: Es handelt sich um Hunderte verschiedene Bakterienarten; insgesamt sind es 10-mal mehr Bakterien als wir Körperzellen haben. Je nach Zusammensetzung und Anzahl der Bakterien wirken sie auf unseren Körper und damit auf die Gesundheit.

Resistente Stärke ernährt vorwiegend jene Bakterien, die vorteilhaft für den Menschen sind. Sie verwandeln diese Stärke in kurzkettige Fettsäuren, die von den Dickdarmzellen aufgenommen werden können: Essigsäure, Proprionsäure oder Buttersäure sind essenziell für den Körper, sie produzieren Energie, stärken die Darmschleimhaut und sollen auch das Risiko senken, an Dickdarmkrebs zu erkranken.

Was ist resistente Stärke?

Wenn wir an Stärke denken, dann fällt uns sofort eine lange Kette von Zuckerbausteinen ein, die den Blutzucker ansteigen lässt und in der Folge die Ausschüttung von Insulin ankurbelt.

Resistente Stärke (RS) aber verhält sich wie ein löslicher und fermentierbarer Ballaststoff. Sie wird nur in geringen Mengen von den körpereigenen Enzymen im Dünndarm aufgespalten, um dann vom Körper aufgenommen zu werden, denn sie ist – wie der

Wo findet man resistente Stärke?

Resistente Stärke gewinnt man, indem man stärkehaltige Nahrungsmittel kocht, zum

Beispiel Kartoffeln, Bohnen, Linsen oder Erbsen, sie danach abkühlen lässt und sie dann kalt oder nur leicht aufgewärmt isst: Durch das Erhitzen und anschließende Abkühlen verändert sich die Struktur der Stärke, die auf diese Weise im ersten Teil des Verdauungsapparates nur unvollständig verdaut wird und somit großteils unverdaut in den Dickdarm gelangt. Um resistente Stärke zu erhalten, ist es wichtig, dass die gekochten stärkehaltigen Nahrungsmittel mindestens 24 Stunden abgekühlt und anschließend nur mehr bei einer Temperatur von maximal 60 Grad Celsius aufgewärmt werden.

Auch kaum reife Bananen enthalten sehr viel resistente Stärke. Andere Alternativen sind die in Pulverform erhältlichen Kartoffel-, Mais- oder Tapiokastärken.

Wie nimmt man resistente Stärke zu sich?

Über die Nahrung, indem stärkehaltige Nahrungsmittel gekocht und nach 24 Stunden wieder leicht aufgewärmt werden. Oder indem Sie Kartoffel-, Mais- oder Tapiokastärke zum Essen dazugeben oder in Suppen, in Pudding, in Shakes und Smoothies, in Joghurt oder Kefir auflösen. Die Stärke in Pulverform verändert den Geschmack von Lebensmitteln nicht. Außerdem muss sie nicht aufgewärmt werden, um zur resistenten Stärke zu werden. Allerdings sollten die Gerichte, zu denen man die Stärke gibt, nicht zu heiß sein.

Welche Vorteile hat resistente Stärke?

Für die „guten" Darmbakterien sind resistente Stärke und die durch Fermentation daraus entstehenden kurzkettigen Fettsäuren eine exzellente Nahrungsquelle; sie wirken damit präbiotisch, also **die Darmflora ernährend.**

Die kurzkettigen Fettsäuren, in erster Linie die Buttersäure, sind eine wichtige Energiequelle für die Zellen der Dickdarmschleimhaut. Eine gut funktionierende Darmflora ist wiederum die Grundlage für die reibungslose Aufnahme von wichtigen Mineralstoffen und Spurenelementen wie Kalzium und Magnesium, aber auch ein wirksames Schutzschild gegen Toxine, die Allergien, Lebensmittelintoleranzen und Autoimmunkrankheiten auslösen können. Ein Ungleichgewicht in der Darmflora – Dysbiose genannt –, die durch falsche Ernährung oder häufigen Konsum von Antibiotika entsteht, führt häufig zum Leaky-Gut-Syndrom, das von einer durchlässigen Darmschleimhaut gekennzeichnet ist. Eine gesunde Darmflora produziert zudem auch eigenständige Vitamine der B-Gruppe und K. Resistente Stärke sorgt zudem für eine Ansäuerung des Stuhles, was wiederum das Wachstum krankmachender Bakterien und Keime bremst und krebserregende Substanzen eliminiert.

Resistente Stärke **verbessert auch die Insulinsensitivität,** was für Patienten mit Diabetes oder metabolischem Syndrom von Vorteil ist.

Resistente Stärke **reduziert Blutzucker-Spitzen,** sowohl nüchtern als auch nach den Mahlzeiten.

Resistente Stärke **verlängert das Sättigungsgefühl,** was dazu führt, dass wir weniger essen – in der Folge purzeln die Kilos.

Aber Achtung! Stärkehaltige Nahrungsmittel können zu Blähungen und zur Darmgasbildung führen, eine Folge der Fermentationsprozesse im Dickdarm. Deshalb ist es ratsam, mit kleinen Dosen zu beginnen oder zusätzlich ein Probiotikum einzunehmen.

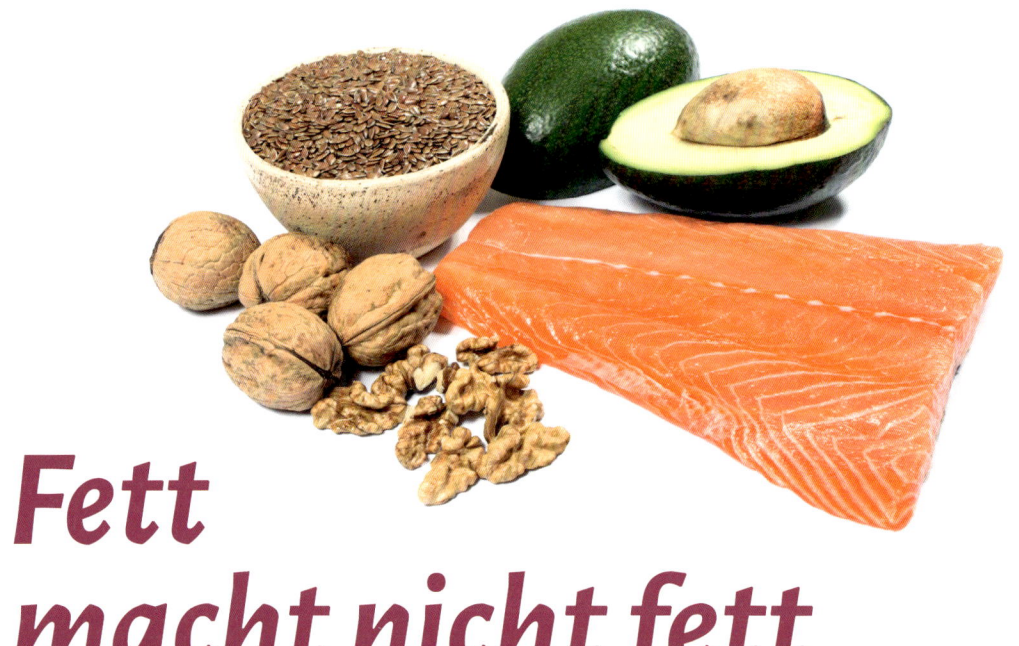

Fett
macht nicht fett
Zwischen Mythos und Wahrheit

Ich wette, dass sich die Mehrheit von Ihnen Sorgen über den eigenen Cholesterinspiegel macht und in der Folge Butter, Sahne und Käse meidet – aus Angst, an einem Herzinfarkt zu sterben. Richtig? Viele von Ihnen nehmen höchstwahrscheinlich Statine ein, das sind Medikamente zum Senken des Cholesterinspiegels. Richtig? Dann sind Sie Opfer der Anti-Cholesterin-Kampagne geworden, des wahrscheinlich größten Medizin-Skandals der modernen Zeit. Schlimmer noch: Wahrscheinlich leiden Sie unter Gedächtnisproblemen, Muskelschwäche, Schmerzen in den Beinen, Impotenz oder Krebs – nicht etwa, weil Sie älter werden, sondern wegen der möglichen schädlichen Nebenwirkungen dieser Statine.

Uffe Rafvnskov, Arzt, MD, PhD

Die Annahme, dass Fett und vor allem gesättigtes Fett schädlich ist, hat sich in der Meinung der Bevölkerung derart gefestigt, dass es bereits zum Allgemeinwissen zählt. In meiner täglichen Arbeit merke ich, dass die Mehrheit meiner Patienten Angst vor zu hohem Cholesterin hat. Wenn ich ihnen dann sage, dass ich 14 bis 18 Eier pro Woche esse, starren sie mich an, als wäre ich ein Gespenst und fragen sich – mitunter fragen sie auch mich – warum ich überhaupt noch am Leben bin.

Aber gehen wir Schritt für Schritt vor. Versuchen wir zu verstehen, was Fette sind.

Gesättigtes und ungesättigtes Fett

Das Fett, das wir essen, egal, ob gesättigt oder ungesättigt, ist nicht die Ursache für Fettleibigkeit, Herzkreislauferkrankungen oder jede andere Zivilisationskrankheit unserer Zeit.

Gary Taubes, Journalist der
„New York Times"

Man spricht von gesättigtem Fett sowie von einfach und mehrfach ungesättigtem Fett. Chemisch gesehen sind Fette Ketten aus Kohlenstoff-Atomen, die eine bestimmte Anzahl an Wasserstoff-Atomen binden können. Am Anfang der Kette befindet sich eine sogenannte Carboxyl-Gruppe (-COOH), eine Säuregruppe, die aus der Kohlenstoff-Kette eine organische Säure macht – daher auch der Name „Fettsäure". Am anderen Ende der Kette befindet sich eine Methylgruppe (CH_3). Gesättigte Fettsäuren weisen nur Einfachbindungen zwischen den Kohlenstoff-Atomen auf, bei einer oder mehreren Doppelbindungen spricht man von einfach ungesättigten bzw. mehrfach ungesättigten Fettsäuren.

Alle natürlichen Fette, egal, ob pflanzlicher oder tierischer Herkunft, sind eine Mischung aus gesättigten sowie einfach und mehrfach ungesättigten Fettsäuren. Generell enthalten tierische Fette wie Butter oder Schmalz 40 bis 60 Prozent gesättigte Fette und sind bei Raumtemperatur von fester Konsistenz. Pflanzliche Fette enthalten vor allem mehrfach ungesättigte Fettsäuren und sind flüssig. Einzig die tropischen Pflanzenöle sind großteils gesättigt: Kokosöl enthält 92 Prozent gesättigte Fettsäuren.

FETT ODER ÖL?

Im Prinzip handelt es sich um das Gleiche, mit dem Unterschied, dass Öl flüssig ist und Fett fest. Fette mit überwiegend gesättigten Fettsäuren sind bei Raumtemperatur und auch im Kühlschrank fest und werden durch Erwärmen flüssig: Beispiele sind Butter oder Kokosöl. Fette mit mehrfach ungesättigten Fettsäuren bleiben auch im Kühlschrank flüssig.

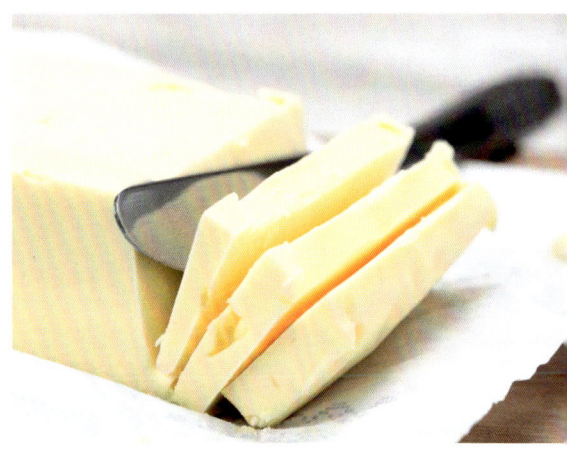

Gesättigte Fettsäuren

Bildlich gesehen hat jedes Kohlenstoffatom vier Arme. An beiden Seiten ist es an ein anderes Kohlenstoffatom gekoppelt. Damit sind bereits zwei Arme besetzt. An den anderen beiden Armen trägt das Kohlenstoffatom jeweils ein Wasserstoffatom.

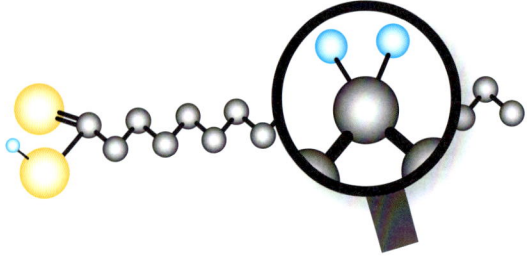

In diesem Fall – wenn die Fettsäure also komplett mit Wasserstoff gesättigt ist – spricht man von gesättigter Fettsäure. Sie enthält die maximale Anzahl an möglichen Wasserstoffatomen und würde bildlich so aussehen:

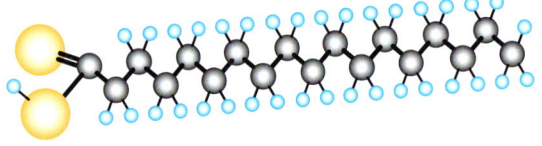

Gesättigt, bedeutet stabil. Gesättigte Fettsäuren sind vor allem in Fetten tierischer Herkunft enthalten, zum Beispiel in Schmalz, Fleisch, Butter, Sahne und Milch. Man findet sie aber auch in pflanzlichen Fetten, wie in Kokosnüssen oder Kakaobohnen. Diese Fette eignen sich hervorragend zum Frittieren, weil ihre chemischen Strukturen durch die hohen Temperaturen nicht verändert werden.

Vorteile von gesättigtem Fett

Die vielfach gefürchteten gesättigten Fette sind nicht die Ursache der heutigen Zivilisationskrankheiten. Sie sind wichtig für unseren Körper:

> Die Zellmembranen bestehen zu 50 Prozent aus gesättigten Fettsäuren. Sie geben ihnen **Form und Stabilität**.
> Sie sind für die **Knochengesundheit** ungemein wichtig. Damit das Kalzium von den Knochen aufgenommen werden kann, muss mindestens die Hälfte des aufgenommenen Fettes gesättigt sein.
> Sie **reduzieren das gefährliche Lipoprotein(a)**, ein Gefäßgift, das mit einem erhöhten Risiko für Herzerkrankungen in Verbindung steht.
> Sie **schützen die Leber** vor Alkohol und anderen Giften.
> Sie **stimulieren das Immunsystem**.
> Die kurz- und mittelkettigen gesättigten Fettsäuren haben eine **antimikrobielle Wirkung**, die sich vor allem im Darm- und Verdauungstrakt entfaltet.
> Stearin- und Palmitinsäuren, beides gesättigte Fettsäuren, sind die **Hauptnahrungsquelle für das Herz**. In der Tat ist das Fett, das sich schützend über den Herzmuskel legt, überwiegend gesättigter Natur.

Einfach ungesättigte Fettsäuren

Bei ungesättigten Fettsäuren besteht eine Doppelbindung zwischen zwei Kohlenstoffatomen. Bildlich gesprochen, müssen die Kohlenstoffatome dafür ein Wasserstoffatom loslassen, um einen weiteren Arm für die Doppelbindung frei zu machen. Die Fettsäure ist also nicht mehr vollständig mit Wasserstoff gesättigt – daher der Name ungesättigte Fettsäure. Besteht nur eine Doppelbindung zwischen Kohlenstoffatomen, spricht man von einfach ungesättigten Fettsäuren.

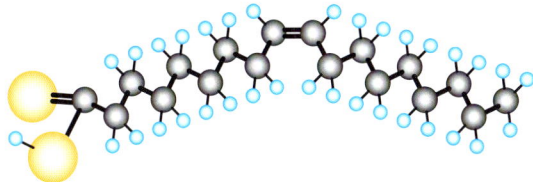

Das bekannteste einfach ungesättigte Fett ist die Oleinsäure (auch Ölsäure genannt). Sie ist in Olivenöl enthalten (73 %), aber auch im Fett von Huhn, Lamm und Schwein (Schmalz), in Eiern, Butter und auch in Avocado. **Einfach ungesättigtes Fett sollte man nicht allzu stark erhitzen**, es eignet sich aber beispielsweise zum Dünsten oder leicht Anbraten.

Mehrfach ungesättigte Fettsäuren

Sie enthalten mehr als eine Doppelbindung zwischen den Kohlenstoffatomen. Der Großteil der pflanzlichen Öle ist mehrfach ungesättigt. Auch Fisch enthält mehrfach ungesättigtes Fett. Zu dieser Gruppe gehören auch die Omega-3- und Omega-6-Fettsäuren. **Die Doppelbindungen machen das Fett instabil** – je mehr Doppelbindungen, umso instabiler: Es oxidiert leicht und wird ranzig. Um dies zu verlangsamen, empfiehlt es sich, mehrfach ungesättigte Fette immer kühl, dunkel und trocken zu lagern. Außerdem sollten sie kalt verwendet werden. Bei hohen Temperaturen bilden sich nämlich giftige Substanzen.

Ungesättigte Öle und Fette im Übermaß sind verantwortlich für viele Tumore, Erkrankungen des Herzkreislaufsystems, des Immunsystems, für Schäden an Leber, Lunge und Fortpflanzungsorganen, aber auch für Verdauungsstörungen, Konzentrationsstörungen und Gewichtszunahme.

Transfettsäuren

Dabei handelt es sich um mehrfach ungesättigte Fette, die industriell partiell hydrogeniert, also gesättigt und gehärtet werden. Die Doppelbindungen werden gesprengt und die Fettsäuren mit Wasserstoff gesättigt. Auf diese Weise entsteht ein gesättigtes Fett, stabil, länger haltbar und wichtig für die Lebensmittelindustrie, die damit Supermarkt-Produkte von langer Haltbarkeit herstellt.

Bei diesem Härtungsprozess (Hydrierung) werden allerdings auch Transfette gebildet: Die chemische Struktur des Fettes geht von einer cis- in eine trans-Konfiguration über. Dasselbe passiert auch, wenn pflanzliche Fette mit einem hohen Anteil an mehrfach ungesättigten Fettsäuren zu stark erhitzt werden: Bereits ab 130 Grad Celsius bilden sich Transfettsäuren.

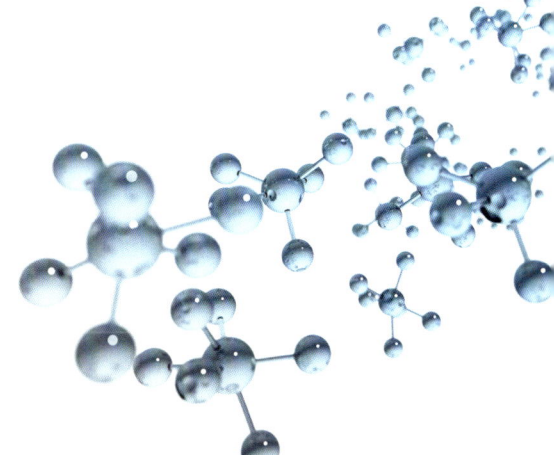

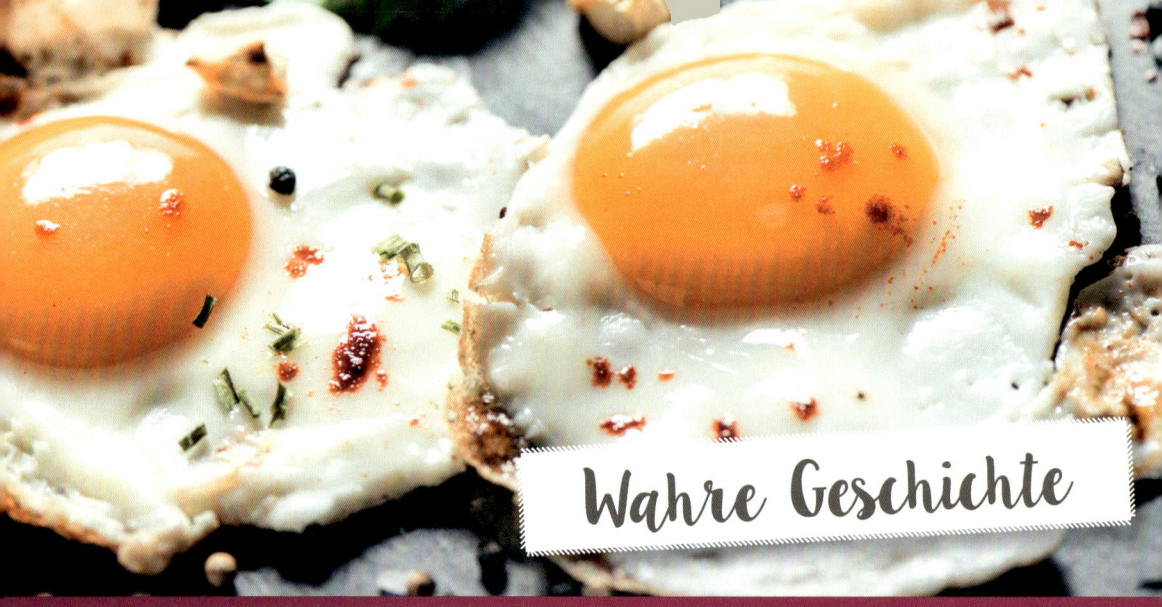

Wahre Geschichte

Vor einigen Jahren kam Roberto zu mir. 43 Jahre alt, Manager von Beruf. Sein Hausarzt überwies ihn zu mir mit erhöhten Cholesterin- und Triglycerid-Werten. Er hatte über 800 Triglycerid und über 480 mg/dl Cholesterin – ohne aber unter einer familiär bedingten Fettstoffwechselstörung oder einer anderen Krankheit zu leiden. Natürlich nahm er Statine,

ROBERTO, MANAGER 43 JAHRE

also Cholesterinsenker, ein. Zu allererst ließ ich mir von ihm erzählen, wie er sich ernährt: Zum Frühstück aß er Zwieback mit Margarine und trank Kaffee mit Magermilch, zwischendurch ein paar Crackers oder ein Brot, zum Mittagessen Nudeln, Knödel oder Spatzlen und am Abend Wurst, Käse und Brot, dazu Bier, Cola oder Ähnliches. Nachdem ich ihn auf Herz und Nieren untersucht hatte, riet ich ihm, die Cholesterinsenker wegzulassen – und in der Folge auch jede vorverpackte und vorgekochte Nahrung, ebenso Margarine und jedes andere pflanzliche Fett. Ich erstellte ein Ernährungsprogramm, das auf ihn und seinen Arbeitsrhythmus zugeschnitten war und auf „low carb – high fat" basiert, also auf wenig Kohlenhydraten

LOW CARB HIGH FAT

und viel Fett. Das heißt im Klartext: Kohlenhydrate nur natürlichen Ursprungs, also Obst und Gemüse, wenig Hülsenfrüchte und Kartoffeln, dafür mehr gesättigte und ungesättigte Fette, Eiweiß vor allem aus biologischen Quellen, also Fleisch von Rind, Ziege und Schaf aus Freilandhaltung, Wild – mein Patient ist Jäger –, biologische Eier, Fisch, am besten frisch gefischt. Sie können sich sicher seine verblüffte Reaktion vorstellen, als ich ihm seinen Ernährungsplan vorlegte und er dort zum Frühstück auch zwei Eier mit Speck fand! Kurzum: Die Ernährungsumstellung war bei ihm erfolgreich. Die Cholesterinwerte sanken innerhalb weniger Wochen von 480 auf 230 mg/dl und seine Triglyceridwerte von über 800 auf 180. Warum? Weil wir sämtlichen raffinierten Zucker und alle pflanzlichen Fette gestrichen haben und er nur noch Obst und vor allem Gemüse als natürliche Kohlenhydratlieferanten zu sich nahm.

Welche negativen Auswirkungen haben Transfettsäuren auf unseren Körper?

Chemisch gesehen, unterscheiden sich Transfettsäuren nicht sehr stark von den mehrfach ungesättigten Fetten. Deshalb erkennt sie der Körper nicht als gefährlich und baut sie in die Zellmembranen ein, die dadurch hart, unflexibel und undurchlässig werden. Transfette beeinflussen den Stoffwechsel der essenziellen Omega-3-Fettsäuren, indem sie diese daran hindern, sich in wichtige Gewebshormone umzuwandeln. Sie erhöhen die Produktion von freien Radikalen und sorgen damit für einen ständigen Entzündungsstatus im Körper, sie schmälern den biologischen Wert der Muttermilch, verursachen bei Neugeborenen ein geringeres Geburtsgewicht, stören das Immunsystem und verringern den Testosteronspiegel.

Wo sind Transfettsäuren enthalten?

Pflanzliche gehärtete oder teilweise gehärtete Fette sind in so gut wie allen Fertigprodukten enthalten, ob in Backwaren wie Keksen, Croissants, Toastbrot und Crackers oder in Frittieröl, Pommes frites, Snacks, den allermeisten Fast-Food-Produkten, Fertigsaucen, Blätterteigwaren, tiefgefrorenen panierten Produkten, Tiefkühlpizza, Süßigkeiten, Eis, in industriellen Konditoreiprodukten, Streichschokolade sowie gefrorenen oder gefriergetrockneten Produkten.

SCHÜTZEN WIR UNS VOR TRANSFETTSÄUREN!

Achten Sie darauf, dass auf den Etiketten Folgendes vermerkt ist: „enthält keine Transfettsäuren" oder „enthält keine ganz oder teilweise gehärteten/hydrierten Fettsäuren" oder „enthält keine esterifizierten Fettsäuren".

Vermeiden Sie am besten frittierte Speisen aus Fast-Food-Restaurants oder Imbissbuden. Kaufen Sie keine Margarine oder industriell hergestellte Fette.
Bereiten Sie Ihre Speisen mit natürlichen Produkten, möglichst aus Ihrer Region, selbst zu.

Die Fettphobie

Leider wird uns seit Jahren erzählt, dass gesättigtes Fett für uns Menschen schädlich ist und wir stattdessen zu mehrfach ungesättigten pflanzlichen Ölen greifen sollen. In der Folge wurden gesättigte Fette großteils aus der Ernährung verbannt, während gleichzeitig der Konsum von pflanzlichen ungesättigten Fetten stark anstieg. Dabei sind nicht alle ungesättigten Fette gleich, und anstatt ständig auf die Menge der Fette zu achten, die wir zu uns nehmen, sollten wir besser auf die Qualität schauen.

Gerade diese Falschinformationen haben in den vergangenen Jahrzehnten zu einer enormen Ernährungsumstellung geführt: Während am Beginn des 20. Jahrhunderts der Großteil des Fettes, das die Menschen zu sich nahmen, noch gesättigt oder einfach ungesättigt war (Butter, Schmalz, Kokos- und Olivenöl), ist heute das allermeiste Fett in der Ernährung mehrfach ungesättigt, großteils pflanzlichen Ursprungs (Soja, Mais, Sonnenblume oder Raps). **In unserer modernen Ernährung sind 30 Prozent der aufgenommenen Kalorien mehrfach ungesättigte Fette – viel zu viel!** Wir sollten eigentlich nicht mehr als 4 Prozent mehrfach ungesättigte Fette zu uns nehmen, und davon 1,5 Prozent Omega-3- und 2,5 Prozent Omega-6-Fettsäuren. Ein derartiges Verhältnis erreichen viele Naturvölker,

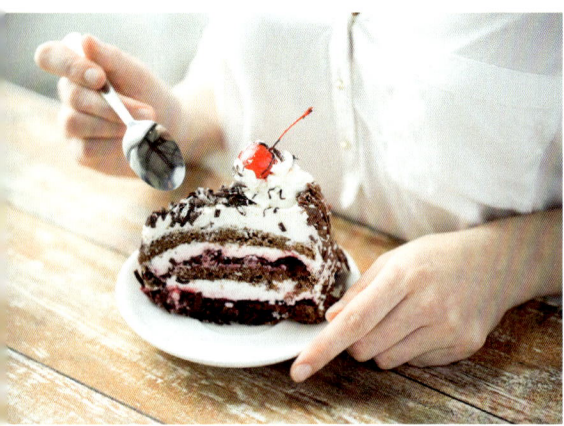

die ihre ungesättigten Fette hauptsächlich über Hülsenfrüchte, Nüsse, Getreide, grünes Gemüse, Fisch, Olivenöl und tierische Fette aufnehmen und nicht über industriell hergestellte Fette, die leider unsere Ernährung kennzeichnen.

Fette von tierischer oder pflanzlicher Herkunft sind nicht nur ausgezeichnete Energielieferanten, sondern sie sind auch Bestandteil von Zellmembranen, Hormonen und hormonähnlichen Substanzen. Sind sie Teil einer Mahlzeit, tragen sie zur Sättigung bei und man nimmt weniger Nahrung zu sich. Sie garantieren die Aufnahme wichtiger fettlöslicher Vitamine wie A, D, E und K.

Die offiziellen Ernährungsempfehlungen basieren auf der Theorie, dass wir die Fettaufnahme reduzieren sollen, vor allem die gesättigten Fette tierischer Herkunft. Deshalb haben wir in den vergangenen 30 Jahren in einem noch nie da gewesenen Ausmaß weltweit den Konsum von gesättigtem Fett reduziert, und **noch nie waren wir so krank wie derzeit**. Denken wir nur an die unglaublich hohen Zahlen von Übergewichtigen, von Patienten mit Herzinfarkt, Schlaganfall,

Diabetes, Bluthochdruck, Demenz, Alzheimer, Krebs, Osteoporose, Karies, Gastritis ... Wir haben die gesunden Fette durch eine Unmenge raffinierter Kohlenhydrate und mehrfach ungesättigter pflanzlicher Öle ersetzt: Nudeln, Crackers, Grissini, Kekse, Fertigpizza, Brioches usw.

Wann hat die Fettphobie begonnen?

„Nach 40 Jahren haben wir gesehen: Je mehr gesättigte Fette und Cholesterin und je höher die konsumierten Kalorien, umso niedriger ist der Cholesterinspiegel im Blut, umso weniger Kilos tragen wir mit uns herum und umso aktiver sind wir. Das bedeutet, dass Gewichtszunahme und Cholesterin im Blut bei den meisten Menschen nicht von der Zufuhr von gesättigtem Fett aus der Ernährung abhängen."

Kardiologe William Castelli (über das Ergebnis der Framingham-Studie, die seit 1948 6000 Menschen untersuchte: Eine Gruppe nahm sehr wenig gesättigte Fette und Cholesterin zu sich, die zweite Gruppe erhielt diese Fette in ausreichender Menge.)

Alles begann im Jahre 1913 als Nikolai Anitschkow, ein russischer Pathologe, ein Experiment an **Kaninchen** (Pflanzenfresser) durchführte. Er fütterte sie mit reinem Cholesterin (kommt nur in tierischen Produkten vor) und ließ auf diese Weise ihre Cholesterinwerte im Blut auf 1000 mg/dl ansteigen. Er provozierte also Gefäßschäden, die mit der Arteriosklerose (Gefäßverkalkung) beim Menschen vergleichbar sind. Der Zusammenhang war schnell hergestellt: Um die Cholesterinwerte wieder zu senken, sollte man einfach weniger davon zu sich nehmen. Nichts ist so falsch wie diese Schlussfolgerung. Denn Kaninchen gehören zu den Pflanzenfressern und sind biologisch nicht in der Lage, Nahrung tierischer Herkunft zu verarbeiten. Kurioserweise wurde zur selben Zeit eine ähnliche Studie an Ratten und Hunden durchgeführt, bekanntermaßen Allesfresser. Bei ihnen führte Cholesterinzufuhr aus der Nahrung zu keinerlei Schädigungen.

Aber der Hauptverantwortliche für die derzeit weit verbreitete Überzeugung, dass Herzinfarkte die Folge von zu viel gesättigtem Fett in der Nahrung sind, weil es den Cholesterinspiegel ansteigen lässt, ist Ancel Keys, ein amerikanischer Physiologe. In den 1960er- und 1970er-Jahren wollte er mit seiner „Sechs- und Sieben-Länder-Studie" den Zusammenhang zwischen konsumierter Fettmenge und Infarktrisiko aufzeigen. **Auf diesen Studien bauen die heutigen Ernährungsempfehlungen auf und auf ihnen basiert die berüchtigte amerikanische Ernährungspyramide.**

Zahllose Forscher haben in den folgenden Jahren die Fehler dieser Studie aufgezeigt, aber Keys erhielt die Aufmerksamkeit aller großen Medien, die von der Lebensmittelindustrie mit ihren milliardenschweren Interessen gelenkt werden. Sie sind nämlich die Nutznießer dieser Theorie. Genau diese Industrie produziert noch heute pflanzliche Öle und vorwiegend industriell hergestellte Nahrungsmittel – mit enormem Profit. Deshalb sind sie auch in der Lage, neue Studien zu finanzieren, die natürlich so gelenkt werden, dass sie die Fett-Hypothese bestärken – alles auf unsere Kosten.

Das Skandalöse an der ganzen Sache ist, dass Keys ursprünglich 22 verschiedene Länder in seiner Studie bewertete, schlussendlich in die Publikation aber nur sieben Länder aufnahm. Wo sind die übrigen 15 Länder geblie-

ben? Sie wurden nicht berücksichtigt, weil sie die These des Forschers nicht bestätigten: In Wirklichkeit besteht kein statistisch signifikanter Zusammenhang zwischen den Cholesterinwerten und einem Herzinfarkt oder besser gesagt, ein Herzinfarkt steht nicht in ursächlichem Zusammenhang mit einem hohen Cholesterinspiegel.

Dazu kommt noch ein weiteres wichtiges Detail der Studie von Ancel Keys: Es handelte sich dabei um eine epidemiologische Studie. Selbst wenn sie korrekt durchgeführt worden wäre, wäre sie nicht in der Lage gewesen, einen ursächlichen Zusammenhang zwischen Cholesterinwerten und Herzinfarkt nachzuweisen.

In den vergangenen Jahren wurden mehrere Studien durchgeführt, die den Zusammenhang zwischen gesättigten Fettsäuren und Herzkreislauferkrankungen analysiert haben: **Es konnte nie eine Verbindung fest-**

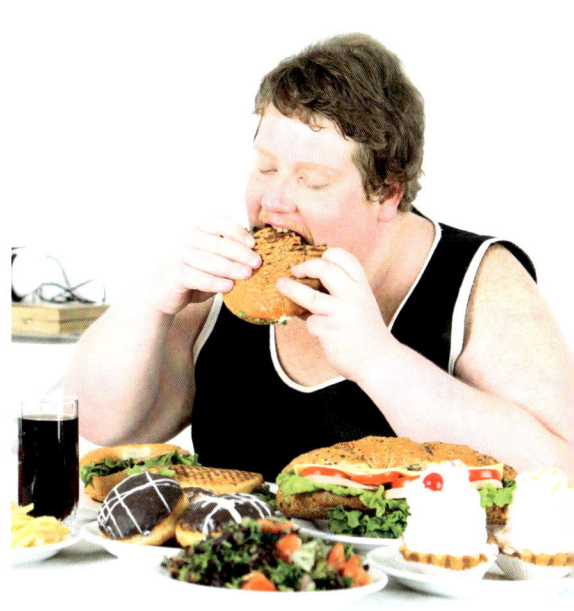

gestellt werden! Von all den Studien zitiere ich nur eine systematische Auswertung aus dem Jahr 2012, durchgeführt von der Cochrane Collaboration*: Es handelt sich um eine Meta-Analyse von 48 Studien, in denen die Auswirkungen einer reduzierten Fettaufnahme sowie einer geänderten Fettaufnahme überprüft wurden. Die Teilnehmer reduzierten die Aufnahme von gesättigtem Fett und/oder ersetzten es durch mehrfach ungesättigtes Fett, also pflanzliche Öle. Das Ergebnis: Die Ernährungsumstellung reduzierte weder das Risiko, an Herzkreislauferkrankungen

zu sterben, noch generell das Sterberisiko. Warum haben Sie noch nie von dieser Studie gehört? Weil niemand Interesse daran hat, dass diese Studie in der breiten Öffentlichkeit bekannt wird, ganz im Gegenteil, es besteht größtes Interessen daran, dass sie geheim gehalten wird.

Wer sich diesbezüglich noch weiter informieren will, dem kann ich die Lektüre dreier Texte empfehlen, die für mich ziemlich erhellend waren:

> „Know your fats" (Kenne deine Fette) von Dr. Mary Enig, namhafte Biochemikerin und Ernährungswissenschaftlerin, die in ihrem Text das Thema Fett in allen Einzelheiten abhandelt.

> „Fat and cholesterol are good for you" (Fett und Cholesterin sind gut für Dich) von Uffe Ravnskov, schwedischer Arzt, der wie kein anderer über Fette Bescheid weiß.

> „The big fat surprise" (Die große fette Überraschung) von Tina Teicholz, Wissenschaftsjournalistin, die das Thema sehr tiefgründig angeht.

Es folgten Jahrzehnte mit falschen Ernährungsvorgaben, die unermessliche Schäden an unserer Gesundheit angerichtet haben. **Am meisten Profit hat daraus die Lebensmittelindustrie geschlagen,** die auf der Welle der Angst vor gesättigtem Fett unendlich viele Produkte mit pflanzlichen Ölen von schlechter Qualität, mit Transfettsäuren und Light-Produkte auf den Markt brachte.

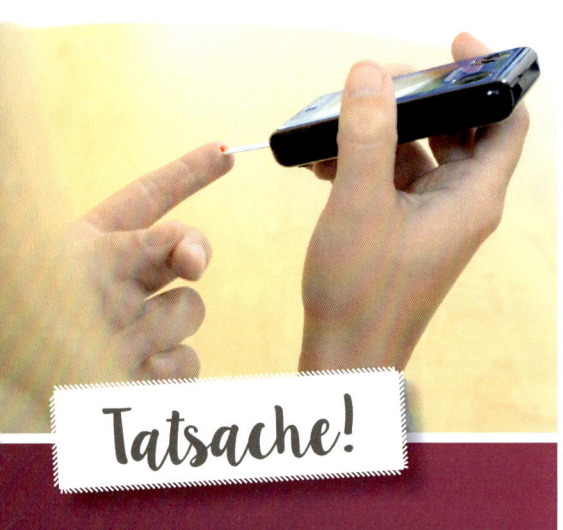

Tatsache!

Um die Gründe für ein langes Leben herauszufinden, wurden für eine Studie (Cardiovascular Health Study), die im Februar 1998 im JAMA (Journal oft he American Medical Association) veröffentlicht wurde, 5201 Frauen und Männer ab 65 Jahren fünf Jahre lang beobachtet. Das Ergebnis: Hohe Blutzuckerwerte im nüchternen Zustand erhöhen das Sterberisiko. Nicht aber ein erhöhter Cholesterinspiegel.

* GL. Hooper et al: Reduced or modified dietary fat for preventing cardiovascular disease, in „Cochrane Database Syst Rev", 16. Mai 2012; (5): CD 0021

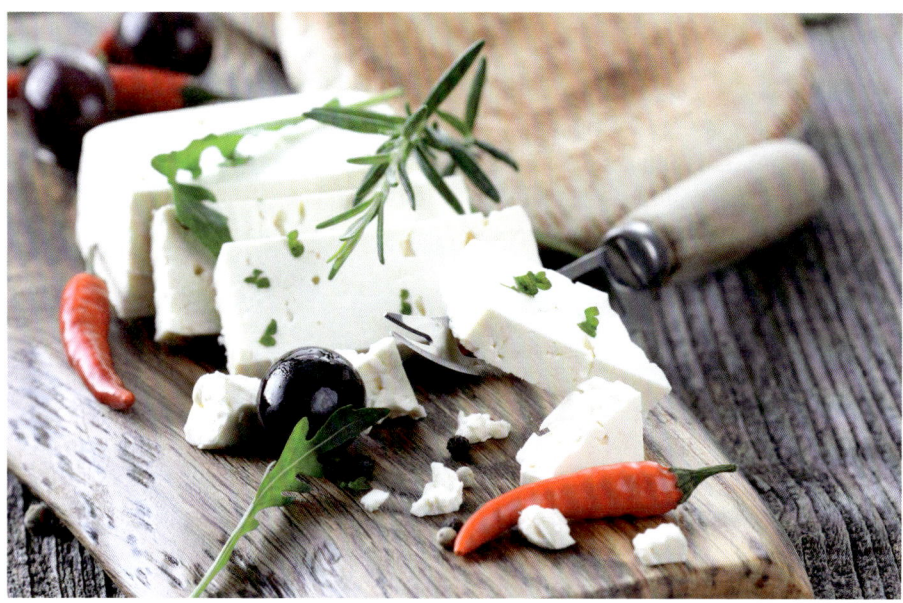

Feta, der aus Ziegen- oder Schafsmilch hergestellte Käse, kommt trotz – oder gerade wegen – seines nicht geringen Fettgehaltes in vielen mediterranen Ländern häufig auf den Tisch.

Es gibt eine Reihe von Forschungen bei Naturvölkern, die sogenannte Ernährungsexperten in Verlegenheit bringen müssten:

> Das **Volk der Massai und andere afrikanische Völker** ernähren sich vorwiegend von Milch, Blut und Fleisch: Sie haben einen niedrigen Cholesterinspiegel und leiden so gut wie nie unter Herzkreislauferkrankungen.

> Die **Eskimos** essen enorme Mengen tierisches Fett, vor allem von Meeresfischen: Sie leiden nicht an den klassischen Zivilisationskrankheiten, die bei uns typisch sind. Sobald sie sich wie wir ernähren, entwickeln auch sie die typischen westlichen Krankheiten.

> In **China** treten gerade in jenen Regionen die wenigsten Herzkreislauferkrankungen auf, in denen sich die Menschen mit viel Vollmilch und Milchprodukten ernähren.

> Viele **mediterrane Völker** leiden kaum unter Herzkreislauferkrankungen, obwohl sie bis zu 70 Prozent Fett zu sich nehmen – darunter gesättigtes Fett aus Lammfleisch und Produkte aus Ziegenmilch. Die Bewohner Kretas sind bekannt für ihre Gesundheit und ihre hohe Lebenserwartung

> Auf der **Insel Okinawa in Japan,** wo die durchschnittliche Lebenserwartung der Frauen bei 84 Jahren liegt, essen die Bewohner große Mengen Schweinefleisch, fetten Fisch und kochen häufig mit Schmalz.

> Die gute Gesundheit der **Japaner,** die eine der höchsten Lebenserwartungen weltweit aufzuweisen haben, wird fälschlicherweise einer fettarmen Ernährung zugeschrieben. In Wirklichkeit essen sie maßvolle Mengen tierischer Fette, vorzugsweise Eier, Schwein, Huhn, Rind und Meeresfisch. Mit den Krustentieren und

der Fischsuppe, die Japaner häufig und gerne zu sich nehmen, essen sie sehr wahrscheinlich sehr viel mehr Cholesterin als wir. Zwar gehört Reis zu ihrer Küche, aber was sie nicht essen, sind pflanzliche Öle, weißes Mehl oder industriell hergestellte Nahrungsmittel. Ihre Lebenserwartung ist nach dem Zweiten Weltkrieg genauso gestiegen wie ihr Konsum von tierischen Fetten und Eiweißen.

› Die **Schweizer** haben eine ähnlich hohe Lebenserwartung wie die Japaner, obwohl ihre Ernährung zu den fettreichsten der Welt gehört.

› In **Frankreich** ist die Ernährung reich an gesättigten Fetten – aus Butter, Eiern, Käse, Leber, Fleisch und Pasteten. Die Franzosen leiden aber seltener an chronischen Herzkreislauferkrankungen als andere westliche Völker. In der Region Gascogne, wo Enten- und Gänseleber zur Ernährung gehören, treten Herzkreislauferkrankungen in einem Verhältnis von 80 auf 100.000 Einwohner auf. Dieses Phänomen ist auch als „french paradox" (französisches Paradox) bekannt.

Das Cholesterin

Schon allein, den Namen „Cholesterin" auszusprechen, gleicht einer Gotteslästerung. Vergessen wir aber für einen Augenblick seinen schlechten Ruf und schauen uns dieses Cholesterin aus der Nähe an. Cholesterin ist, chemisch gesehen, ein polyzyklischer Alkohol. Es ist so wichtig, dass der Großteil unserer Zellen imstande ist, es zu verarbeiten, zumal Cholesterin Hauptbestandteil der Zellmembranen ist. Die Cholesterinsynthese erfolgt dabei vor allem in der Leber.

Die wichtigsten Funktionen von Cholesterin

› In unserem Körper befinden sich rund 140 Gramm Cholesterin, 25 Prozent davon in unserem Gehirn: Die höchste Konzentration finden wir in den Synapsen, der Verbindung zwischen den Nervenzellen, und in der Myelinscheide, der Isolierschicht um die Nervenzellausstülpungen. Funktionstüchtige Synapsen sind die Grundvoraussetzung für einen **wachen Verstand und ein gutes Erinnerungsvermögen**.

› Die **gesunde Hirn- und Augenentwicklung** beim noch ungeborenen Kind und beim Baby hängt von einer angemessenen Cholesterinkonzentration im Gewebe ab. Muttermilch enthält doppelt so viel Cholesterin wie zum Beispiel Kuhmilch.

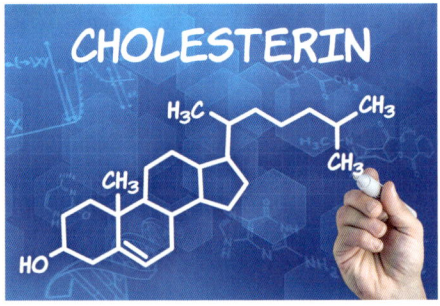

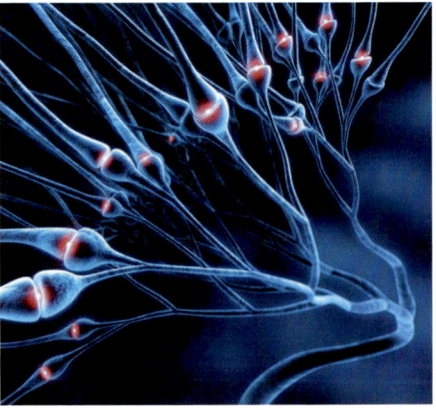

> Ein niedriger Cholesterinspiegel steht in Zusammenhang mit einem erhöhten Sterberisiko, vor allem an Tumoren, und ist bei älteren Menschen ein sogenannter Schwäche-Marker.

> Cholesterin ist die **Ausgangssubstanz für die Synthese aller Geschlechtshormone** wie Testosteron, Progesteron und Östrogene, für Kortison, Aldosteron und Vitamin D. Bedenken Sie, dass viele junge Leute heute unfruchtbar sind. Und schauen Sie sich ihre Ernährung an: wenig tierische Fette, viele Transfettsäuren und pflanzliche Fette sowie enorme Mengen an raffiniertem Zucker.

> Cholesterin wird vor allem **in der Leber verstoffwechselt,** sie regelt den Cholesterinspiegel im Blut. Ein guter Teil des Cholesterins wird dort produziert und an die Galle weitergeleitet. Die Galle ist die Flüssigkeit, die in der Gallenblase enthalten ist und an den Darm weitergegeben wird, um dort die Verdauung von Fetten zu unterstützen und um fettlösliche Vitamine wie A, D, E und K aufnehmen zu können. 95 Prozent der Galle wird wieder über den Darm aufgenommen: Der Körper verschwendet nämlich nicht das darin enthaltene Cholesterin. Dessen Produktion ist nämlich ein langwieriger Prozess, der 36 bis 42 biochemische Reaktionen erfordert.

> Cholesterin **unterstützt das Immunsystem** bei der Abwehr von Infektionskrankheiten, beispielsweise von Erkältungen, aber auch von Tuberkulose. Außerdem garantiert Cholesterin eine schnellere Genesung, wenn wir uns einen Infekt eingefangen haben.

Bild links unten: Die höchste Konzentration von Cholesterin finden wir in den Synapsen, den Kontaktstellen zwischen den Nervenzellen.

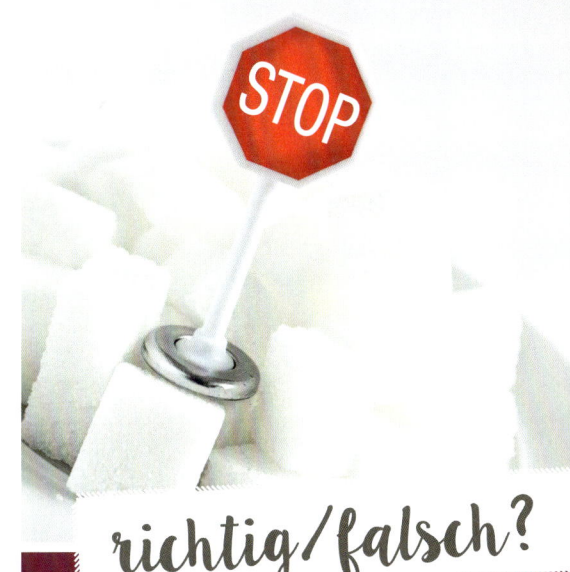

richtig/falsch?

Richtig ist, dass die Nahrung bei manchen Menschen zu einem gewissen Teil den Cholesterinspiegel ansteigen lässt. Falsch ist hingegen, dass es einen Zusammenhang zwischen der Aufnahme von gesättigten Fettsäuren und dem Cholesterinspiegel gibt. **Gesättigte Fettsäuren können den Cholesterinspiegel individuell unterschiedlich beeinflussen, und zwar erhöhen oder senken oder nicht wesentlich beeinflussen.** Es sind vor allem verschiedene Zuckerarten, die über das Insulin die Cholesterin- und Triglycerid-Produktion ankurbeln. Deshalb ist es absurd, Eier, Fleisch, Sahne und Butter generell vom Speiseplan zu streichen. Stattdessen sollten Getreide, vor allem verarbeitete Getreideprodukte, und gesüßte Getränke auf ein Minimum oder ganz reduziert werden – Sie werden sehen, wie sich die Cholesterin- und Triglycerid-Werte meistens wieder einpendeln.

Welche Fette zum Kochen verwenden?

Zum Frittieren eignen sich Öle mit großteils gesättigten Fettsäuren, weil sie hitzestabiler sind. Verwenden Sie deshalb keine mehrfach ungesättigten Fette zum Frittieren. Ich empfehle:

> Kokosöl (gesättigtes pflanzliches Fett)
> Butter (gesättigtes tierisches Fett)
> Geklärte Butter bzw. Butterschmalz
> Schweineschmalz
> Nicht raffiniertes kalt gepresstes Palmöl (gesättigtes pflanzliches Öl)

Für die **kalte Küche:**

> Leinöl (ist die wichtigste Omega-3-Quelle unter den pflanzlichen Ölen, das allerdings in Form der Alpha-Linolensäure vorkommt, die nur zu 5 Prozent in langkettige für uns Menschen wichtige Omega-3-Formen umgewandelt werden kann).
> Nussöl
> Macadamiaöl
> Sesamöl

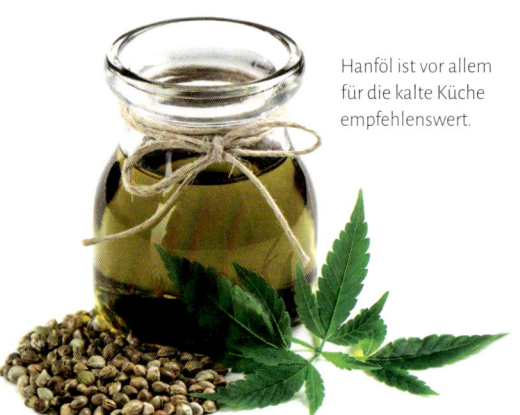

Hanföl ist vor allem für die kalte Küche empfehlenswert.

> Hanföl (enthält die richtige Mischung Omega-3-/Omega-6-/Omega-9-Fettsäuren und Vitamin E)
> Avocadoöl
> Olivenöl

Ich empfehle Ihnen alle Öle, die keinen industriellen Prozessen unterworfen worden sind. **Die sogenannte Raffination raubt dem Öl nämlich seine wichtigen Nährstoffe und produziert Stoffe, die für unsere Gesundheit schädlich sind.** Das gilt besonders für pflanzliche Öle.

WAS SOLLTEN SIE UNBEDINGT MEIDEN?

Zu meiden sind jene pflanzlichen Fette und Öle, die hydrogeniert oder teilweise hydrogeniert sind, die durch Raffination aus Hülsenfrüchten oder Getreide gewonnen wurden. Sie alle sind nährstoffarm und schädlich für die Gesundheit. Sie enthalten große Mengen mehrfach ungesättigter Fettsäuren sowie Omega-6-Fettsäuren, die im Körper zu einem Ungleichgewicht an Omega-3- und Omega-6-Fettsäuren führen.
Deshalb sollten Sie folgende Öle meiden:

> Erdnussöl
> Sojaöl
> Distelöl
> Rapsöl
> Sonnenblumenöl (außer das ölsäurereiche Öl)
> Maisöl
> Margarine

Pflanzliche Öle

Nahezu alle pflanzlichen Öle, egal ob aus Soja, Mais, Raps, Sonnenblumen oder Erdnüssen, werden erheblichen industriellen

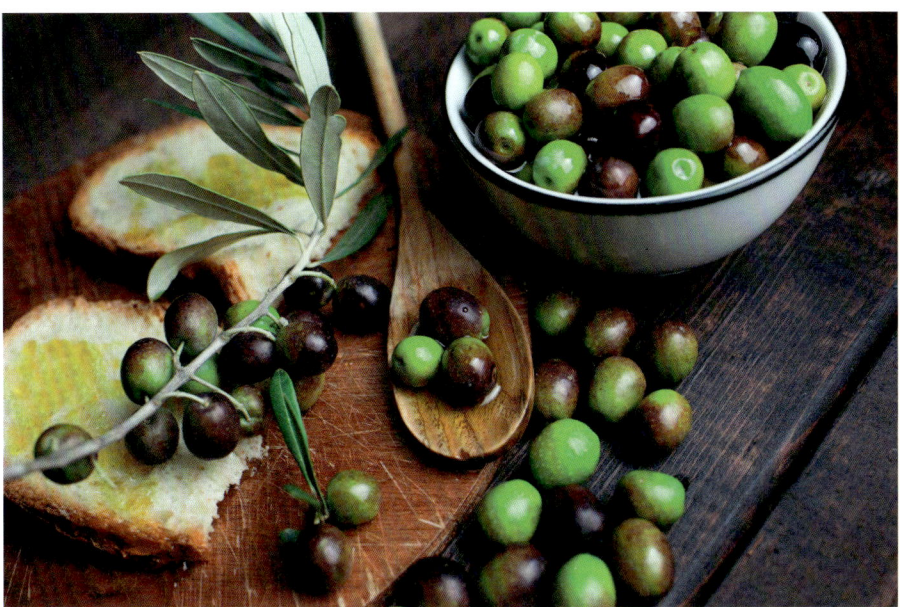

Raffinationsprozessen unterworfen. Um das Öl aus den Pflanzen zu extrahieren, werden sie stark erhitzt oder mit giftigen Substanzen versetzt. Außerdem werden die Öle geklärt, gefärbt und ihr Geruch wird „behandelt". Nicht zu vergessen sind die Auswirkungen, die riesige Monokulturen von Soja oder Raps auf das Ökosystem haben. Ganz davon abgesehen, dass zum Beispiel Soja zu den weltweit am häufigsten gentechnisch veränderten Lebensmitteln gehört, und dass die Folgen für die Gesundheit noch nicht abzuschätzen sind, ebenso wenig die des häufig verwendeten Pflanzenschutzmittels Glyphosat.

Natürlich gibt es auch sehr gute pflanzliche Öle, die unserer Gesundheit gut tun, zum Beispiel Olivenöl, Avocadoöl oder Kokosöl. Oliven- und Avocadool enthalten hauptsächlich einfach ungesättigte Fettsäuren, während Kokosöl fast nur gesättigte Fette enthält

und deshalb stabiler ist. Ein gesundes Öl wird durch Kaltpressung und so gut wie keine weiteren Verfahren gewonnen.

Olivenöl

Kalt gepresstes Olivenöl, ein Öl, das rund 73 Prozent Oleinsäure enthält, ist ein einfach ungesättigtes Öl, das sich hervorragend für die kalte Küche eignet und auch zum Dünsten, aber nicht zum Frittieren. Dieselben Eigenschaften wie Olivenöl hat übrigens ein spezielles Sonnenblumenöl, das kalt gepresst wird und über 80 Prozent Oleinsäure enthält.

Gewöhnen Sie sich an, die Etiketten des Öls zu lesen, bevor Sie es kaufen. **Was für eine gute Flasche Wein gilt, gilt auch für Olivenöl: Man bekommt es nicht für wenige Euro und sollte es nicht in Plastikflaschen kaufen.**

Kokosöl ist eigentlich ein festes, weißes bis weiß-gelbliches Fett, das aus der Kokosnuss gewonnen wird. Es besteht zu über 90 Prozent aus gesättigten Fettsäuren und ist deshalb im Kühlschrank und bei Raumtemperatur von fester Konsistenz. Durch Erwärmen wird das Kokosfett aber flüssig und damit zum Kokosöl.

Kokosöl

Weil es zu über 90 Prozent aus gesättigten Fettsäuren besteht, wurde das Kokosöl über Jahrzehnte verteufelt. Dabei hat es **ausgezeichnete Wirkungen auf unsere Gesundheit**.

Kokosöl enthält sogenannte mittelkettige Triglyceride (MCT, Medium Chain Triglycerides). Die meisten Fettsäuren in unserer Ernährung sind langkettig. Die mittelkettigen werden auf eine andere Art und Weise verstoffwechselt: Sie gelangen vom Darm direkt in die Leber, wo sie als unmittelbare Energiequelle verwendet oder in Ketonkörper umgewandelt werden. Diese schützen das Hirngewebe und sind damit für die Behandlung und Vorbeugung von Alzheimer und Epilepsie wichtig. Es gibt sehr interessante Studien über die Bedeutung von Ketonkörpern, vor allem bei Epilepsie-Kindern: Wird

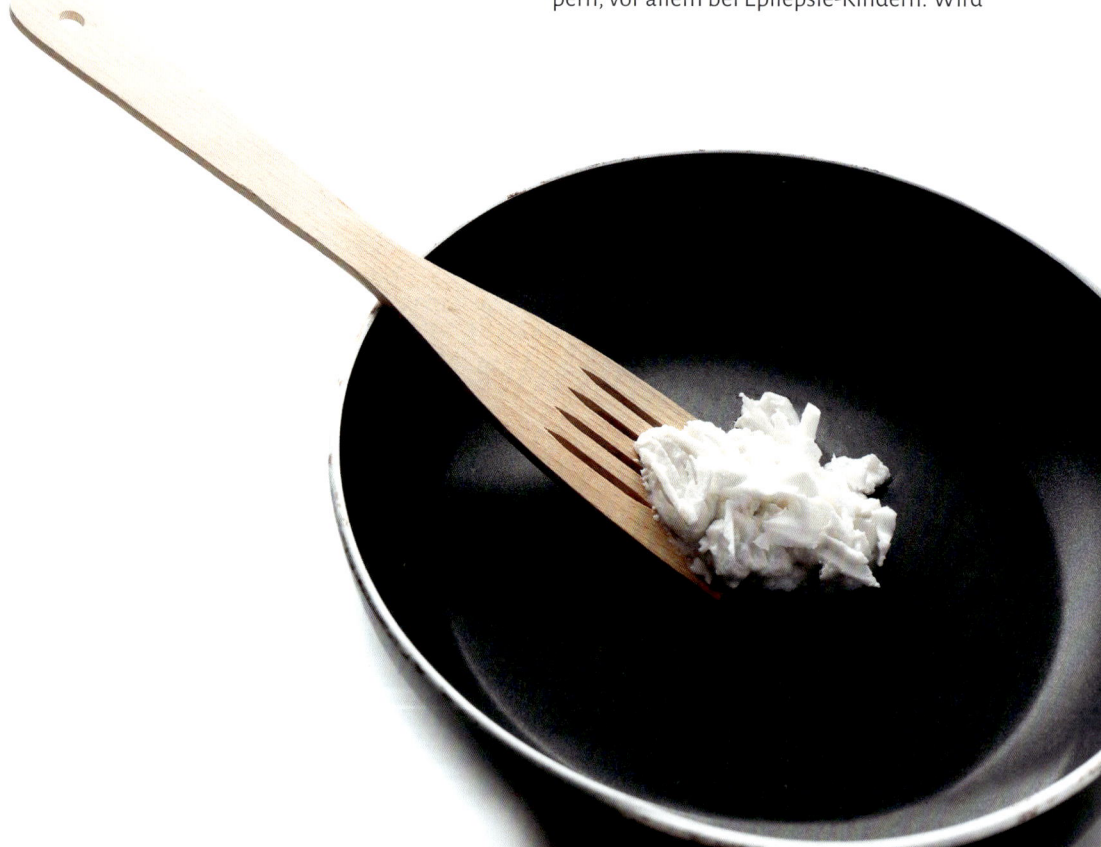

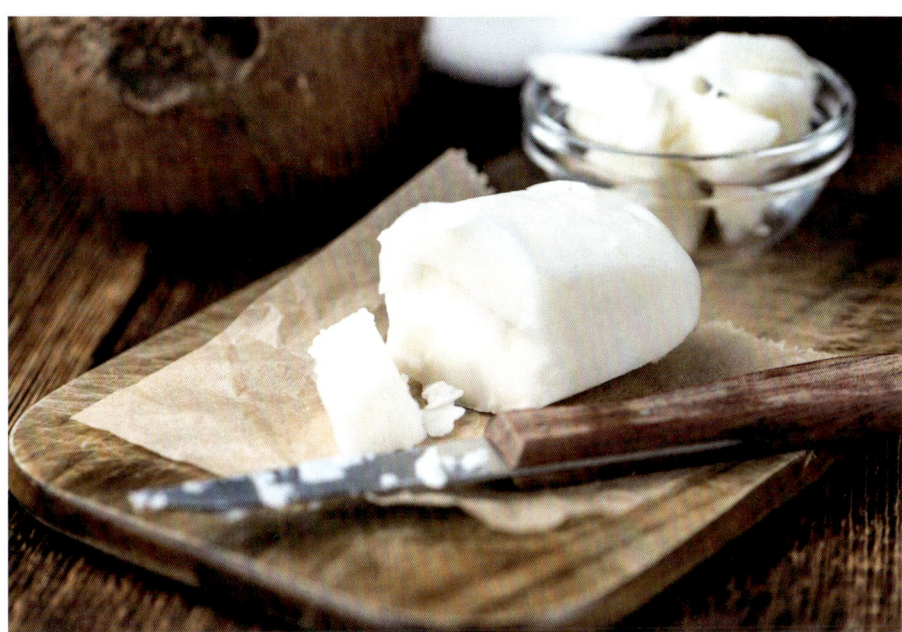

ihr Zuckerkonsum reduziert und gleichzeitig die Zufuhr von gesättigtem Fett erhöht, reduzieren sich die epileptischen Anfälle.

Etwa die Hälfte der im Kokosöl enthaltenen gesättigten Fettsäuren ist Laurinsäure – ein Monoclycerid, das in Monolaurin umgewandelt wird. Beide – Laurinsäure und Monolaurin – wirken gegen Bakterien, Pilze und Viren. Kokosöl kennen in Italien fast nur jene, die auf ihre Ernährung achten. In anderen Teilen der Welt gehört das Kokosöl hingegen seit Generationen zur täglichen Kost: Die Bewohner von Tokelau, einer Insel in der Nähe von Neuseeland, nehmen über 60 Prozent ihrer Kalorien über Kokos zu sich – sie sind die größten Konsumenten von gesättigten Fettsäuren. Sie erfreuen sich ausgezeichneter Gesundheit und leiden nicht an den klassischen Herzkreislauferkrankungen. Auch auf Kitava in Papua-Neuguinea essen die Bewohner sehr viel Kokos und sind sehr gesund.

Die mittelkettigen Fettsäuren im Kokos steigern den Stoffwechsel um über 5 Prozent, was auf Dauer zu einem Gewichtsverlust führt. Kokosöl nimmt auch das Hungergefühl, denn die entstehenden Ketonkörper reduzieren den Appetit.

Die gesättigten Fettsäuren im Kokosöl erhöhen das „gute" HDL-Cholesterin und verwandeln die „gefährlichen" LDL-Partikel in gutartigere Formen.

Kokosöl hat auch abseits der Ernährung zahlreiche positive Eigenschaften: Es ist gut für die Hautpflege und wirkt für die Haare wie ein Sonnenschutzmittel. Kokos ist nämlich in der Lage, 20 Prozent der ultravioletten Strahlung zu blockieren. Auch zur Mundpflege eignet sich Kokosöl: Wer damit den Mund ausspült, tut nicht nur seinen Zähnen Gutes, sondern beseitigt auch unangenehmen Mundgeruch.

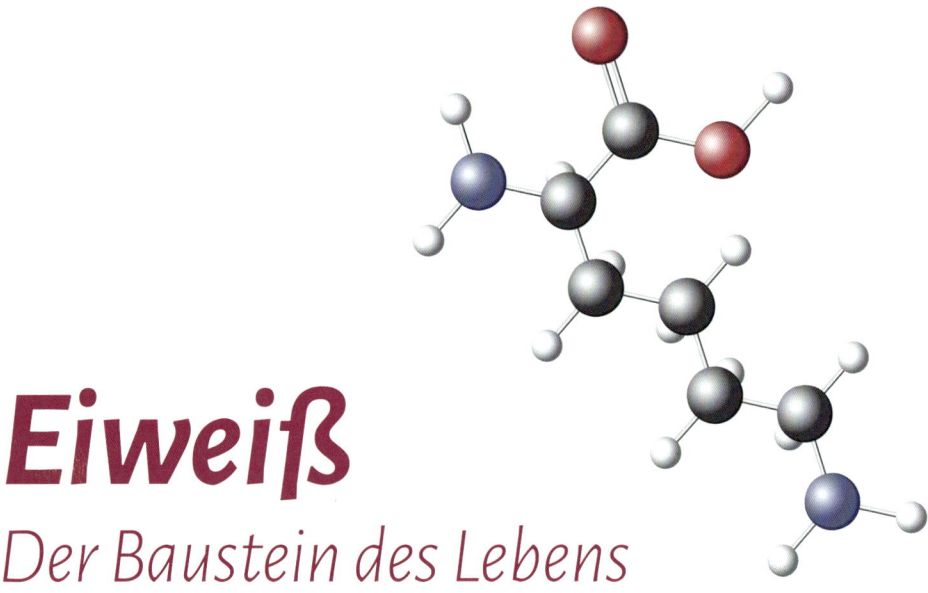

Eiweiß
Der Baustein des Lebens

Eiweiß ist neben Kohlenhydraten und Fetten der dritte große Nährstoff (Makronährstoff), den wir über die Nahrung zu uns nehmen. Protein, wie Eiweiß auch genannt wird, stammt vom Griechischen „proteios" ab, das so viel bedeutet wie „grundlegend" und „vorrangig". **Das bringt zum Ausdruck, welche wichtige Bedeutung dieser Nährstoff für den Organismus hat.**

Proteine sind aus 20 verschiedenen Aminosäuren aufgebaut, die gewissermaßen ihre Bausteine sind. Aminosäuren sind Verbindungen aus Kohlenstoff, Wasserstoff, Sauerstoff und Stickstoff. Von diesen 20 proteinbildenden Aminosäuren sind acht essenziell: Leucin, Isoleucin, Valin, Lysin, Methionin, Threonin, Phenylalanin und Tryptophan. Essenziell bedeutet, dass sie vom Körper nicht selbst hergestellt werden können, sie müssen also über die Nahrung aufgenommen werden. Diese acht essenziellen Aminosäuren benötigt der Körper, um die zwölf nicht-essenziellen Aminosäuren herstellen zu können. Deshalb sind die essenziellen Aminosäuren unentbehrlich für den Organismus.

Tierische Lebensmittel wie Eier, Fleisch oder Fisch haben ein optimales Aminosäurenprofil, weil sie alle acht essenziellen Aminosäuren enthalten, die vom Körper sehr gut aufgenommen werden können. Man spricht dann von einem kompletten Protein. Lebensmitteln pflanzlichen Ursprungs fehlen hingegen meist eine oder mehrere essenzielle Aminosäuren, meist ist es Lysin oder Methionin.

Alle Zellen sind aus Proteinen aufgebaut: Muskeln, Knochen, Gelenke, Knorpel, Gefäße, Nerven, Organe wie Leber, Nieren, Herz, Gehirn, Lungen oder Darm, auch Antikörper, Enzyme und Hormone – Proteine sind also ein Lebenselixier. Ein Proteinmangel kann deshalb zu Gereiztheit, Schlafstörungen, Haarausfall oder Muskel- und Gelenkschmerzen führen. Sorge bereiten mir Veganer, die nicht ausreichend Eiweiß zu sich nehmen, oder auch jene jungen Leute, die sich vegetarisch ernähren wollen, aber schlussendlich Pseudo-Veganer werden – ohne zu wissen was sie da tun oder worauf es ankommt.

Die Proteine, die wir zu uns nehmen, werden durch die Verdauung in ihre Aminosäuren aufgespalten, die ihrerseits vom Organismus dafür verwendet werden, wichtige körpereigene Eiweiße herzustellen. Dabei reichen dem Körper 20 proteinogene Aminosäuren, um daraus über 50.000 unterschiedliche Eiweißstoffe herzustellen. Diese unterscheiden sich voneinander durch die Länge und Struktur ihrer Aminosäureketten. Die Proteine sind die einzige Substanz in unserem Körper, deren Bauplan in der DNA, im Erbgut einer jeden Zelle, gespeichert ist. Alle anderen Substanzen werden von Enzymen gebildet, also auch von Proteinen – daraus erschließt sich die grundlegende und vorrangige Bedeutung der Proteine.

Die biologische Wertigkeit

Der Proteinbedarf hängt sehr stark von der Qualität des Eiweißes ab, also von seiner biologischen Wertigkeit: Jedes mit der Nahrung aufgenommene Eiweiß liefert eine andere Mischung von Aminosäuren. Damit der Körper daraus neues eigenes Körpereiweiß herstellen kann, müssen alle essenziellen Aminosäuren in ausreichender Menge am Syntheseort vorhanden sein. Ist das nicht der Fall, ist die gesamte Verwertbarkeit des Nahrungseiweißes eingeschränkt. **Die biologische Wertigkeit ist also ein Maß dafür, wie viel des aufgenommenen Nahrungsproteins in körpereigenes Protein umgewandelt werden kann.**
Außerdem: Je höher die biologische Wertigkeit eines Eiweißes, umso weniger Stickstoffabfallprodukte fallen an, die Leber und Nieren belasten und umso geringer ist der Brennwert. Die Hauptaufgabe der Proteine ist nämlich die Bereitstellung der notwendigen Aminosäuren für die körpereigene Eiweißherstellung (anaboler Effekt). Sie sollten nicht als Energiequelle für unseren Organismus zweckentfremdet werden; die Aufgabe der Energielieferanten übernehmen Kohlenhydrate und Fette. Wird zu viel Eiweiß aufgenommen oder wird es aufgrund seiner ungeeigneten Zusammensetzung nicht vollständig vom Körper verwertet, werden die überzähligen Aminosäuren nicht gespeichert, sondern zu Glucose umgewandelt und energieliefernd verbrannt – ein Prozess, der seinerseits sehr energieaufwendig und deshalb ineffizient ist bzw. bei dem Stickstoff-Abfallprodukte entstehen, die zur Entgiftung Leber und Nieren stark in Anspruch nehmen.

Damit sind jene Proteine für uns Menschen die besten, von denen am meisten körpereigenes Protein aufgebaut werden kann. Und welches natürliche Protein hat die höchste biologische Wertigkeit? Das Protein im Eigelb, von dem bis zu 85 Prozent in die Eiweißsynthese eingeschleust werden können. Das verwundert, nicht wahr? Vor allem, wenn

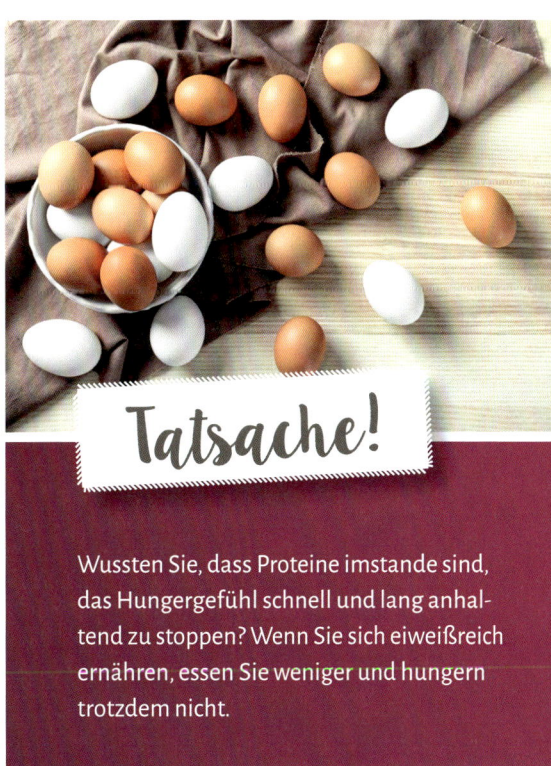

Tatsache!

Wussten Sie, dass Proteine imstande sind, das Hungergefühl schnell und lang anhaltend zu stoppen? Wenn Sie sich eiweißreich ernähren, essen Sie weniger und hungern trotzdem nicht.

Sie an manche Bodybuilder denken, die Eiweiß in Hülle und Fülle zu sich nehmen. Denn nur 18 Prozent des reinen Eiweißes können von unserem Körper für die eigene Eiweißsynthese verwendet werden. Ein weiterer Vergleich: Das Protein im Eigelb hat eine 5-mal höhere biologische Wertigkeit als zum Beispiel das Eiweiß aus Soja, anderen Hülsenfrüchten oder Milchprodukten.

Professor Dr. M. Lucá Moretti ist es im Rahmen seiner langjährigen Forschung auf dem Gebiet des Eiweißstoffwechsels gelungen, das für den Menschen spezifische und charakteristische essenzielle Aminosäurenprofil herauszufinden und daraus ein Produkt mit der derzeit höchsten biologischen Wertigkeit herzustellen. MAP (Master Aminoacid Pattern) hat eine biologische Wertigkeit von 99 Prozent und nur 1 Prozent an Stickstoff-Abfallprodukten. Es ist ohne Zweifel ein einzigartiges Produkt.

Die folgende Tabelle verdeutlicht die biologische Wertigkeit und den Gehalt an Stickstoff-Abfallprodukten einiger Lebensmittel, die oft auf unseren Tellern landen:

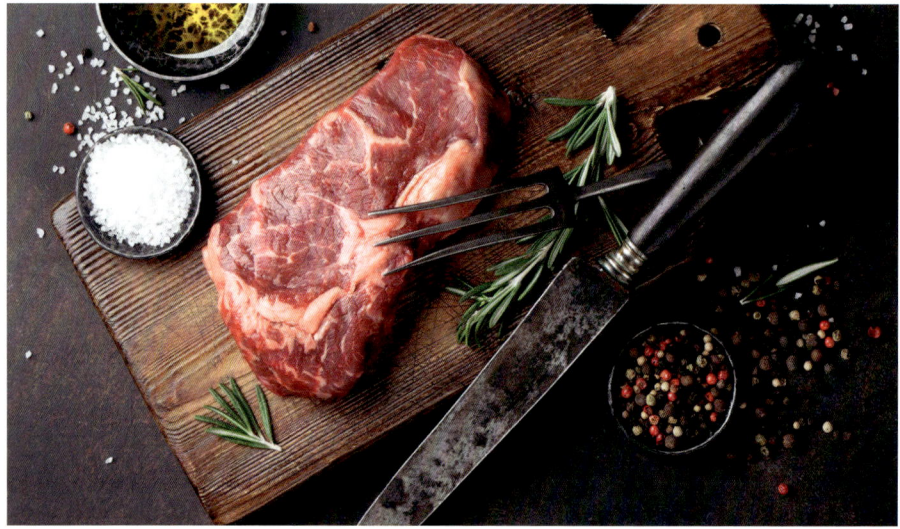

Lebensmittel	biologische Wertigkeit	Stickstoff-Abfallprodukt
Hühnerei	48 Prozent	52 Prozent
Eigelb	85 Prozent	15 Prozent
Eiweiß	18 Prozent	82 Prozent
Fleisch, Fisch, Geflügel	28–36 Prozent	64–72 Prozent
Pflanzliche Lebensmittel inkl. Soja	max. 18 Prozent	min. 82 Prozent
Milchprodukte	16 Prozent	84 Prozent
Molkeprotein (whey protein)	16 Prozent	84 Prozent
MAP (Master Aminoacid Pattern)	99 Prozent	1 Prozent

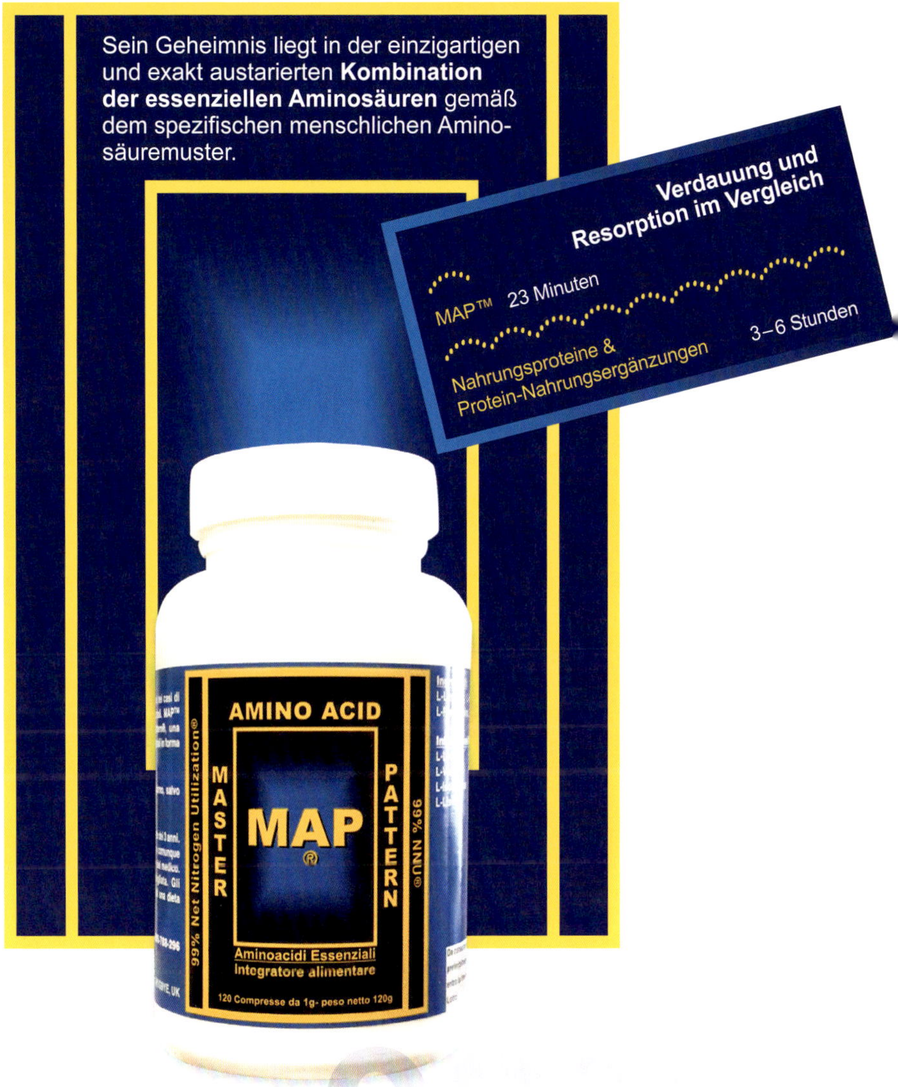

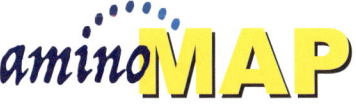

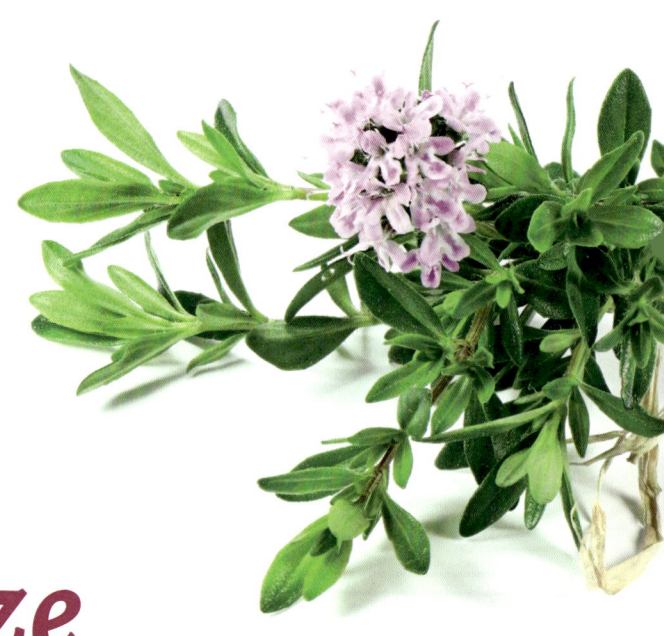

Gewürze
Verbündete unserer Gesundheit

Gewürze stammen aus jedem Winkel der Erde. Es genügt eine Prise davon und unsere Speisen entführen uns in exotische Länder. Vor 2000 Jahren war Pfeffer etwa drei Jahre lang vom Orient bis nach Rom unterwegs, heute finden wir Kurkuma, Ingwer oder Paprika in jedem Supermarktregal. Für die meisten von uns sind viele Gewürze noch immer unbekannt. Auch ich weiß erst seit einigen Jahren, dass Kurkuma ein Küchengewürz ist. Jetzt freue ich mich jedes Mal auf die orientalische Kürbissuppe mit Kurkuma; sie schmeckt einfach herrlich.

Gewürze bringen aber nicht nur Würze in unser Essen, sie sind auch kostbare Verbündete unserer Gesundheit. So hat eine Studie der Pennsylvania Universität (USA) gezeigt, dass Gewürze – in diesem Fall waren es Curry und Zimt – bei der Verdauung helfen und den Triglyceridwert um bis zu 30 Prozent senken können. **In der Tat haben gleich mehrere Gewürze einen die Fettverbrennung anregenden Effekt**.

Mehr Geschmack, weniger Kalorien

Gewürze erlauben uns, einfach und kalorienärmer zu kochen. Auch ein einfaches Schnitzel mit gedünstetem Gemüse kann mit den richtigen Gewürzen äußerst schmackhaft werden. Wie? Indem Sie das leicht gegrillte Schnitzel danach mit einer Mischung aus Thymian, Salbei und Rosmarin würzen – Sie werden sehen, wie gut Ihr Essen schmeckt! Generell gilt also: Ob gedünstet, gegrillt oder leicht angebraten – verfeinern Sie Ihre Speisen anschließend mit etwas kalt gepresstem Olivenöl und einigen Gewürzen.

Noch einen Vorteil haben Gewürze: Ist der Geschmack fade, laufen wir Gefahr, zu viel zu essen und nachzusalzen. Wenn Sie zu Ihrem weißen Reis etwas Curry oder Safran sowie Olivenöl geben, werden Sie durch den Geschmack und den Geruch schneller satt. Beim Essen isst nämlich nicht nur das Auge mit, sondern auch die Nase: 80 Prozent des Geschmackes sind mit dem Geruchssinn verbunden.

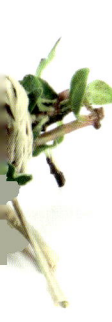

WENIGER SALZ

Gewürze wie Kümmel oder Gewürznelken helfen uns dabei, den Salzkonsum zu reduzieren. Salz zieht Wasser nach sich, die Blutmenge nimmt zu und somit auch der Blutdruck. Wenn man größere Salzmengen zu sich nimmt, kann es zur Bildung von Wasseransammlungen im Gewebe kommen. Cellulitis ist zum Beispiel eine Folge von chronifizierten Wassereinlagerungen mit strukturellen Veränderungen im Gewebe. Wer also Gewürze statt Salz verwendet, dem danken dies sowohl die Durchblutung als auch die Figur.

Anti-Age-Wirkung

Fast alle Gewürze haben antioxidierende Eigenschaften. Sie wirken der Schädigung durch freie Radikale entgegen, die für die Zellalterung mitverantwortlich sind. Werden Gewürze korrekt und angemessen verwendet, sind sie nicht schädlich: Einige sollte man aber bei Verdauungsstörungen, entzündlichen Magen-Darm-Erkrankungen oder gastroösophagealem Reflux vermeiden: Übertreiben Sie es nicht mit Curry, Pfeffer und kleinen Pfefferschoten. Verwenden Sie stattdessen frische Kräuter, die einen milderen Geschmack haben. Auch Kleinkindern sollte man keine gewürzten Speisen geben.

GEWÜRZE TESTEN

Wissen Sie, wie Sie am besten ausprobieren können, ob Ihnen ein neues Gewürz schmeckt? Geben Sie es auf eine gekochte Kartoffel und probieren Sie es, bevor Sie damit ihr gesamtes Gericht bestreuen.

Arten, Verwendung und Heilwirkung von Gewürzen

Anissamen haben einen pfeffrigen und aromatischen Geschmack. Sie werden als pflanzliches Arzneimittel bei Verdauungsbeschwerden oder Erkältungskrankheiten verwendet. In der Küche ist Anis ein Gewürz für Torten, Kekse und auch Suppen. Außerdem wird es zur Zubereitung von Likör verwendet.

Basilikum wird vorwiegend roh verwendet, da es das lange Garen schlecht verträgt. Basilikum ist vor allem als Gewürz bekannt und weniger als Heilpflanze. Es wird für Tomatengerichte verwendet, für Nudeln, zu Mozzarella, auch für Kräuteröl und Pesto. Basilikum stärkt zudem die Verdauungsorgane, beruhigt die Nerven, lindert Migräne und hat eine ausgeprägte antioxidierende Wirkung.

Curry ist kein eigenes Gewürz, sondern eine Mischung verschiedenster Gewürze, z. B. schwarzer Pfeffer, Kümmel, Koriander, Zimt und vor allem Kurkuma, das dem Curry seine gelbe Farbe gibt. Es wird zum Abschmecken von Suppen, Reis, Fisch- und Fleischgerichten verwendet. Curry soll zudem Entzündungen hemmen und sich positiv auf den Cholesterinspiegel auswirken.

Dill hat einen frischen, fenchelartigen Geschmack. Er eignet sich hervorragend für

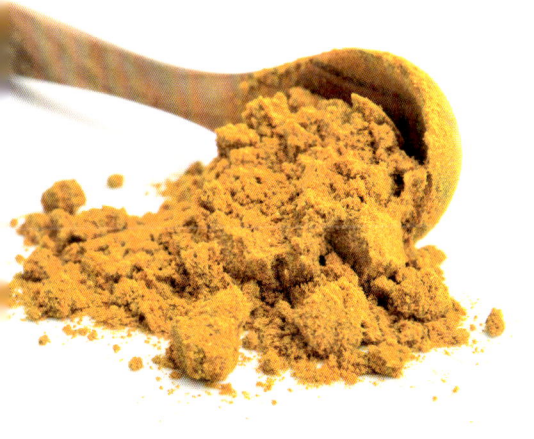

Suppen, gekochte Kartoffeln, Fischgerichte und Eier. Auch Gurken und Salate werden häufig mit Dill gewürzt. Die getrockneten Dillspitzen haben einen zarteren Geschmack und eignen sich zum Würzen bereits fertiger Speisen. Dill macht Gerichte leichter verdaulich, lindert Blähungen und löst Krämpfe.

Estragon wird als Gewürz vor allem in der italienischen und französischen Küche verwendet. Es wird für Fleisch-, Ei- und Käsegerichte verwendet und ist einer der Hauptbestandteile der Sauce Bearnaise. Als Heilkraut wirkt Estragon vor allem auf den Verdauungstrakt, und zwar beruhigend und schmerzstillend. Estragon lindert Blähungen und vertreibt Übelkeit.

Ingwer verleiht den Speisen eine angenehme Schärfe. Diese verdankt die Knolle, die es frisch, als Pulver getrocknet, kandiert oder eingelegt gibt, den Inhaltsstoffen Gingerol und Shogaol. Außerdem wird Ingwer als

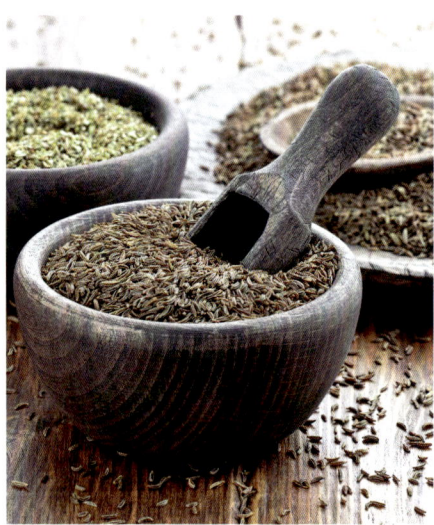

Heilmittel bei einer Reihe von Beschwerden eingesetzt: Bei Muskelschmerzen hilft Ingwer besonders dann, wenn er mehrmals täglich verzehrt wird – sowohl roh als auch erhitzt. Ingwer besitzt entzündungshemmende und schmerzstillende Eigenschaften, die den uns bekannten Medikamenten wie Aspirin oder Diclofenac in ihrer Wirksamkeit in nichts nachstehen.

Kardamom ist neben Safran und Vanille eines der teuersten Gewürze der Welt. Er hat einen starken zitronenähnlichen Geschmack und ist auch in Curry enthalten. Vor allem in der Weihnachtszeit kommt Kardamom zum Einsatz, etwa bei Lebkuchen, Spekulatius und Glühwein. Gesundheitliche Wirkung haben vor allem die ätherischen Öle, die in den Samen enthalten sind. Sie haben eine wohltuende Wirkung auf den Magen-Darm-Trakt, lindern Blähungen, Bauchkrämpfe sowie Magenschmerzen und schaffen Abhilfe bei Mundgeruch.

Kurkuma kann bestimmten Tumorarten des Verdauungstraktes vorbeugen. Das ist mittlerweile medizinisch bestätigt. Verantwortlich dafür ist die Substanz Curcumin. Kurkuma ist Hauptbestandteil von Curry und wird vor allem in der indischen Küche verwendet. Heutzutage ist Kurkuma nahezu überall als Pulver erhältlich.

Majoran hat einen oreganoähnlichen Geschmack, ist aber süßer und würziger. Er ist vor allem zum Würzen von deftigen Speisen geeignet. Als Heilpflanze stärkt er die Verdauungsorgane und beugt Völlegefühl und Blähungen vor. Er hilft auch bei Erkältungskrankheiten, fördert die Wundheilung der Haut und lindert Kopfschmerzen.

Kümmel wird zum Würzen von Kohl und Brot verwendet. Er gilt als das mit Abstand wirkungsvollste pflanzliche Heilmittel gegen Blähungen und Krämpfe im Magen- und Darm-Bereich. Diese beruhigende und krampflösende Wirkung ist den ätherischen Ölen zu verdanken, die im Kümmel enthalten sind.

Mohn kennen wir im Kuchen und auf Brötchen. Mohnsamen sind reich an Kalzium und ungesättigten Fettsäuren. Zu viel Mohn halten viele für gefährlich. In der Tat enthalten Mohnsamen Morphine und Codeine, allerdings in solch geringen Mengen, dass ihr Verzehr in verarbeiteter Form selbst für Kinder unbedenklich ist.

Nelken würzen Lebkuchen und Punsch in der Weihnachtszeit, aber auch manche Saucen, Fleisch- und Gemüsegerichte. Gewürznelken gehören zu den stärksten bekannten Antioxidantien und eignen sich daher wie kaum ein anderes Gewürz zur Stärkung der körpereigenen Abwehrkraft.

Oregano stammt aus dem Mittelmeerraum und ist auch bei uns schon seit Langem als Heilkraut bei Bluthochdruck bekannt. Oregano verschafft auch bei Magen-Darm-Problemen Linderung und wirkt appetitanregend. In der Küche ist Oregano ein absolutes Muss bei Pizza und Pastasaucen. Auch zu Suppen, Salaten und Eierspeisen passt das mediterrane Gewürz sehr gut.

Pfefferminze ist ein allen bekanntes und bewährtes Heilmittel, das entkrampfende, entzündungshemmende und beruhigende Wirkung hat. Damit hilft Pfefferminze gegen Schmerzen, zum Beispiel gegen

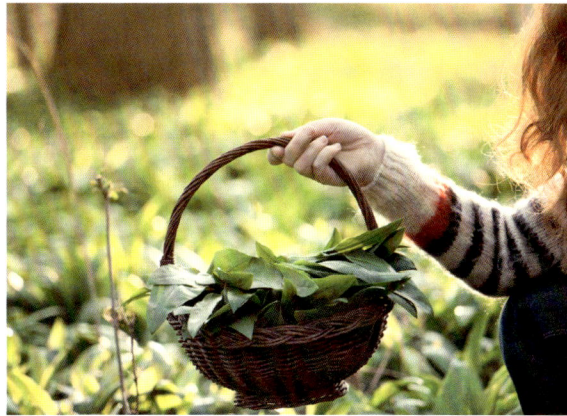

Was Sie beim Kräutersammeln beachten sollten

> **Transport:** Legen Sie die Wildkräuter in einen Korb oder einen Beutel aus Leinen oder Baumwolle. Meiden Sie Plastiktüten!
> **Abschneiden:** Am besten nehmen Sie ein kleines Messer oder eine Schere mit.
> **Sicher:** Pflücken Sie nur die Ihnen gut bekannten Wildkräuter und meiden Sie andere, ähnlich aussehende und potenziell giftige Pflanzen. Am besten besorgen Sie sich einen Pflanzenführer für essbare Wildkräuter.
> **Gesund:** Verzichten Sie auf Kräuter, die an viel befahrenen Straßen, Ackerrändern oder in der Nähe von Industriegebieten bzw. landwirtschaftlichen Anlagen wachsen.
> **Nachwuchs:** Wenn Sie nur die Blätter möchten, zupfen Sie sie vorsichtig vom Stiel. Reißen Sie die Kräuter nicht am Stück aus und holen Sie nicht zu viel von einer Kräuterart am gleichen Ort: Dann können sie nämlich nicht mehr nachwachsen.
> **Zuhause:** Alle Kräuter gründlich waschen und trocknen.

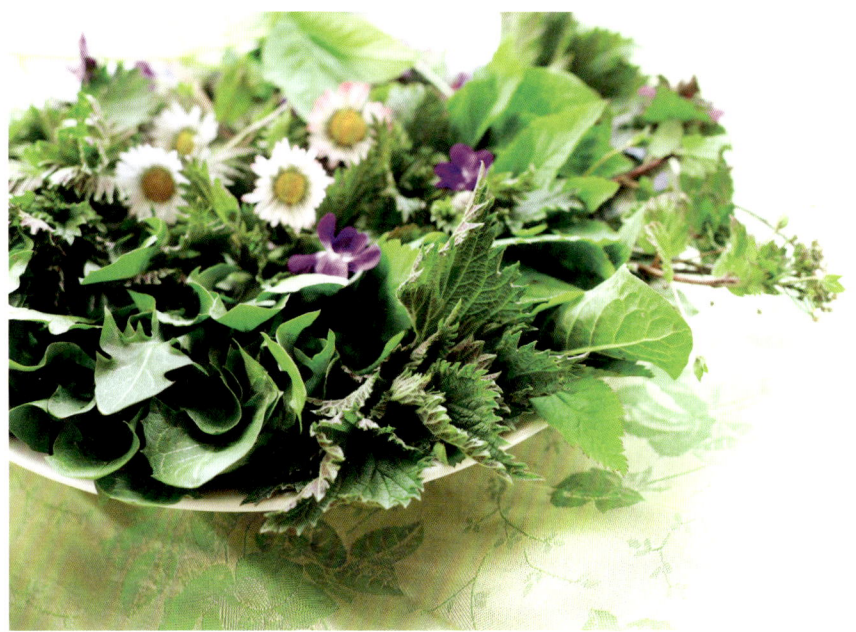

Kopfschmerzen und Migräne, bei Erkältungen und bei Magen-Darm-Verstimmungen. In der Küche kann man Pfefferminze zum Beispiel für leckere Smoothies verwenden.

Salbei kommt in der Küche vor allem bei fetten Speisen zum Einsatz, die durch das Gewürz leichter bekömmlich werden, da es die Verdauung anregt. Die Heilpflanze hat eine starke antibakterielle und pilztötende Wirkung. Deshalb ist Salbei im Mund- und Rachenraum eines der effizientesten Hausmittel. So haben sich unsere Vorfahren zum Beispiel zum Zähneputzen ein Stück Salbei um den Zeigefinger gewickelt und damit Zähne und Zahnfleisch massiert.

Thymian hat ein würziges, bittersüßes Aroma und eignet sich hervorragend für Fleisch, Fisch und Gemüse. Die ätherischen Öle im Thymian haben antibakterielle und schleim-

lösende Eigenschaften, weshalb das Gewürz ein beliebtes Hausmittel bei Husten, Schnupfen und Heiserkeit ist. Thymian ist eines der besten natürlichen Antibiotika.

Zimt ist ein bekanntes Naturheilmittel, das den Blutzucker- und Cholesterinspiegel senken und den Stoffwechsel ankurbeln kann. Damit lässt sich also wunderbar Gewicht verlieren. Zimt ist außerdem reich an sekundären Pflanzenstoffen, die zur Krebsprävention eingesetzt werden. In der Küche wird Zimt vor allem für Süßspeisen verwendet.

Wildkräuter

Sie wachsen auf unseren Wiesen und die meisten von uns gehen achtlos an ihnen vorbei: Wildkräuter. Einst waren sie die Nahrungsgrundlage vieler Menschen, heute werden Löwenzahn, Rotklee, Bärlauch und Co. wiederentdeckt und halten Einzug in die abwechslungsreiche und gesunde Küche.

Das Zentrum für Ernährung und Gesundheit in Washington hat schon vor einigen Jahren veröffentlicht, dass essbare Wildpflanzen einen weitaus höheren Anteil an den für das Gehirn und die Blutgerinnung wichtigen Omega-3-Fettsäuren sowie an antioxidativen Bestandteilen, z. B. Polyphenole und Vitamine, aufweisen als kultivierte Pflanzen.

Die intensiven Farbstoffe in den Pflanzenzellen sind Polyphenole, z. B. Flavonoide und Anthocyane, die Wildpflanzen häufig dunkler und kräftiger aussehen lassen als Zuchtformen. Sie sind auch reich an Gerbstoffen, weshalb Wildpflanzen oft herb schmecken. Weiters haben wild wachsende Pflanzen einen deutlich höheren Anteil an Mineralstoffen, Vitaminen und Eiweiß als Zuchtpflanzen. Deswegen werden viele Wildkräuter auch als Heilkräuter verehrt.

Ein weiterer Vorteil: Wildpflanzen müssen nicht angebaut und gepflegt, sondern nur mehr geerntet werden. Man kann also durchaus von der **Wiederentdeckung eines kostbaren Schatzes sprechen**.

Die bekanntesten Wildkräuter

Bärlauch ist mit dem Knoblauch verwandt und enthält wie dieser die schwefelhaltigen ätherischen Öle Allicin und Alliin, die ein natürliches Antibiotikum sind. Sie können also Bakterien und Keime abtöten, beugen Arteriosklerose und Bluthochdruck vor. Außerdem hilft Bärlauch bei Verdauungsbeschwerden, wirkt galletreibend und leicht cholesterinsenkend. In der Küche kann Bärlauch unter den Salat gemischt, mit Butter aufs Brot gestrichen oder in einem Risotto verarbeitet werden. Vorsicht! Bärlauch ähnelt dem giftigen Maiglöckchen und der sehr giftigen Herbstzeitlosen. Und er ist eine gefährdete Pflanze, von der man nur zehn Blätter pflücken darf.

Brennnesseln sind reich an Eisen, weshalb das Kraut eine effektive blutbildende Wirkung hat. Das ebenso enthaltene Vitamin C hilft dabei, dass der Körper das Eisen auch gut aufnehmen kann. Die Brennnessel hilft gegen Anämie und Müdigkeit. Wegen ihrer entzündungshemmenden Eigenschaften wird sie auch bei Arthritis und Gicht eingesetzt, ebenso bei Blasen- und Nierenleiden. In der Küche sind Brennnesseln in Salaten, Suppen und Tees sehr beliebt.

Gänseblümchen werden meist für Tee verwendet. Die Blättchen und Blüten schmecken aber auch im Salat, in Gemüsegerichten und Aufstrichen. Achtung! Größere Mengen sind giftig. Die Bitterstoffe wirken stoffwechselanregend. Gänseblümchen sind ein klassisches Heilmittel, das bei Prellungen, Quetschungen, Blutergüssen und

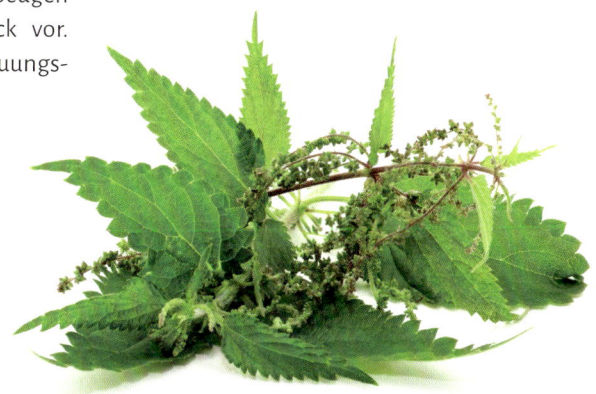

Muskelschmerzen verwendet wird. Wer sich auf einer Wanderung verletzt, kann ein Gänseblümchen zwischen den Fingern zerreiben und den austretenden Saft auf die Verletzung – oder auch einen Insektenstich – geben. Auch bei Hautproblemen, Appetitmangel und Frühjahrsmüdigkeit hilft das Blümchen.

Löwenzahnblätter ähneln im Geschmack Rucola. Die bitteren Blätter passen sehr gut in den Salat, schmecken lecker mit Speck und gekochten Eiern und können auch in Smoothies, Suppen oder auf Brot gegessen werden. Für den bitteren Geschmack sind die antioxidativen Stoffe Taracaxin und Taracerin verantwortlich, die einen positiven Einfluss auf die Leber- und Gallenfunktion haben. Außerdem wirkt Löwenzahn, der reich an Vitaminen und Mineralien ist, entgiftend, harntreibend, blutdrucksenkend und regt die Verdauung an.

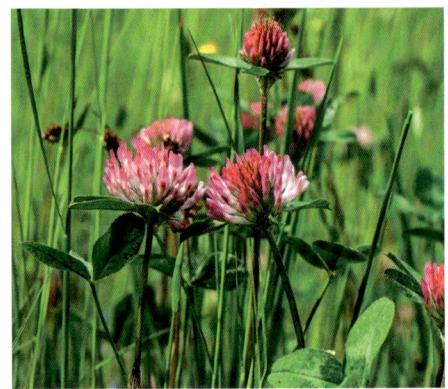

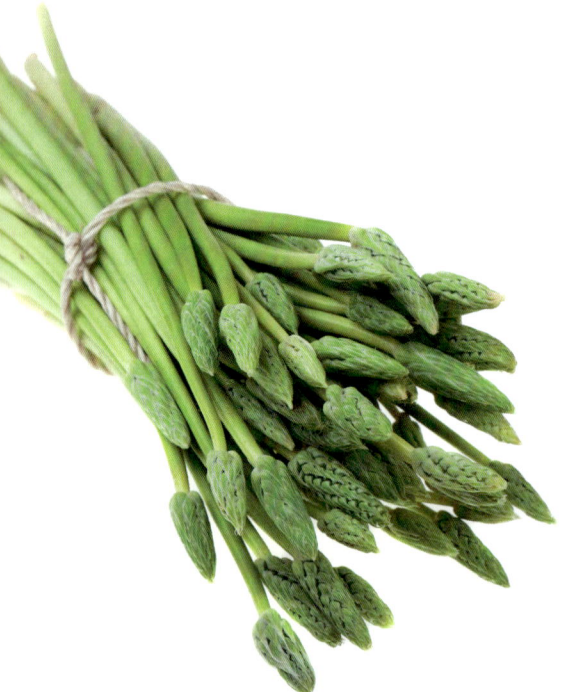

Rotklee wird in der Küche als Zusatz zum Salat verwendet. Rotklee schmeckt auch als Brotbelag oder als Gemüse (ähnlich wie Spinat) zubereitet, lecker. Der getrocknete Rotklee kann zu einem Tee verarbeitet werden. Neben den Vitaminen und Mineralstoffen, die im Rotklee stecken, ist er vor allem wegen seiner Phytoöstrogene bekannt, seiner natürlichen pflanzlichen Hormone. Bei Frauen lindert Rotklee deshalb Menstruationsprobleme und Wechseljahresbeschwerden. Unumstritten ist Rotklee aber nicht: Ein Übermaß davon soll Tumore fördern.

Wilder Spargel besteht zu 95 Prozent aus Wasser und ist sehr kalorienarm. Außerdem ist das „Schlankgemüse" reich an Vitaminen und Mineralstoffen. Die enthaltenen B-Vitamine wirken positiv auf die Nerven und das Zellwachstum. Wilder Spargel wirkt zudem entwässernd und harntreibend, dabei werden Stoffwechselendprodukte sowie Gift- und Schlackenstoffe ausgeschieden. Das Blut wird gereinigt, die Leber- und Nierenfunktion unterstützt. Aufpassen müssen Menschen mit erhöhten Harnsäurewerten: Das im Spargel enthaltene Purin kann nämlich die Harnsäurewerte ansteigen lassen – Gichtschübe drohen.

Globes®

Globes® trägt zur Stabilisierung eines gesunden Körpergewichtes bei und optimiert den körpereigenen Flüssigkeitshaushalt

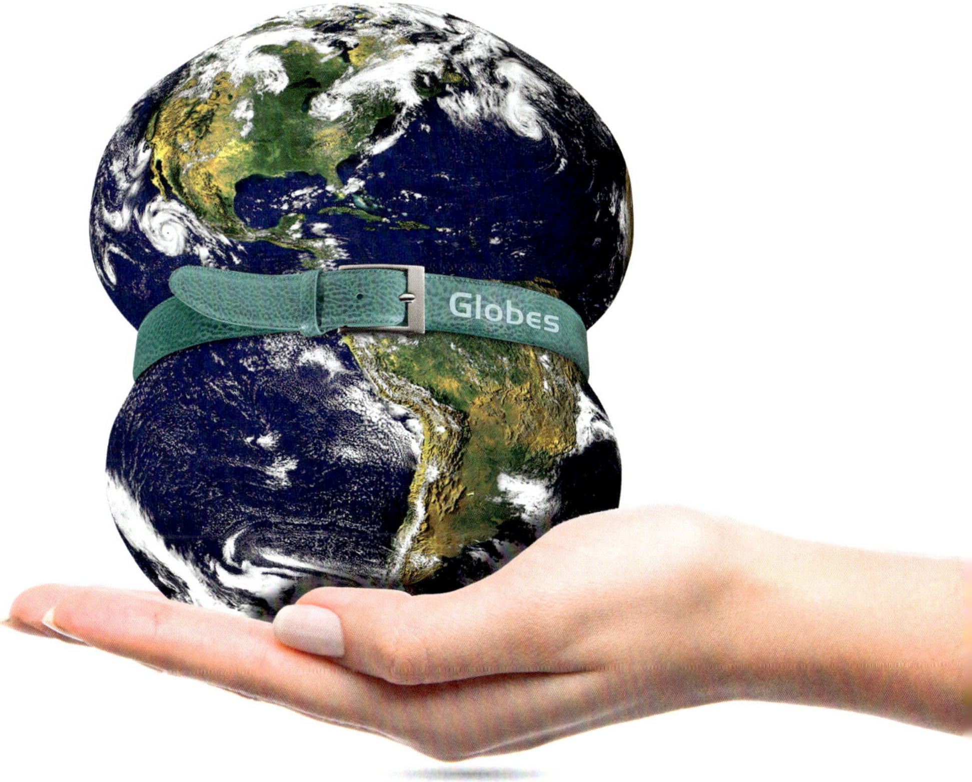

Keine einfache Verbindung:

Potenzierter Grüner Tee in phytosomaler Form und Piperin
EINE NEUE INNOVATIVE REZEPTUR

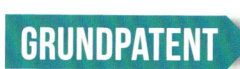

Nahrungsergänzungsmittel auf der Basis von
Grünem Tee und **Piperin** (Hauptalkaloid des schwarzen Pfeffers)

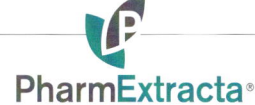

via G. Natta, 28 - 29010 Pontenure (PC)
info@pharmextracta.com - www.pharmextracta.com

Die Lebensmittel-ampel

Kleine Einkaufshilfe

Wenn Sie es mit einer kohlenhydratarmen und fettreichen (low carb – high fat) Ernährung – oder mit einer Paleo-Ernährung – versuchen wollen, sollten Sie bestimmte Lebensmittel nicht mehr in Ihren Einkaufswagen legen und Ihre Küche am besten entrümpeln. Die Lebensmittel-Ampel zeigt Ihnen, bei welchen Nahrungsmitteln Sie zugreifen können und sollen und welche Produkte Sie am besten im Regal stehen lassen. Die Liste soll all jenen eine Hilfe sein, die glauben, dass bei einer kohlenhydratarmen Ernährung nur mehr wenig übrig bleibt, das man essen darf.

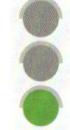

Essen Sie mit ruhigem Gewissen

Fleisch jeder Art, vorausgesetzt es handelt sich um Fleisch von artgerecht gezüchteten Tieren: Rind, Schwein, Wild, Strauß, exotische Fleischarten usw. Essen Sie auch das Fett vom Fleisch, die Haut des Geflügels, Innereien sowie Knorpeln und Sehnen.

Fisch jeder Art, auch Muscheln und Krustentiere. Bevorzugen Sie dabei vor allem kleinere Fische, bei denen die Belastung durch Quecksilber und andere Schwermetalle geringer ist. Am besten ist, wenn Sie gefischten und nicht gezüchteten Fisch essen. Auch tiefgefrorene Fischprodukte sind erlaubt.

Eier: Es ist einerlei, von welchem Tier die Eier stammen – Ente, Huhn, Strauß, Truthahn, Wachtel oder Gans. Es genügt, wenn Sie darauf achten, dass es sich um Eier aus Bioproduktion handelt. Das Gelbe vom Ei ist dabei in der Tat das Eigelb, nicht das Eiweiß.

Öl und Fett: Kalt gepresstes Olivenöl, Butter, Kokosöl, Ghee (geklärte Butter), Kokosbutter, Kokosmilch, Avocadoöl, Nussöl, Macadamiaöl, rotes Palmöl, Bauchspeck oder Schmalz – die Auswahl der Fette und Öle für die Küche ist schier endlos. Welches Öl für die kalte und welches für die warme Küche geeignet ist, lesen Sie im Kapitel über Fett.

Gemüse: Hier können Sie sich austoben! Essen Sie möglichst viel Gemüse, denn die darin enthaltenen Antioxidantien helfen dabei, Entzündungen und oxidativen Stress zu reduzieren und wirken damit der Alterung entgegen. Essen Sie möglichst farbenfroh: Je abwechslungsreicher das Gemüse ist, umso mehr Antioxidantien erhält der Organismus. Gemüse ist reich an Ballaststoffen und eine ausgezeichnete kalorienarme Beilage.

Achten Sie aber auf Nachtschattengewächse wie Melanzane, Kartoffeln, Peperoni oder Tomaten. Der hohe Lecithin-Gehalt kann manchen Menschen Probleme bereiten. Sie reagieren darauf mit Gelenkschmerzen. Geben Sie Süßkartoffeln den Vorzug vor herkömmlichen Kartoffeln, weil sie weniger Kohlenhydrate enthalten. Essen Sie auch Topinambur; es ist reich an Inulin, einer resistenten Stärke.

Milchprodukte (nicht geeignet bei einer Paleo-Ernährung): Wählen Sie immer Vollmilchprodukte wie Butter, Sahne, Sauerrahm, Kefir, Joghurt und Käse. Vermeiden Sie Light-Produkte oder gezuckerte und aromatisierte Produkte. Erzeugnisse aus Schaf- oder Ziegenmilch erzeugen weniger Blähungen als Kuhmilchprodukte.

Ölreiche Samen und Nüsse: Sie sind eine einzigartige Quelle einfach ungesättigter Fettsäuren und zahlreicher Mineralstoffe und Spurenelemente. Ausgezeichnet sind Leinsamen, Sonnenblumenkerne, Kürbiskerne, Chiasamen, Hanfsamen oder Sesam. Sie können diese Samen sehr gut zu Salaten, zum Joghurt bzw. zu Smoothies geben oder kurz angeröstet über die Suppe streuen. Auch Erdnüsse, Mandeln, Haselnüsse, Walnüsse, Macadamianüsse (enthalten sehr viel von der Omega-9-Fettsäure Oleinsäure), Paranüsse (ausgezeichnete Selenquelle), Pecannüsse oder Pinienkerne.

Gewürze: Sparen Sie nicht damit und entdecken Sie auch neue, bisher für Sie unbekannte Aromen. Verwenden Sie Kurkuma, schwarzen Pfeffer, Ingwer und viele andere Spezereien, von denen im Kapitel über Gewürze die Rede ist.

Obst: Theoretisch können Sie jedes Obst genießen. Achten Sie aber auf den glykämischen Index, wenn Sie an einer Stoffwechselkrankheit wie Diabetes, Fettleber oder an Übergewicht leiden. In diesem Fall sollten Sie nur Obst mit niedrigem glykämischen Index essen, z. B. Erdbeeren oder Waldbeeren. Wenn Sie sich strikt kohlenhydratarm und fettreich (low carb – high fat) ernähren wollen, dann sollten Sie Obst auf ein Minimum reduzieren.

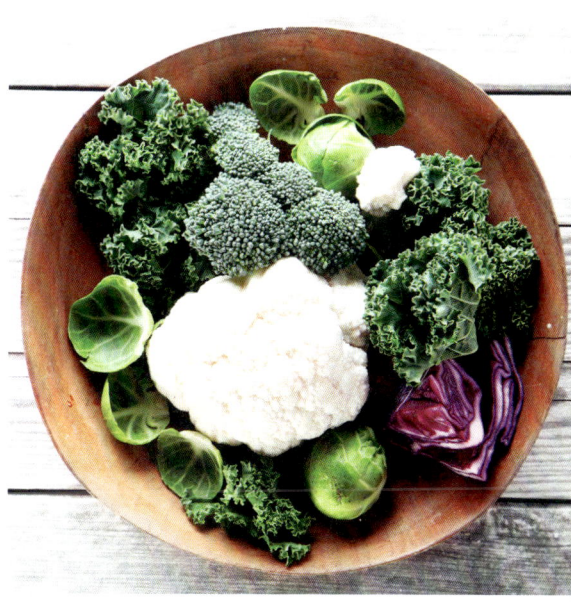

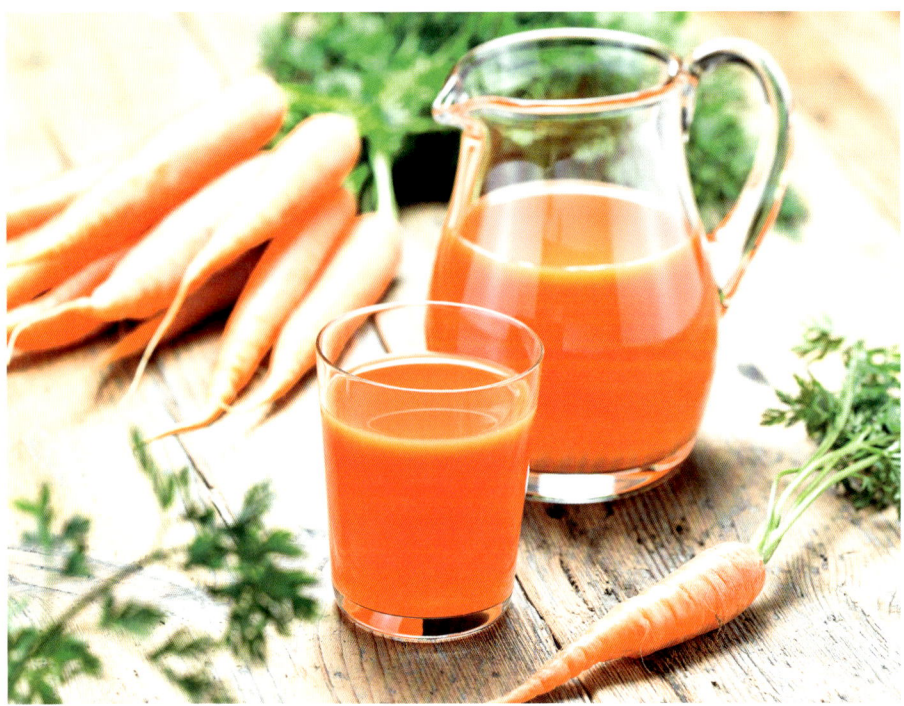

Getränke: Wasser, Tee, Kaffee (probieren Sie ihn mit ein wenig Schlagsahne – ein Genuss), frisch gepresste Säfte mit viel Gemüse und wenig Obst. Verzichten Sie aber auf frisch gepresste Säfte (Spremuta), wenn Sie unter Stoffwechselproblemen leiden: Eine Spremuta enthält nämlich sehr viel Fruktose, die noch dazu viel schneller aufgenommen wird, weil die Fasern fehlen, die in der ganzen Frucht enthalten wären. Vergessen Sie auch nicht, dass ein frisch gepresster Saft nicht ausreicht, um Ihren Vitamin-C-Bedarf zu decken, Vitamin C ist nämlich sehr flüchtig. Wenn Sie Früchte nicht direkt vom Baum pflücken und sofort essen, dann gehen pro Tag 40 Prozent des Vitamingehaltes verloren.

Ab und zu können Sie zugreifen:

Alkohol: Rotwein, Weißwein, Schnaps, Whisky, Brandy, Wodka und zuckerfreie Cocktails – ein Gläschen in Ehren kann in der Tat niemand verwehren. Aber denken Sie daran, dass schon ein Glas Wein das Wachstumshormon für 24 Stunden hemmen kann. Das bedeutet: Die Lipolyse, also die Fettverbrennung, ist blockiert.

Streichen Sie von Ihrem Speiseplan

Zuckerhaltiges: Gezuckerte Getränke, Süßigkeiten, Säfte, isotonische Getränke, Konditoreiwaren, Eis, Frühstücksflocken. Auch Süßstoff sollten Sie meiden.

Stärkehaltiges: Brot, Nudeln, Reis, Polenta, Pommes, Chips, Kekse, Grissini, Crackers, Reis- oder Maiswaffeln. Denken Sie auch daran, dass Vollkornprodukte nicht besser sind.

Margarine und mehrfach ungesättigte Öle: Mais-, Soja-, Erdnuss- oder Sonnenblumenöl sollten Sie aus Ihrer Küche verbannen. Mehr dazu lesen Sie im Kapitel über Fett.

Die 10 Gebote für den „low carb – high fat"-Einkauf

1. Kaufen Sie nach Möglichkeit **saisonale Lebensmittel.**
2. Achten Sie darauf, zu Hause **eine ausreichende Menge gesunder Grundnahrungsmittel** zu haben: Fisch, Fleisch, Tiefkühlgemüse, Gewürze, Olivenöl, Kokosöl, Butter: Dann verfallen Sie nicht in alte Gewohnheiten.
3. Machen Sie sich einen **Wochenplan.** Das erleichtert den Einkauf und spart Zeit.

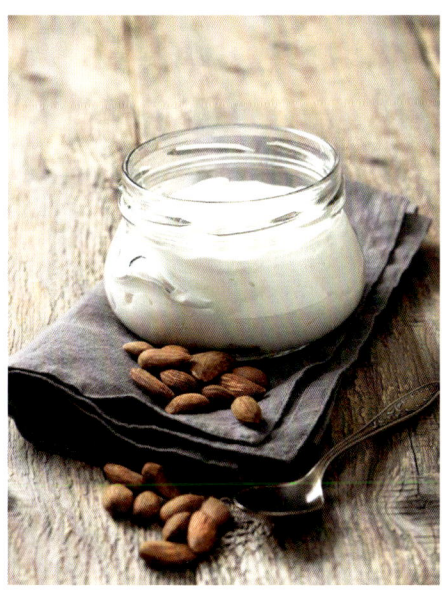

4. Wenn Sie Ihren **Einkaufszettel** gerne vergessen: Fotografieren Sie ihn mit Ihrem Handy – das vergessen Sie sicherlich nicht. Ansonsten stellen Sie sich sehr genau vor, was Sie kochen möchten und kaufen Sie dementsprechend ein.
5. Kaufen Sie möglichst nur **frische, nicht vorgekochte Produkte.** Tiefgefrorene Produkte sind in Ordnung, wenn Sie frisch und nicht vorgekocht eingefroren wurden.
6. Erkundigen Sie sich, wo es in Ihrer Nähe **Fleisch von artgerecht gezüchteten Tieren** gibt. Wenn Sie dafür weiter fahren müssen, dann kaufen Sie mehr davon ein. Die meisten Betriebe bieten mittlerweile an, individuelle Portionen vakuumverpackt abzugeben.
7. Wenn Produkte im Angebot sind, die Sie einfrieren können, z. B. Butter, oder die lange haltbar sind, wie Oliven- oder Kokosöl, dann tätigen Sie einen **Hamstereinkauf.** Damit sparen Sie bares Geld.
8. Wenn Sie schon vorverpackte Lebensmittel kaufen, wie zum Beispiel Joghurt, Sahne oder Mascarpone, dann achten Sie bitte auf den **Gehalt an Kohlenhydraten.** Unter 5 Gramm pro 100 Gramm ist kein Problem. Achten Sie auch auf Zusatzstoffe: Bei zu vielen und bei unbekannten Stoffen stellen Sie das Produkt lieber wieder ins Regal zurück.
9. Nutzen Sie die **Wochenmärkte:** Frühmorgens ist die Auswahl am besten, kurz vor Ende können Sie vielleicht noch ein Schnäppchen machen.
10. Einige Produkte können Sie auch sehr gut im **Internet kaufen** – und damit Geld sparen. Legen Sie sich dafür am besten eine aufladbare Kreditkarte zu.

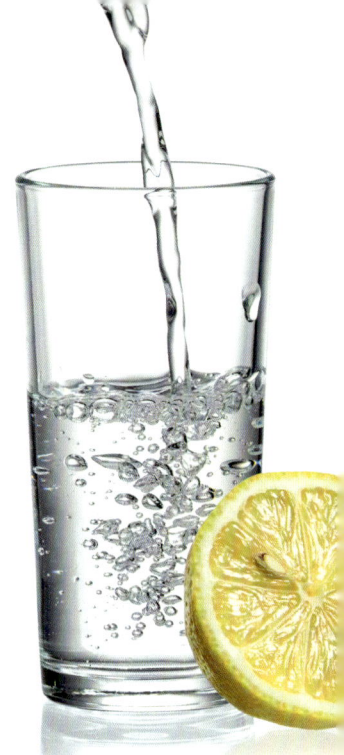

Fasten

Essen in einem gesunden Rhythmus

Am Beginn einer gesunden Ernährung sollte diese Entscheidung stehen: einen Tag wählen und die Regeln des Fastens anwenden. Einen Tag in der Woche, den ihr selbst aussuchen könnt und an dem ihr dem Körper keine Nahrung zuführt – eine Wohltat für den Organismus.

Umberto Veronesi

Fasten ist der freiwillige Verzicht auf Nahrung. Damit können Diabetes Typ 2 und Fettleibigkeit günstig beeinflusst werden. Der größte Vorteil des Fastens ist aber ohne Zweifel, dass es unsere Fettpolster schmelzen lässt und damit unsere Körpersilhouette vorteilhaft verändert. Daneben gibt es aber viele weitere Vorzüge, die meist schon sehr lange bekannt sind. So war das Fasten aus gesundheitlichen Gründen eine Zeit lang richtig in Mode – damals wie heute wurde dieses Fasten Entschlackung, Entgiftung oder Reinigung genannt.

Fasten kann man jederzeit, ohne Zeitbegrenzung, ohne vorgegebene Zeitintervalle: Sie können 15 Stunden oder 15 Tage fasten, egal, wo Sie gerade sind. Wenn Sie sich während des Fastens unwohl fühlen, sollten Sie natürlich damit aufhören. Gerade wenn man abnehmen will, egal nach welcher Methode, erreicht man oft einen Punkt, an dem man nicht mehr weiterkommt, an dem man kein Gramm mehr verliert. **Mit dem Fasten wird der Stoffwechsel wieder angekurbelt** – und damit purzeln auch wieder die Kilos. Wichtig: Fasten ist nicht gleichzusetzen mit Kalorienrestriktion.

Vorteile des Fastens
> Erhöht die Konzentration und die Energie
> Unterstützt das Abnehmen von Körpergewicht und Körperfett
> Reduziert die Blutzucker- und Cholesterinwerte
> Verbessert die Insulinsensibilität
> Beugt Alzheimer vor

> Wirkt lebensverlängernd, indem die Alterungsprozesse verlangsamt werden
> Reduziert Entzündungsprozesse im Körper

Intermittierendes Fasten
Fastentage entlasten den Organismus und machen ihn widerstandsfähiger. Deshalb liegt das intermittierende Fasten voll im Trend. Darunter versteht man periodisches oder unterbrochenes Fasten: Zu bestimmten Zeiten isst man und zu anderen Zeiten isst man nichts. Im Gegensatz zum bekannten Fasten isst man also sehr wohl – allerdings nur zu bestimmten Zeiten und vor allem nur in bestimmten Zeitabständen.

Dabei gibt es verschiedene Varianten. So kann man mehrere Stunden am Tag fasten oder mehrere Tage in der Woche. Die am häufigsten praktizierten Formen sind der 5:2-Rhythmus, also an fünf Tagen essen, an zwei Tagen fasten, und der alternierende Rhythmus (AD), also der Wechsel zwischen einem Fasten- und einem Esstag. Wichtig ist bei allen Varianten, dass Frauen im Fastenzeitraum idealerweise keine oder maximal 500 Kalorien zu sich nehmen und Männer maximal 600 Kalorien pro Zeitraum oder Tag.

Fastenkrisen bleiben beim intermittierenden Fasten aus, weil der Körper die Art der Energiegewinnung nicht umstellt, da er regelmäßig Nahrung erhält. Der Körper nutzt anfangs weiter seine Glykogenvorräte, also die gespeicherten Kohlenhydrate. Sind diese aufgebraucht (im Schnitt nach 10 bis 12 Stunden fasten), geht er dazu über, die Energie aus der Fettverbrennung zu gewinnen. Diese verläuft nach einer unterschiedlich langen Umstellungsphase von einigen Wochen so effizient, dass der Körper danach seine Glykogenspeicher nur mehr für die Leistungs-phasen unter eingeschränkter Sauerstoffaufnahme anzapft.

Die Gewichtsabnahme dauert folglich beim intermittierenden Fasten länger, verläuft jedoch nachhaltig und gesund. Allerdings sollten dafür an den Esstagen keine riesigen Mengen ungesunder Nahrung vertilgt werden. **Außerdem ist das intermittierende Fasten sicher keine Wunderdiät**, die ohne zusätzliche Aktivitäten die Kilos purzeln lässt, sondern eher als zusätzliche Maßnahme zu werten, die hervorragend in eine gesunde Lebensweise passt und deren Erfolge verstärkt.

Die positiven Auswirkungen auf die Gesundheit
Es kommt dabei zu einer **Verbesserung der Blutzucker- und Insulinwerte** – ein großer gesundheitlicher Fortschritt, vor allem für Menschen mit Zuckerstoffwechselstörungen. Ein gestörter Blutzuckerspiegel und eine damit einhergehende Insulinresistenz kann nämlich viele negative Auswirkungen auf die Gesundheit haben und unsere derzeitigen Volkskrankheiten mitverursachen.

Intermittierendes Fasten kann Bluthochdruck dauerhaft senken. Ein solcher gehört,

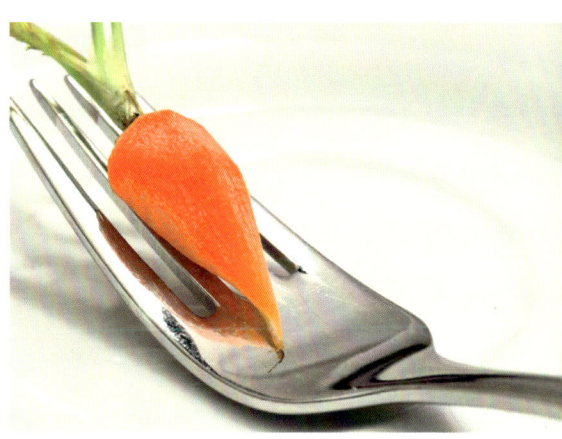

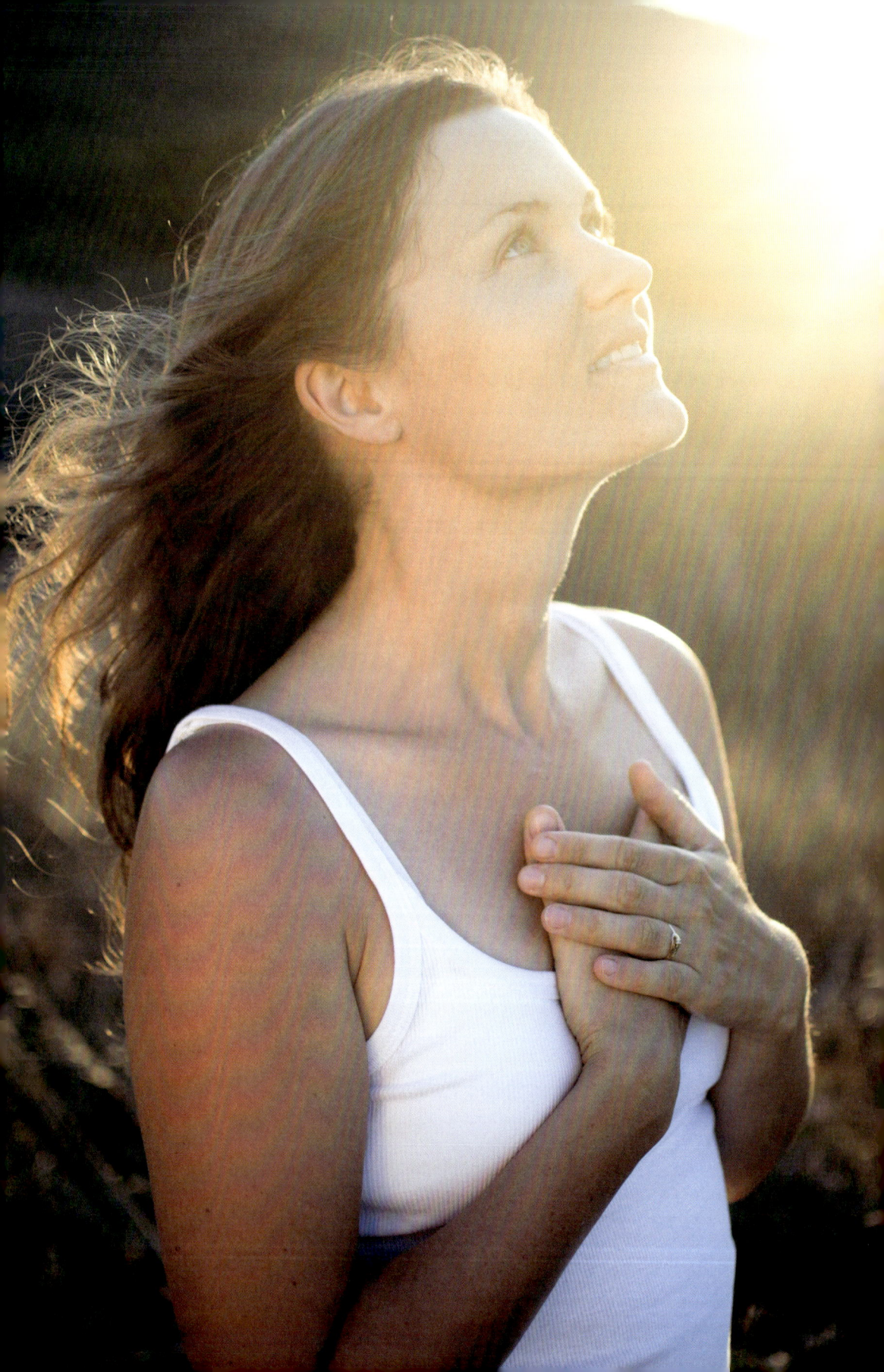

zusammen mit zu hohen Blutzucker- und Insulinwerten, zu den wichtigsten Risikofaktoren für kardiovaskuläre Erkrankungen und Infarkte. In Tierexperimenten wurde gezeigt, dass intermittierendes Fasten zur Verbesserung all dieser Werte führen kann. In klinischen Studien an fastenden Menschen konnten bei den Teilnehmern ebenfalls positive Veränderungen der untersuchten Körperfunktionen beobachtet werden.

Intermittierendes Fasten kann den Cholesterinspiegel positiv beeinflussen: Dazu gibt es Untersuchungen an fastenden Muslimen im Fastenmonat Ramadan. Sie fasten tagsüber und dürfen erst nach Sonnenuntergang wieder Nahrung zu sich nehmen. Bei zahlreichen Untersuchten zeigt sich eine gesundheitsfördernde Verschiebung der relativen Verhältnisse zwischen den gefäßschädigenden LDL-Cholesterinwerten und den gefäßschützenden HDL-Werten.

Diese Form des Fastens kann auch das Nervensystem vor krankmachenden Veränderungen schützen. Im Labor konnte man nachweisen, dass das intermittierende Fasten **die Gesundheit des Nervensystems verbessern** kann, weil grundlegende metabolische, energetische und zelluläre Signalwege günstig beeinflusst werden. Dies schlägt sich auch in einem verzögerten Alterungsprozess nieder und kann die Gefahr der Entwicklung degenerativer Erkrankungen des Nervensystems wie Alzheimer und Morbus Parkinson reduzieren.

Wie funktioniert das intermittierende Fasten?

Es gibt zwei Basisvarianten des intermittierenden Fastens, die freilich zahlreiche Variationen ermöglichen.

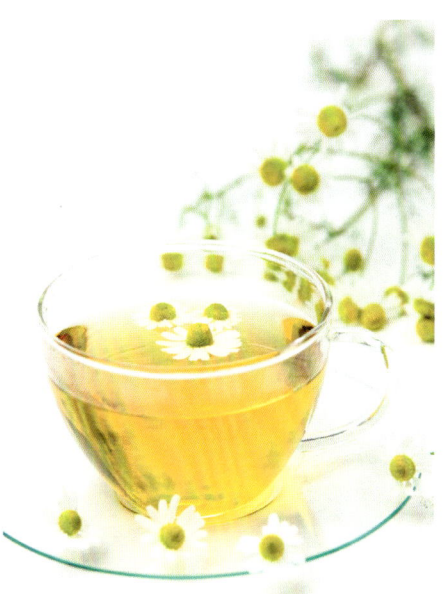

1. Ein Fastentag pro Woche

Man kann einen Tag pro Woche fasten oder auch zwei Tage oder im 24-Stunden-Rhythmus (das ist die intensivste Form des intermittierenden Fastens). Um Gewicht zu verlieren oder gesundheitliche Verbesserungen zu erzielen, ist es am besten, die Fastentage in möglichst kurzen Zeitabständen einzulegen — also einen Tag fasten und einen Tag essen oder zwei Tage essen, einen Tag fasten. An Fastentagen trinkt man, um den Flüssigkeitsbedarf zu decken, Wasser und ungesüßte Tees. Man kann maximal 500/600 Kalorien essen. Ich empfehle aber, nur Flüssigkeit aufzunehmen.

2. Tägliche Fastenperioden

Das intermittierende Fasten kann auch täglich durchgeführt werden: Man fastet dann 16, 18 oder 20 Stunden lang. Diese Variante fällt vor allem Einsteigern oft leichter. Man überspringt zum Beispiel das Frühstück oder das Abendessen. Damit fastet man bei beiden Varianten 15 bis 16 Stunden. In den Essenszeiten sollte man sich aber nicht überessen.

Was man über intermittierendes Fasten wissen muss

1. Darf ich in den Essensphasen alles essen, was ich will?

Theoretisch ja. In der Praxis ist es aus gesundheitlicher Sicht sinnvoll, wenig bis gar keinen Zucker und keine raffinierten Kohlenhydrate wie Weißmehl oder Reis zu sich zu nehmen. In den Essensphasen sollten nämlich die Blutzucker- und Insulinwerte möglichst niedrig bleiben, damit der Körper vermehrt Energie aus der Fettverbrennung gewinnt. Um eine Mangelernährung zu vermeiden, können nach der ersten Mahlzeit Nahrungsergänzungsmittel, Antioxidantien, Vitamine, Aminosäuren und sekundäre Pflanzenstoffe eingenommen werden. Für eine ausreichende Aufnahme der fettlöslichen Vitamine A, D, E und K muss mit der Nahrung auch etwas gesundes Fett aufgenommen werden. Da danach auch keine ständigen Snacks den Körper belasten, können die Mikronährstoffe den Organismus beim Entgiften von Zellen und Gewebe unterstützen. Das wird zusätzlich verstärkt, wenn an immer weniger Stunden des Tages gegessen wird.

2. Macht intermittierendes Fasten hungrig?

Solange unser Organismus keine andere Wahl hat, als auf Kohlenhydrate als Energieträger zurückzugreifen, kann intermittierendes Fasten schwierig sein. Wegen der Glukose/Insulin-Berg- und Talfahrt schützt sich der Organismus mit Hungerattacken vor unangenehmen und potenziell gefährlichen Unterzuckerungen. Erst durch die wiedererlangte Fettverwertung und die Aufnahme langsam freigesetzter Kohlenhydrate kommt es zu einem anhaltenden Sättigungsgefühl bei konstant niedrigem Insulinspiegel und flexiblem Energiestoffwechsel.

3. Bin ich trotz intermittierenden Fastens leistungsfähig?

Ja, viel mehr sogar. Durch das intermittierende Fasten und die Ernährung ohne raffinierte Kohlenhydrate gelingt es dem Organismus wieder, seinen Blutzuckerspiegel zu regulieren und den Insulinspiegel niedrig zu halten. So bleibt man auch über mehrere Stunden ohne Nahrung leistungsfähig – ohne Magenknurren oder Schwächegefühl. Die notwendige Energie stammt dann aus dem körpereigenen Fettabbau. Die Nahrungspausen werden sich künftig sogar zu Phasen mit höchster körperlicher und geistiger Leistungsfähigkeit entwickeln. Deshalb kann es sinnvoll sein, Sport oder körperlich anstrengende Aktivitäten einige Stunden nach der letzten Mahlzeit oder am Ende der Fastenperiode (also vor der nächsten Nahrungsaufnahme) einzuplanen. In dieser Zeit hat der Organismus genügend Energie und Nährstoffe für anabole (aufbauende) Stoffwechselprozesse, ist aber nicht gerade mit der Verdauung beschäftigt, wie das direkt nach der Mahlzeit der Fall wäre.

4. Ist das intermittierende Fasten für jeden geeignet?

Nein. Schwangere, Stillende und Kinder bis zum Ende des Längenwachstums sollten auf das intermittierende Fasten verzichten.

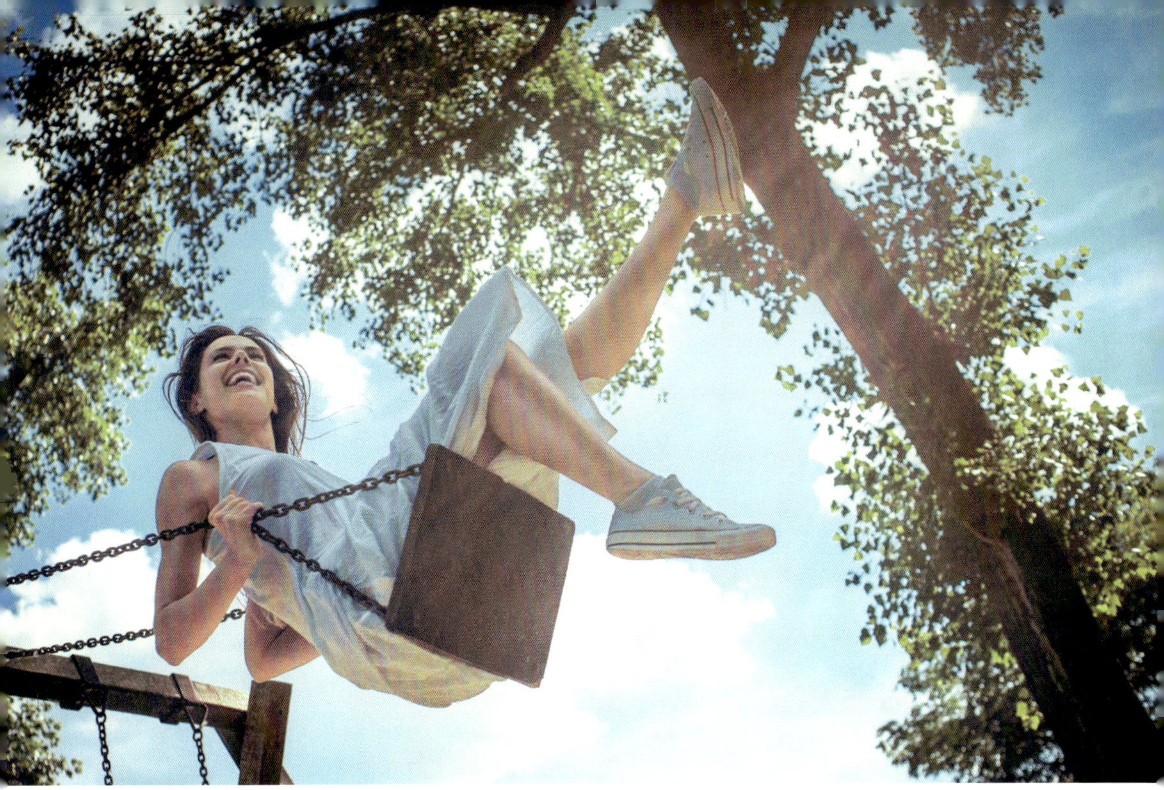

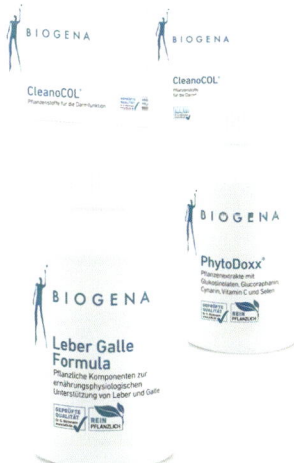

Stoffwechsel in Schwung

Zur natürlichen Unterstützung von Leber, Galle und Darm

Leber Galle Formula
Pflanzliche Kombination bewährter Extrakte aus Artischocke, Mariendistel, Ingwer und Löwenzahn. Zur ernährungsphysiologischen Unterstützung von Verdauung, Leber und Galle.

PhytoDoxx®
Rein pflanzlicher Wirkkomplex mit hochwertigen Extrakten aus Senf, Artischocke, Acerola und Brokkoli. Mit Artischocken-Extrakt zur Unterstützung der Entgiftung, Leber- und Gallengesundheit.

CleanoCOL®
Aktivierendes Ballaststoffprogramm zur Unterstützung der Darmfunktion. Die sinnvolle Kombination von Floh- und Leinsamen für die natürliche Darmbewegung und den Transport durch den Darm.

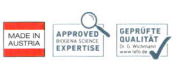
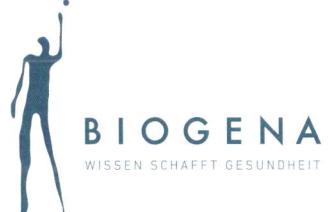

Rezepte

Frühstück und Snacks

Der richtige Start in den Tag

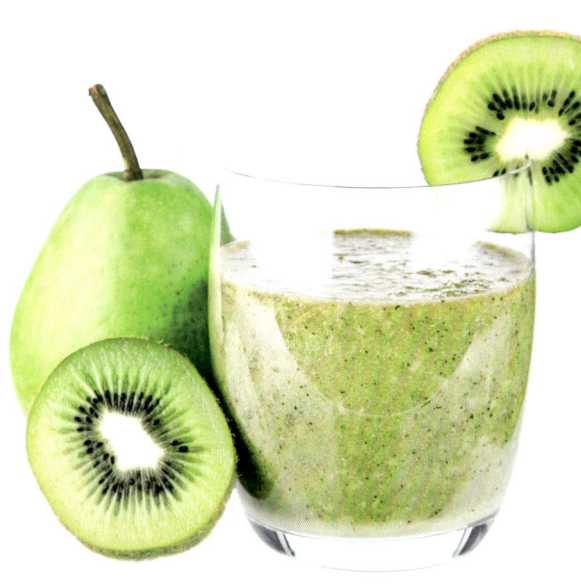

Jeder Dritte

frühstückt Müsli oder Getreideflocken –
vor allem die unter 45-Jährigen. Eier
gibt es bei 30 Prozent zum Frühstück,
vor allem bei älteren Semestern.
Jeder Zehnte isst in der Früh Cornflakes,
andere Knusperflocken, Croissants,
Muffins oder Donuts.

Quelle: forsa-Umfrage für die DAK/Deutschland

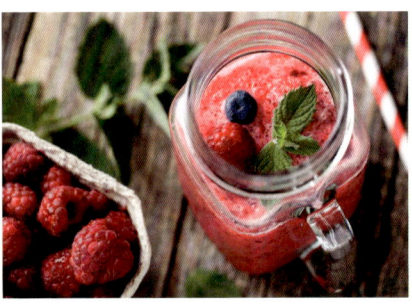
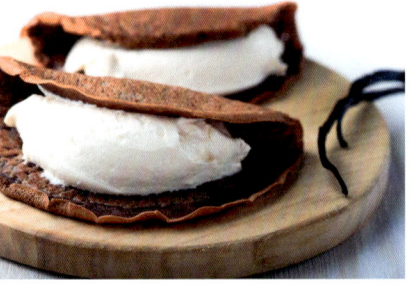
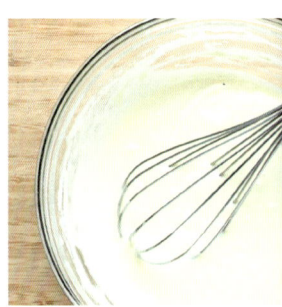

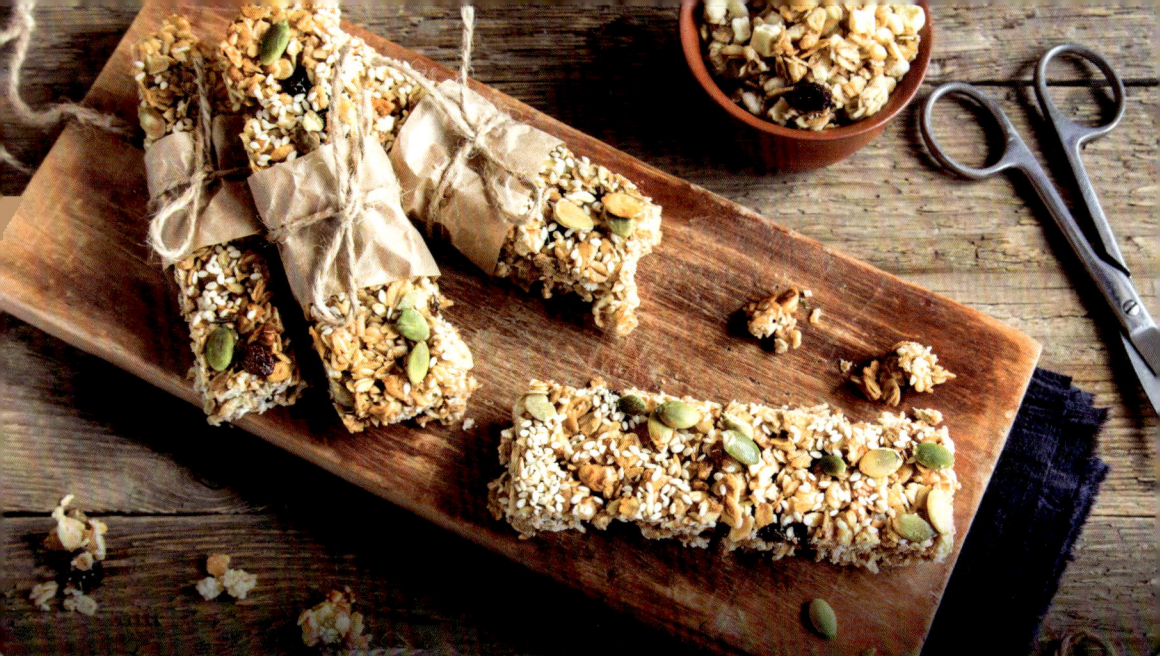

Wer sich gesund ernähren will, den erwartet meist schon am frühen Morgen die größte Hürde: das Frühstück. Brot, Zwieback oder Kekse – darauf zu verzichten, können sich viele nicht vorstellen. Aber glauben Sie mir: Es ist möglich. **Es ist nur eine Frage der Zeit und vor allem eine Frage des Willens.**

Vor allem an Arbeitstagen verzichten einige völlig auf das Frühstück und bleiben lieber noch etwas länger im Bett. Wenn sie etwas zu sich nehmen, dann gehen sie in die nächste Bar und bestellen sich Kaffee und Brioche – nicht ahnend, dass sie damit Fettsäuren und Zucker in Hülle und Fülle hinunterschlingen. Andere können morgens nicht ohne ihre Kekse, Streichschokoladen oder Marmeladen – natürlich nichts von alledem selbstgemacht und folglich auch nicht wirklich mit den Zutaten, die unsere Großmütter verwendeten. Deshalb auch hier: **Bahn frei für den raffinierten Zucker!** Gar nicht zu reden von den Scharen von Menschen – darunter leider sehr viele Kinder –, die mit Cornflakes in jeglicher Form dem Zucker geradewegs

huldigen. Verführerisch dargeboten, um den ahnungslosen Konsumenten anzulocken, und mit geradezu absurden Slogans über den hohen Vitamingehalt, der die schulische Leistung erhöhen soll. Das einzige aber, das sich mit solchen Produkten wirklich erhöht, ist der Kontostand der Bosse der Nahrungsmittelindustrie.

Das harmloseste und unschädlichste Frühstück ist gleichzeitig das einfachste, das heute kaum mehr jemand genießt: Brot, Butter, Marmelade oder Honig.

In diesem Kapitel möchte ich Ihnen verschiedene Möglichkeiten für einen gesunden Start in den Tag vorstellen – frei von Zuckerzusätzen und stattdessen reich an angemessenen Fetten und natürlichen Zutaten. Sie werden sehen, dass Sie damit viel länger satt sind, keine Hungerattacken mehr erleiden und jede Müdigkeit verflogen ist. Sie werden vor Energie sprühen. Und im Laufe der Wochen werden Sie auch sehen, dass es Ihnen morgens weniger schwer fällt, aufzustehen und Sie den ganzen Tag über viel ausgeschlafener und fitter sind.

„Critom"-Müsli

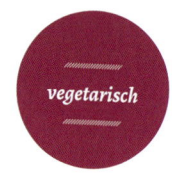

vegetarisch

Etwa 800 g　　　⊙ *ca. 10 Minuten + Backzeit*　●○○

100 g **Walnüsse**

100 g **Mandeln**

100 g **Haselnüsse**

100 g **Macadamianüsse**

100 g **Paranüsse**

50 g **Kürbiskerne**

60 g **Sonnenblumenkerne**

60 g **Chia-Samen**

60 g **Hanfsamen**

70 g **Kokosraspeln**

2 EL **Kokosöl**

2 EL **Honig**

Äpfel und **Birnen** zum Garnieren

Zubereitung

- Nüsse und Kerne hacken und mit den restlichen Zutaten vermengen.
- Alles auf ein mit Backpapier ausgelegtes Backblech geben und bei **100 Grad** etwa **1 Stunde** im Backofen backen.
- Das Müsli in Glasschalen geben und mit frischen Apfel- und Birnenspalten garniert servieren.

Tipps: Das Critom-Müsli hält sich im Kühlschrank **einige Wochen**. Sie können, je nach Belieben, auch andere Nüsse oder Trockenfrüchte verwenden.

Herzhaftes Frühstück geht auch ohne Brot

Speck, Schinken, Rührei, Spiegelei, Käse, Frischkäse: All diese Köstlichkeiten kann man auch mit Tomaten, Gurken, Karotten, Kohlrabi, Peperoni essen. Es ist bloß eine Gewohnheit, belegte Brote zu essen. Drehen wir das einfach in unserem Kopf um und essen wir den Belag mit Gemüse oder Gemüse mit Belag.

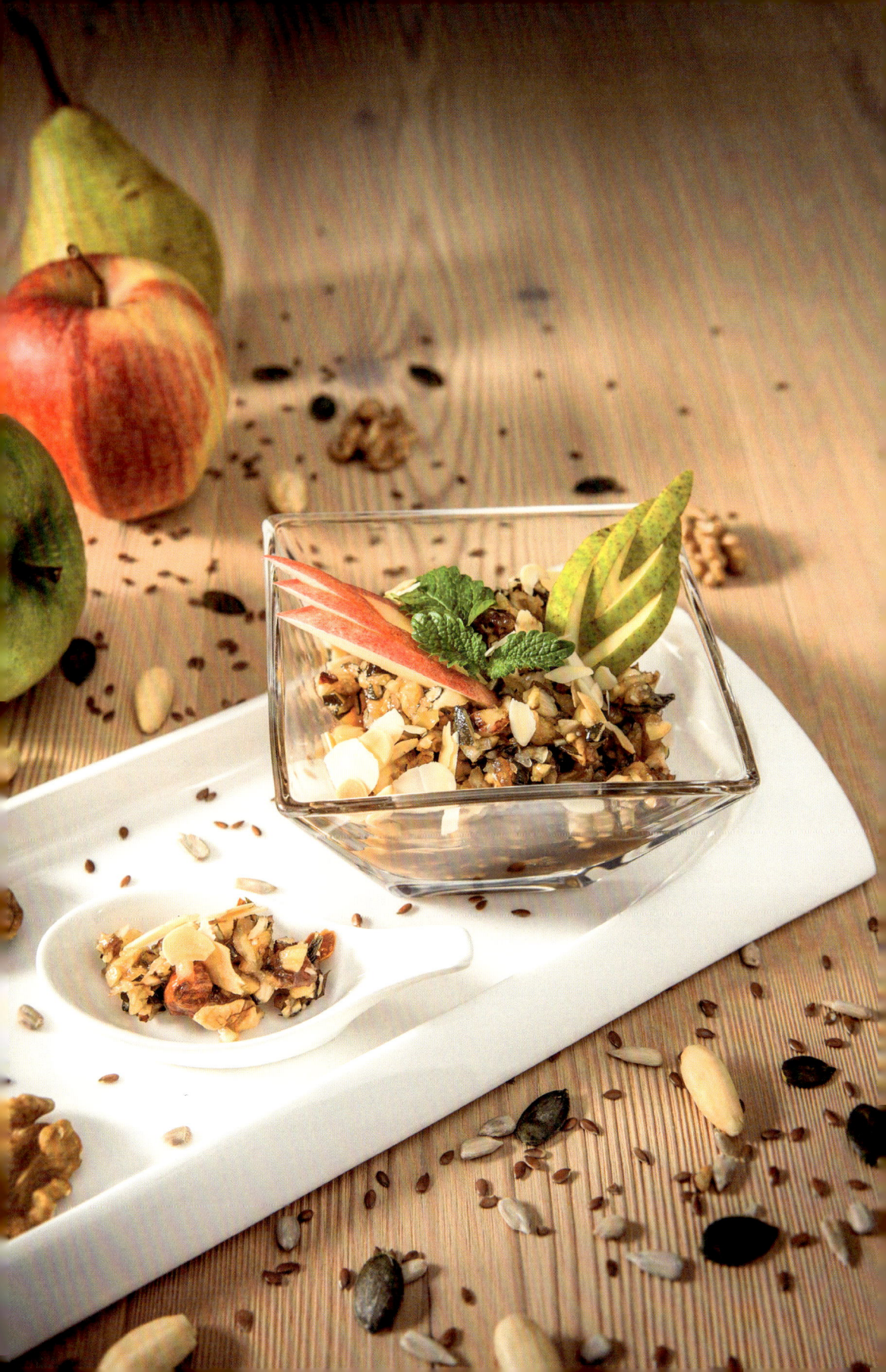

Beeren-Smoothie

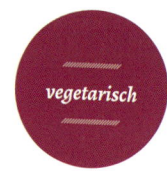
vegetarisch

2 Gläser   ⌃ *ca. 10 Minuten*   ●○○

100 g **Brombeeren**

100 g **Rote Johannisbeeren**

200 g **Schwarzbeeren** (Heidelbeeren)

125 ml **Kefir** oder Naturjoghurt

1 TL **Naturjoghurt** zum Garnieren

Zitronenmelisse oder Minze zum Garnieren

Zubereitung

- Beeren waschen und in einem Sieb abtropfen lassen.
- Alle Zutaten im Mixer fein pürieren.
- Den Smoothie in Gläser füllen, mit Naturjoghurt und Zitronenmelisse garniert servieren.

Tipps: Sie können auch andere Beeren der Saison verwenden. Der Smoothie sollte leicht gekühlt serviert werden.

Nussriegel

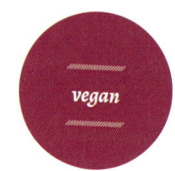
vegan

½ Backblech   ⌃ *ca. 15 Minuten + Backzeit*   ●○○

130 g **Haselnussmehl** oder fein geriebene Nüsse

1 Msp. **Weinsteinbackpulver**

1 TL **Erythritol** (Süßmittel)

2 EL **Kokosöl**

1 TL **Zimt**

3 EL **Mandeln**, gehackt

3 EL **Haselnüsse**, gehackt

3 EL **Cashewkerne**, gehackt

1 EL **Kokosraspeln**

½ EL **Chia-Samen**

½ EL geschälte **Hanfsamen**

1 EL getrocknete **Ananas**, **Kiwis** oder Ingwer

Zubereitung

- Haselnussmehl mit Weinsteinbackpulver vermischen.
- Erythritol, Kokosöl und Zimt in eine Schüssel geben und im Wasserbad miteinander verrühren.
- Zum Haselnussmehl geben und gut vermengen.
- Die gehackten Nüsse, Kokosraspeln, Chia-Samen, Hanfsamen und die getrockneten Früchte unterrühren.
- Eine eckige Backform mit Backpapier auslegen, die Masse darin gleichmäßig fingerdick verteilen und leicht andrücken.
- Im vorgeheizten Backofen bei etwa **150 Grad** Ober- und Unterhitze etwa **15 Minuten** backen.
- Noch lauwarm in beliebig große Stücke schneiden.

Tipp: Sie können die Masse auch mit Datteln, Haferflocken und Orangenzesten verfeinern.

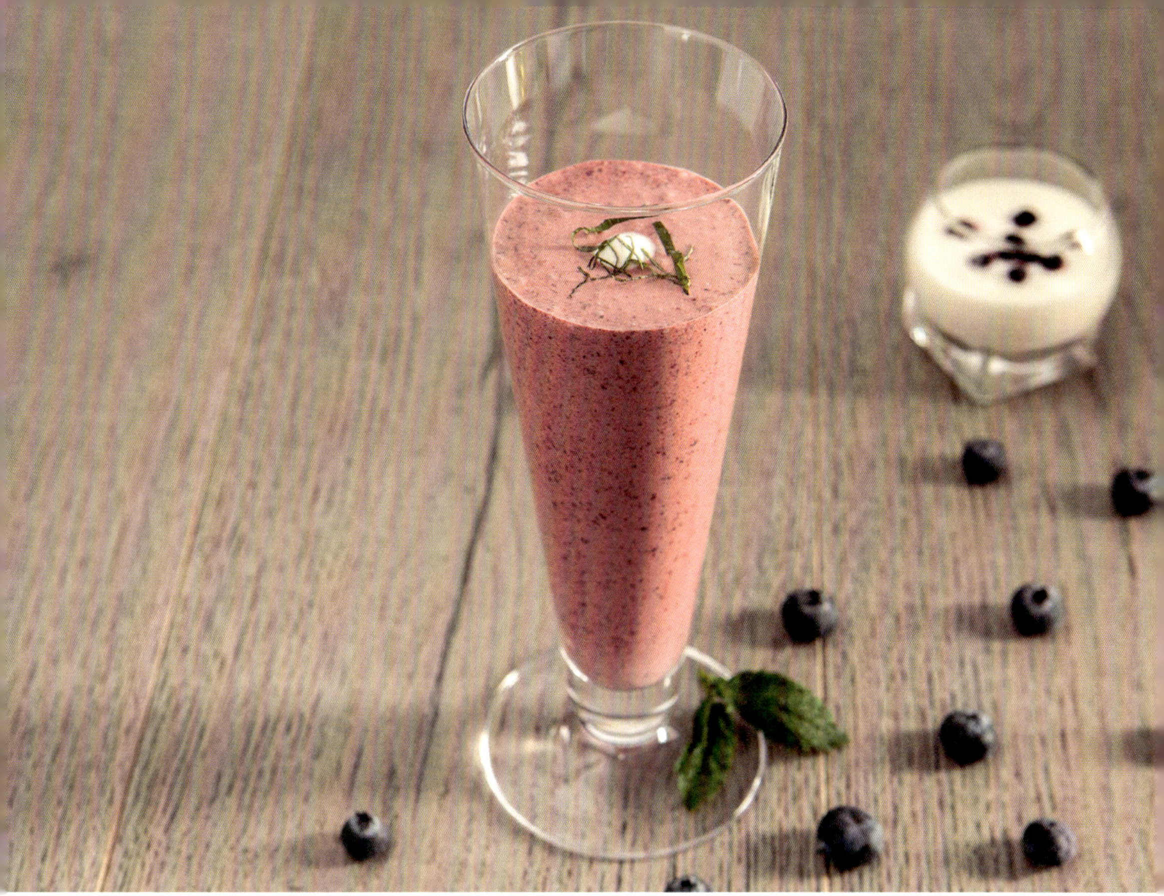

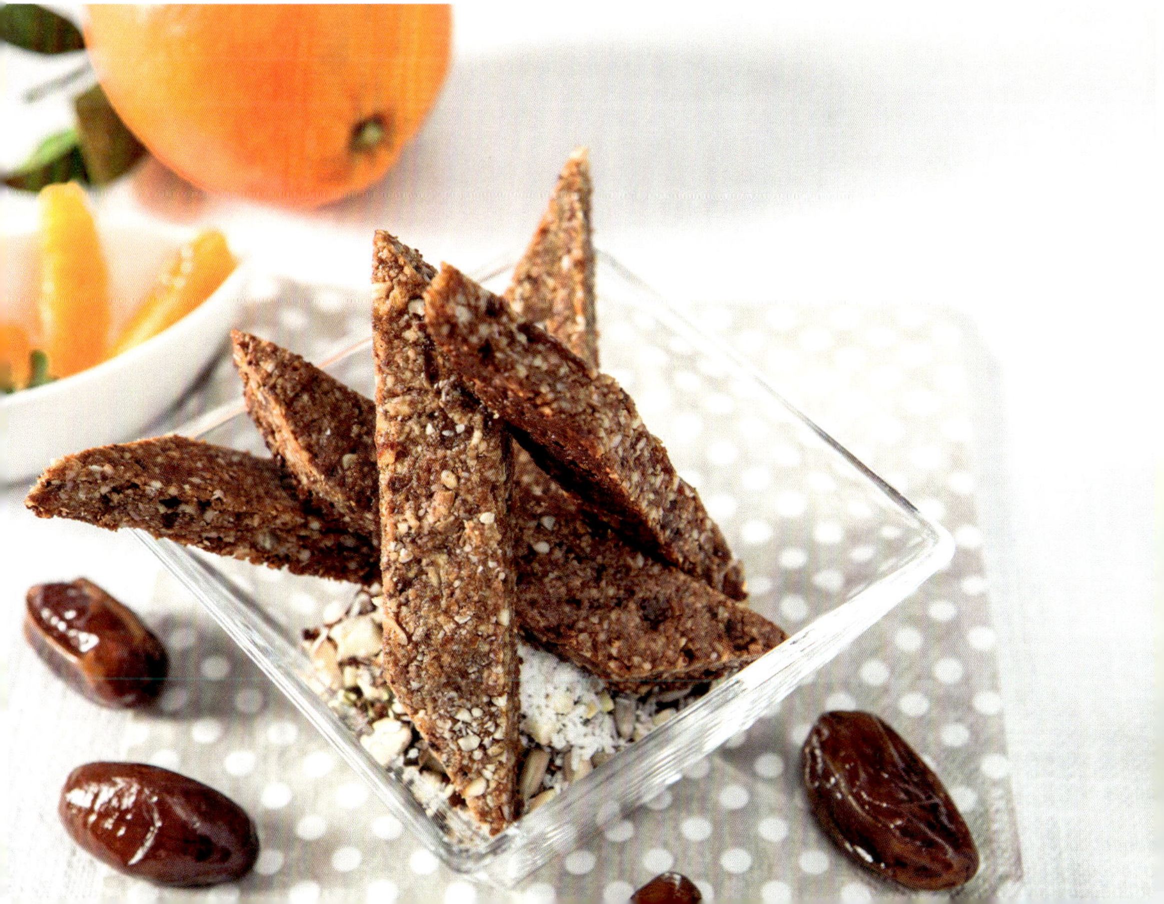

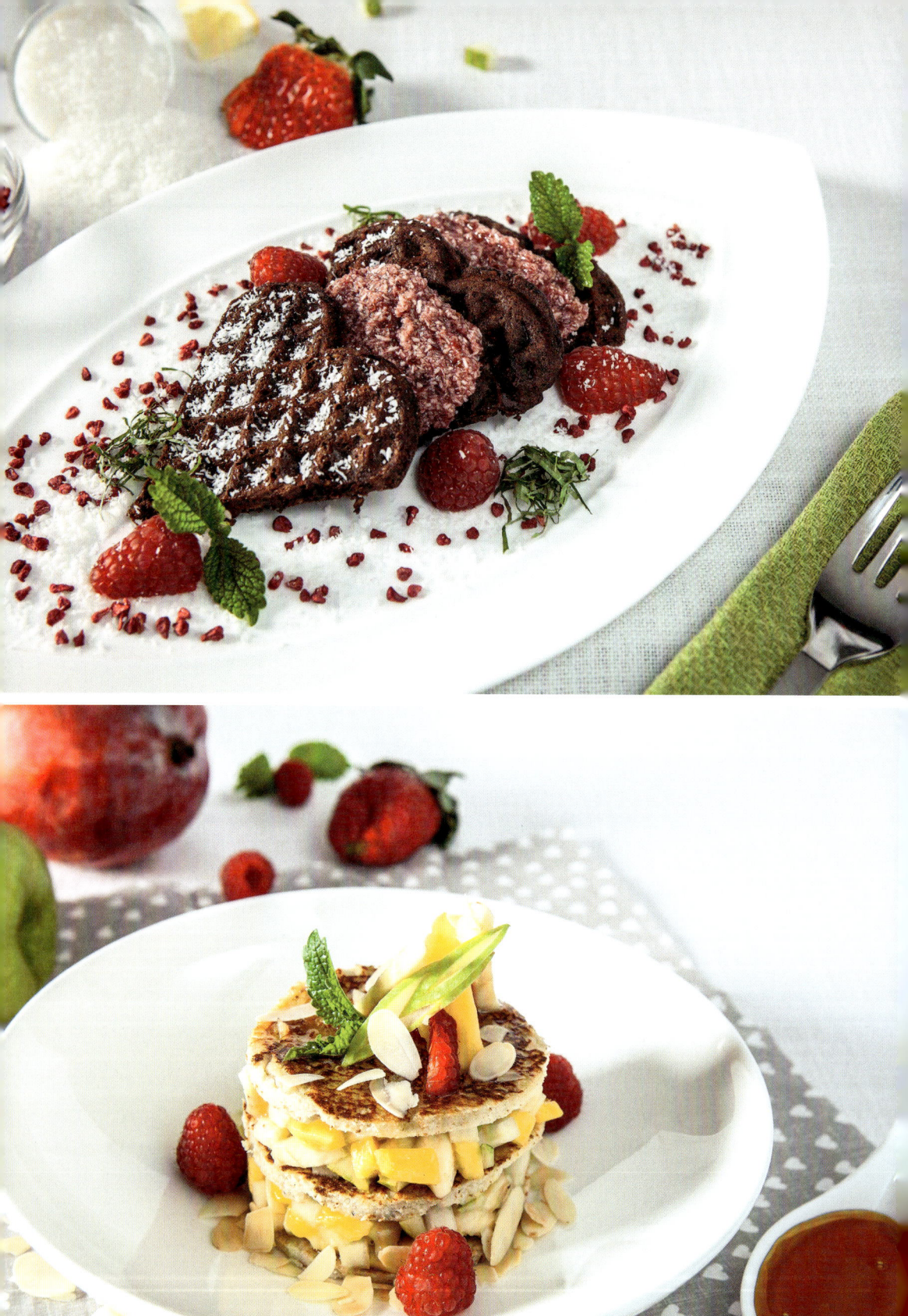

Kakao-Waffeln

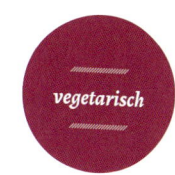

vegetarisch

4 Portionen   ⊙ *ca. 20 Minuten* ●○○

170 g **Mandeln**, gemahlen

1 EL **Kakaopulver**

1 TL **Weinsteinbackpulver**

40 g **Kokosmilch**

2 EL **Honig**

2 **Eier** und 1 **Eigelb**

1 **Apfel**

1 Msp. **Vanillemark**

½ TL **Zimt**

Salz

30 g dunkle **Schokolade**

200 g **Himbeeren**

2 TL **Zitronensaft**

30 g **Kokosraspeln**

WEITERES

Kokosöl zum Backen

Himbeeren, **Kokosraspeln** und **Zitronenmelisse** zum Garnieren

Zubereitung

• Mandeln mit Kakao- und Weinsteinbackpulver vermischen. Kokosmilch und Honig zugeben und glatt rühren.

• Eier und Eigelb verquirlen und mit der Mandel-Kokos-milch-Mischung verrühren. Apfel reiben und dazugeben.

• Vanillemark, Zimt, Salz und Schokoladenstückchen unterheben.

• Das Waffeleisen (nicht zu heiß) vorheizen. Mit Kokosöl bestreichen und aus dem Teig portionsweise Waffeln backen, bis der Teig aufgebraucht ist.

• Himbeeren pürieren, mit Zitronensaft abschmecken und mit Kokosraspeln verrühren.

• Die Waffeln mit dem Himbeerpüree füllen und auf Tellern anrichten. Mit Himbeeren, Kokosraspeln und Zitronenmelisse garniert servieren.

Tipp: Verwenden Sie dunkle Schokolade mit 85 % Kakaogehalt. Sie können 1 Schuss Rum zum Teig geben.

Kokos-Pancakes

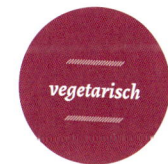

vegetarisch

2 Portionen   ⊙ *ca. 15 Minuten* ●●○

150 g reife **Bananen**

30 ml **Orangensaft**

Salz

40 g **Kokosmehl**

40 g **Kokosflocken**

½ TL **Weinsteinbackpulver**

3 **Eier**

Kokosöl zum Backen

120 g **Mango**, in Würfel geschnitten

120 g **Äpfel**, in Würfel geschnitten

2 EL **Mandelblättchen**, leicht geröstet

Himbeeren und **Zitronenmelisse** zum Garnieren

Zubereitung

• Bananen mit Orangensaft und Salz pürieren.

• Kokosmehl, Kokosflocken und Weinsteinbackpulver vermischen, untermixen und zum Schluss die Eier dazugeben.

• Etwas Kokosöl in einer großen beschichteten Pfanne erhitzen, den ganzen Teig hineingeben und backen. Wenn sich auf der Oberseite Blasen bilden, den Teig wenden und auch die Unterseite so lange backen, bis sie leicht gebräunt ist.

• Mit einem Ausstecher oder Glas Kreise ausstechen. Die Pancakes abwechselnd mit Mango- und Apfelwürfeln stapeln.

• Mit Himbeeren, Mandelblättchen und Zitronenmelisse garnieren und servieren.

Tipps: Servieren Sie zu den Pancakes eine Schokoladensauce.

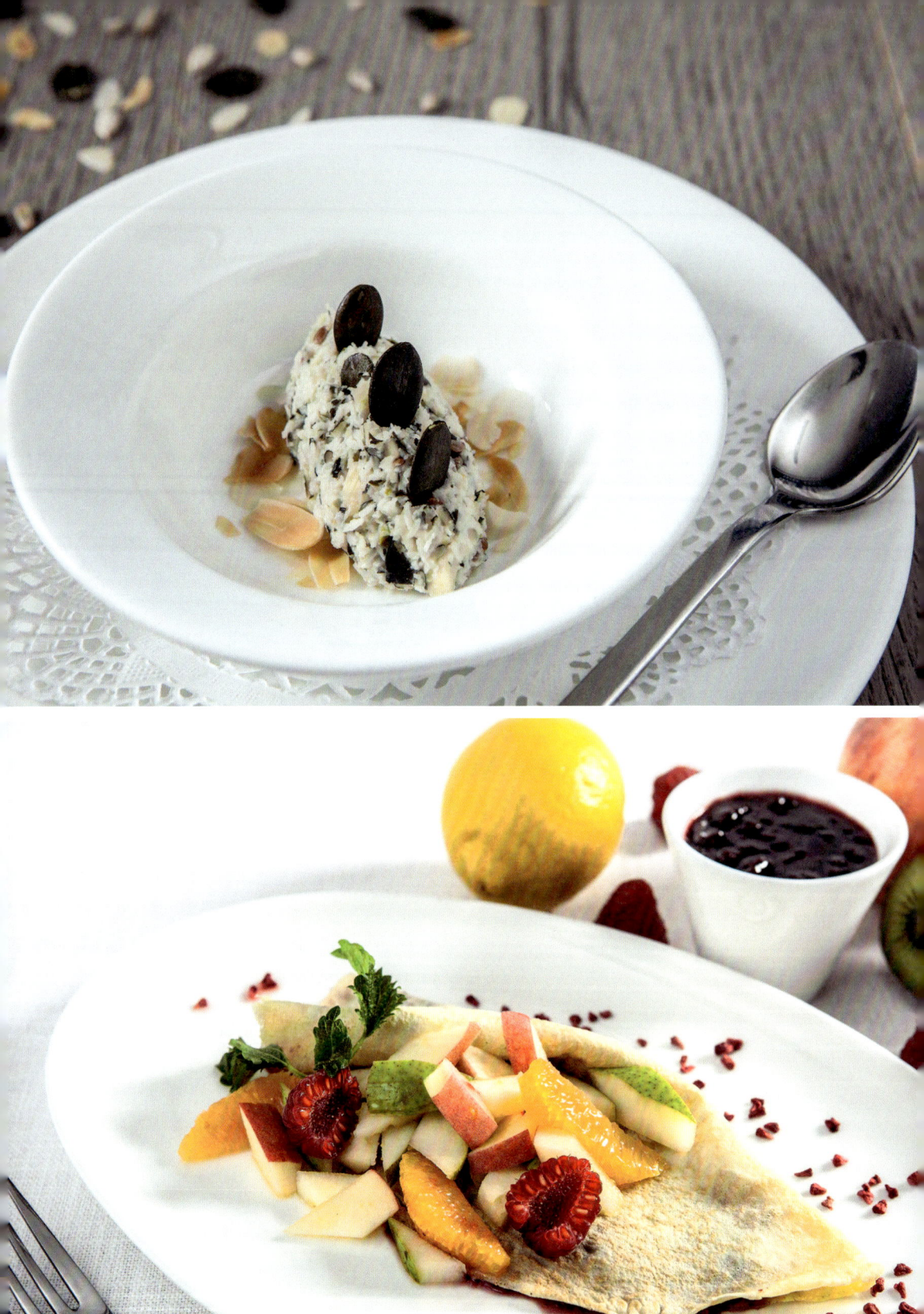

Nussporridge

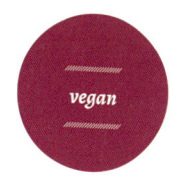
vegan

2 Portionen ⌁ *ca. 15 Minuten* ●●○

300 ml **Kokosmilch** oder Wasser

2 EL **Kokosraspeln**

1 EL **Kürbiskerne**

1 EL **Leinsamen**

1 EL **Chia-Samen**

1 EL **Walnüsse**

1 EL **Mandeln**

1 EL **Paranüsse**

1 Msp. **Zimt** oder Vanillemark

1 TL **Bananenflocken**

geröstete **Kürbiskerne** zum Garnieren

geröstete **Mandelblättchen** zum Garnieren

Zubereitung

- Kokosmilch zum Kochen bringen.
- Die restlichen Zutaten vermischen und grob zerkleinern.
- Zur Kokosmilch geben und bis zur gewünschten Konsistenz einkochen lassen.
- Aus der Masse Nocken formen, auf Teller geben und mit Kürbiskernen und Mandelblättchen garniert servieren.

Mandelmilchomeletten

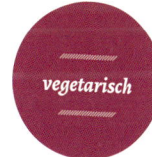
vegetarisch

2 Portionen ⌁ *ca. 15 Minuten* ●●○

30 g **Kokosmehl**

1 Prise **Salz**

¼ TL **Weinsteinbackpulver**

1 Msp. **Vanillemark**

1–2 EL **Mandelmilch**

4 **Eier**

½ **Banane**, zerdrückt

Kokosöl zum Backen

Zubereitung

- Kokosmehl, Salz, Weinsteinbackpulver und Vanillemark vermischen.
- Mandelmilch, Eier und Banane hinzugeben und alles mit dem Handmixer zu einem eher flüssigen Teig verrühren.
- Etwas Kokosöl in einer flachen Pfanne erhitzen, etwas Teig hineingeben und die Pfanne dabei so bewegen, dass der Teig sich gleichmäßig in der Pfanne verteilt.
- Omeletten auf beiden Seiten goldgelb backen. Den Vorgang wiederholen, bis der Teig aufgebraucht ist.

Tipp: Sie können die Omeletten mit Marmelade oder mit frischen Früchten genießen.

Haselnusscreme auf Früchten

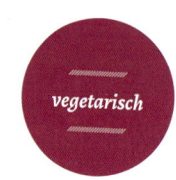

2 Portionen   *ca. 30 Minuten*   ●●○

250 g **Haselnussmus**

50 ml ungesüßte **Mandelmilch**

50 ml **Kokosöl**

60 g **Eythrit** (Süßmittel)

1 Msp. **Vanillemark**

20 g **Kakaopulver** (ohne Zuckerzusatz)

½ **Mango**, in Scheiben geschnitten

100 g verschiedene **Früchte** (z. B. Kiwi, Erdbeeren, Bananen, Marillen, Pfirsiche, Äpfel und Birnen), in Würfel geschnitten

50 ml **Orangensaft** oder Zitronensaft

WEITERES

1 TL **Kokosraspeln**

1 EL getrocknete **Himbeerstreusel**

8 **Orangenfilets**

Honig zum Garnieren

Melisse zum Garnieren

Zubereitung

• Haselnussmus mit Mandelmilch, Kokosöl, Eythrit, Vanillemark und Kakaopulver gut verrühren, sodass eine homogene Masse entsteht.

• Die in Würfel geschnittenen Früchte mit Orangensaft marinieren.

• Mango auf Teller legen und die marinierten Früchte darauf verteilen.

• Mit einem Esslöffel aus der Creme Nocken formen und darauf anrichten. Kokosraspeln und Himbeerstreusel darüber streuen. Mit Orangenfilets, Honig und Melisse garnieren und servieren.

Tipps: Die Haselnusscreme lässt sich einfach und schnell herstellen und ist eine gute Alternative zu Fertigprodukten. Sie können das Haselnussmus auch durch Cashew- bzw. Mandelmus ersetzen. Nehmen Sie statt Kokosöl Hanf- oder Leinöl. Sie können statt Eythrit auch Xylit, Xucker, Sukrin oder Akazienhonig verwenden.

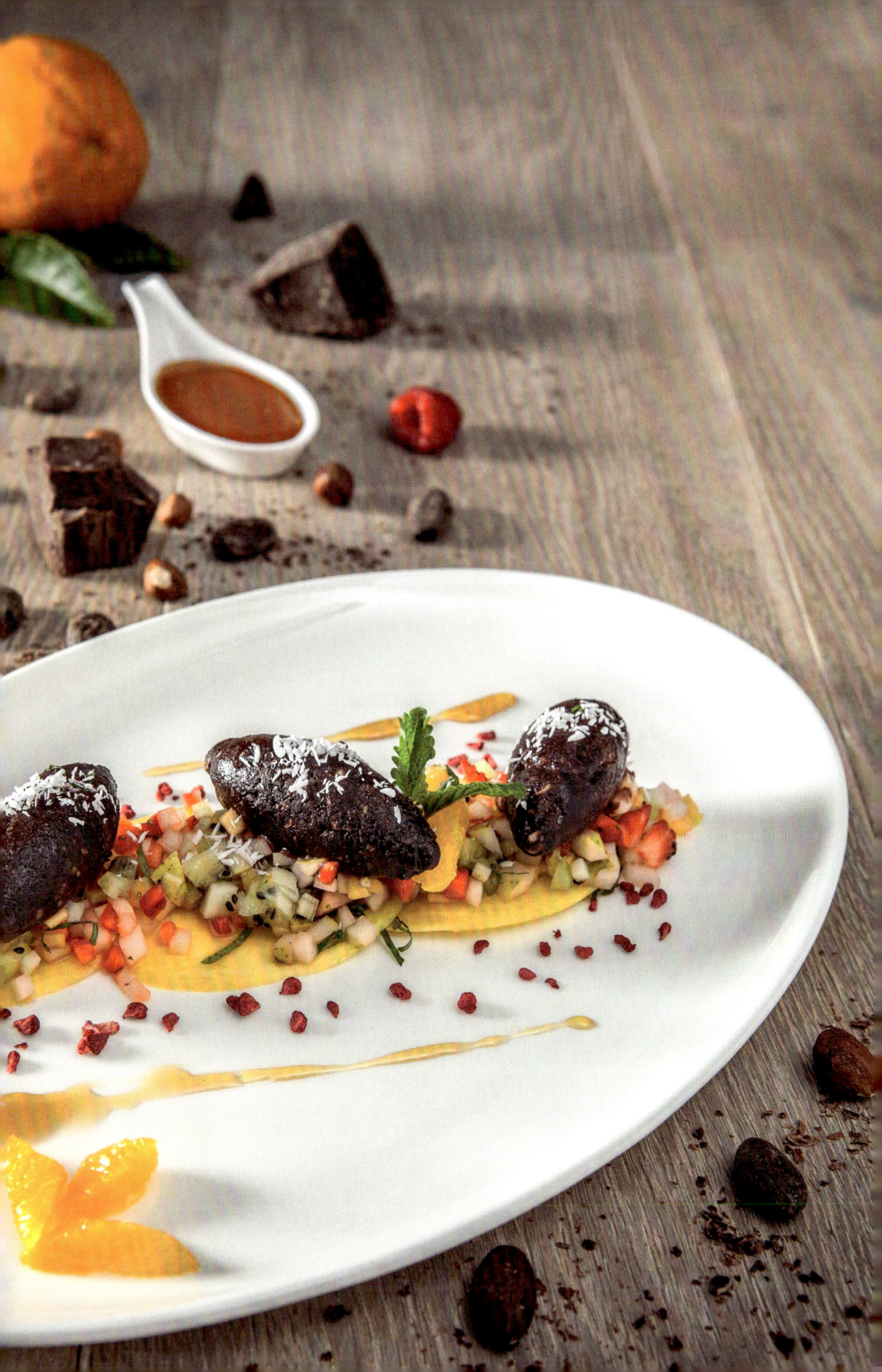

Suppen und Vorspeisen

Essen nahe an der Natur

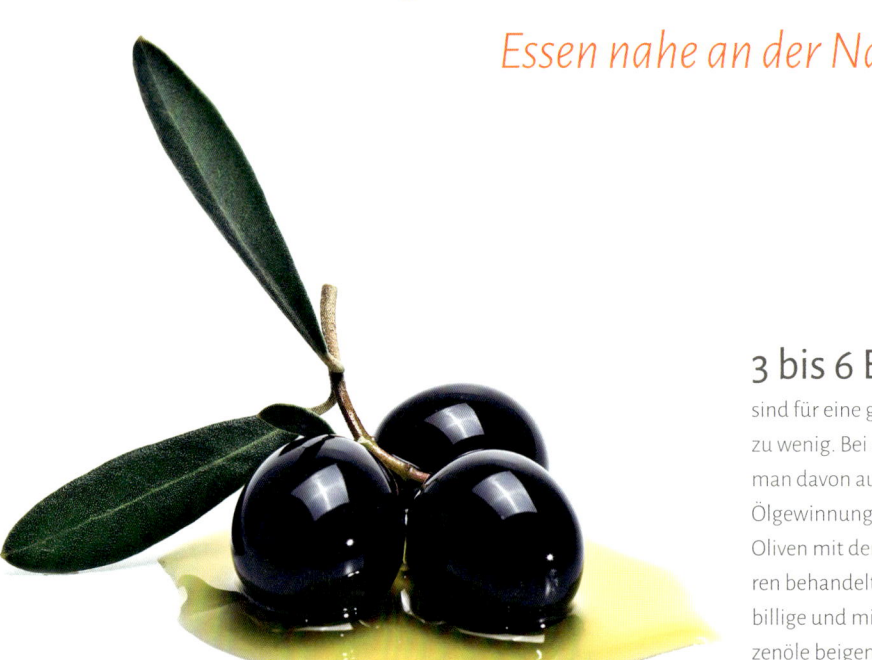

3 bis 6 Euro

sind für eine gute Flasche Olivenöl zu wenig. Bei diesem Preis kann man davon ausgehen, dass zur Ölgewinnung keine hochwertigen Oliven mit dem richtigen Verfahren behandelt wurden, sondern billige und minderwertige Pflanzenöle beigemengt sind.

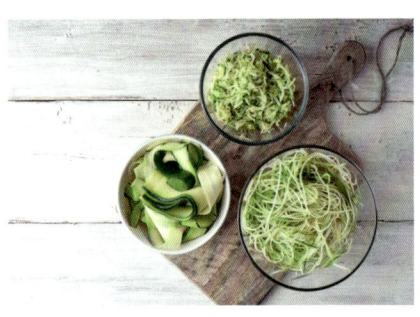
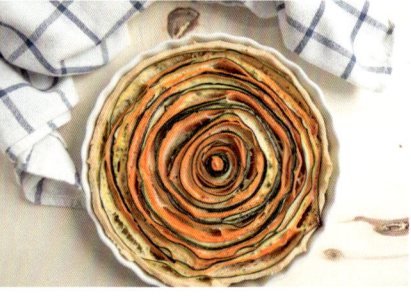
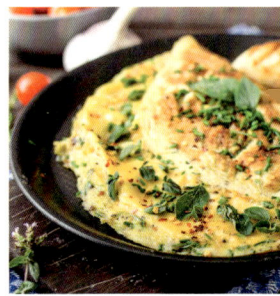

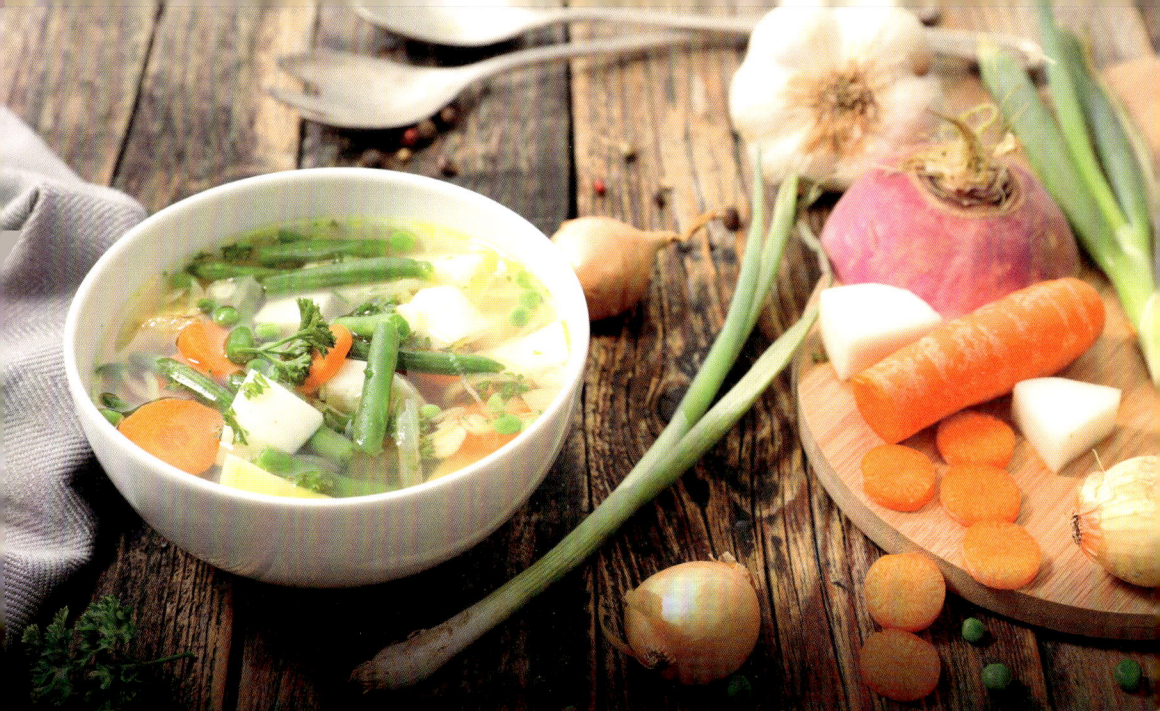

Die Vorspeisen unserer Tage bestehen großteils aus Teigwaren: Nudeln, Lasagne, Gnocchi oder Pizza. Seltener Reis. Ganz selten andere Körner. Auf den folgenden Seiten finden Sie Rezepte, die eine Alternative darstellen können; Rezepte mit reichlich Gemüse, aber auch mit vielen anderen Zutaten, die gemeinhin von den meisten außer Acht gelassen werden. Es sind viele vegetarische Vorschläge dabei, die hoffentlich Ihren Gaumen erfreuen. Sie enthalten weniger Kohlenhydrate und kommen vor allem ohne die berüchtigten raffinierten Kohlenhydrate aus, der Zucker kommt großteils aus dem Gemüse. Im Übrigen werden Sie sehen, dass die Einteilung nach Vorspeise, Hauptspeise und Dessert hinfällig wird, wenn Sie sich möglichst nahe an der Natur ernähren wollen. Einige dieser Rezepte führen das Auge in die Irre – und erobern das Herz der unerbittlichen Kohlenhydrat-Abhängigen: Denn es gibt Spaghetti und Pizza – aber aus Gemüse!

Ein paar Worte über das Olivenöl

Ich bemerke immer wieder, dass meine Patienten glauben, sich gesund zu ernähren, allein weil sie Olivenöl verwenden. Was sie sonst auf den Teller geben, darauf achten sie nicht.

In der Mittelmeerküche ist Olivenöl in der Tat das Hauptgewürz bzw. -dressing. Es ist noch besser, wenn es biologisch ist und durch Kaltpressung gewonnen wurde. Am besten wird es kalt verwendet und in kleinen Mengen, um damit die Speisen anzurichten. Ärgerlich ist, dass in den Supermärkten Olivenöl verkauft wird, das gar keines ist. Erinnern Sie sich bitte daran, dass es unmöglich ist, ein wertvolles Olivenöl für drei bis sechs Euro anzubieten. Die meisten dieser Öle enthalten billige und schlechte, mehrfach behandelte pflanzliche Öle, die zu Niedrigpreisen verkauft werden können (lesen Sie dazu auch das Kapitel über Fett).

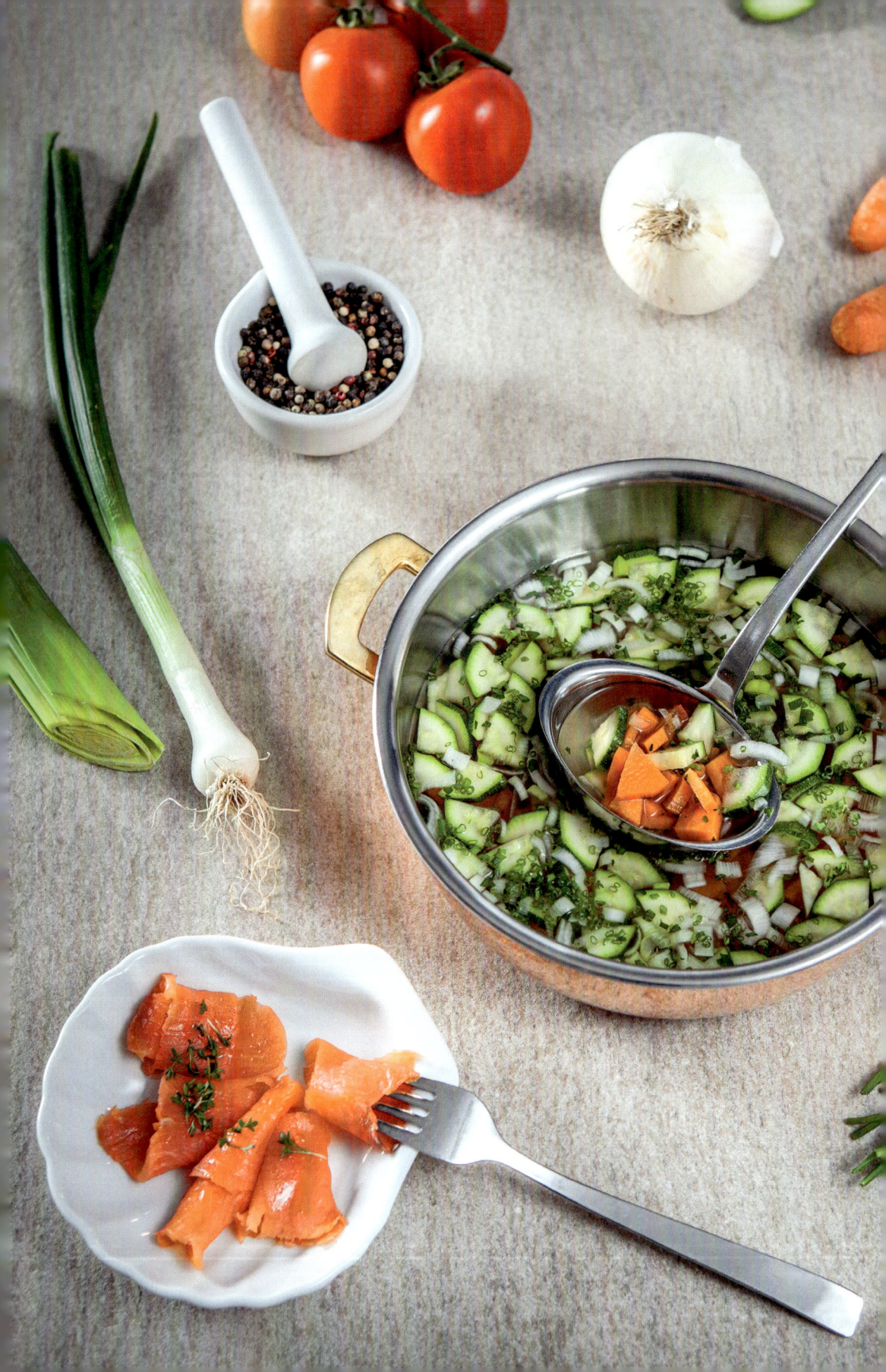

Gemüsesuppe mit Räucherlachs

2 Portionen

ca. 35 Minuten ●○○

3 **Karotten**

1 **Zucchini**

5–6 **Cocktailtomaten**

1 **Zwiebel**, in Würfel geschnitten

3 EL **Olivenöl** extra vergine

500 ml **Gemüsebrühe** oder Wasser

2–3 **Räucherlachsscheiben**

1 EL **Petersilie**, gehackt

Peperoncino, gemahlen

Salz

Zubereitung

- Karotten und Zucchini putzen, waschen und in Scheiben schneiden. Cocktailtomaten waschen und klein schneiden.
- Zwiebelwürfel in Olivenöl andünsten, Karotten dazugeben und kurz mitdünsten.
- Tomaten zufügen, mit etwas Gemüsebrühe aufgießen und **einige Minuten** kochen lassen.
- Zucchini und die restliche Gemüsebrühe zugeben.
- So lange kochen lassen, bis das Gemüse gar ist und die Suppe die gewünschte Konsistenz hat.
- Räucherlachsscheiben in dünne Streifen schneiden, zusammen mit der Petersilie zur Suppe geben und unterrühren.
- Mit Peperoncino und Salz würzen.
- Die Suppe auf Teller verteilen und servieren.

Tipp: Man kann die Suppe auch mit 2 Esslöffeln Sojasauce würzen und vor dem Servieren mit etwas Olivenöl beträufeln.

Wirsingsuppe

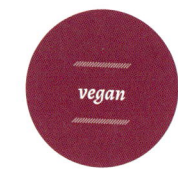

vegan

2 Portionen ⟳ *ca. 15 Minuten + Garzeit* ●○○

¼ **Wirsing**

2 **Kartoffeln**

2 **Schalotten** oder 1 Zwiebel

2 **Karotten**

500 ml **Wasser**

Salz

Olivenöl extra vergine

2 Msp. **Paprikapulver**

Zubereitung

- Wirsing waschen, Strunk herausschneiden und die Blätter in Streifen schneiden. Kartoffeln, Schalotten und Karotten schälen, waschen und klein schneiden.
- Wasser zum Kochen bringen, Gemüse zugeben und mit Salz würzen.
- Etwa **15 Minuten** kochen lassen, bis das Gemüse weich ist.
- Alles im Mixer fein pürieren.
- Die Suppe auf Teller verteilen, mit Olivenöl beträufeln und mit Paprikapulver bestreut servieren.

Orientalische Kürbissuppe

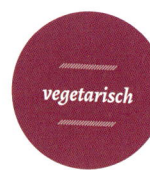

vegetarisch

2 Portionen ⟳ *ca. 30 Minuten* ●○○

400 g **Speisekürbis**

½ **Lauchstange**

3 EL **Olivenöl** extra vergine

250 ml **Gemüsebrühe** oder Wasser

Salz und **Pfeffer** aus der Mühle

100 g **Naturjoghurt**

1 TL **Ingwer,** fein gehackt

½ TL **Kurkuma,** fein gerieben

WEITERES

1 EL **Naturjoghurt** zum Garnieren

1 EL **Kürbiskernöl** zum Garnieren

Zubereitung

- Kürbis schälen, Kerne herauskratzen und Fruchtfleisch in Würfel schneiden.
- Lauch putzen, waschen und in dünne Streifen schneiden. In Olivenöl andünsten.
- Kürbiswürfel dazugeben, mitdünsten und mit Salz und Pfeffer würzen.
- Mit Gemüsebrühe aufgießen und so lange kochen lassen, bis der Kürbis weich ist.
- Suppe im Mixer fein pürieren.
- Naturjoghurt, Ingwer und Kurkuma unter die Suppe rühren. Eventuell mit Salz und Pfeffer abschmecken.
- Die Suppe auf Teller verteilen, mit Joghurt und Kürbiskernöl garniert servieren.

Tipp: Es lohnt sich, eine größere Menge Suppe zu kochen und den Rest portionsweise einzufrieren.

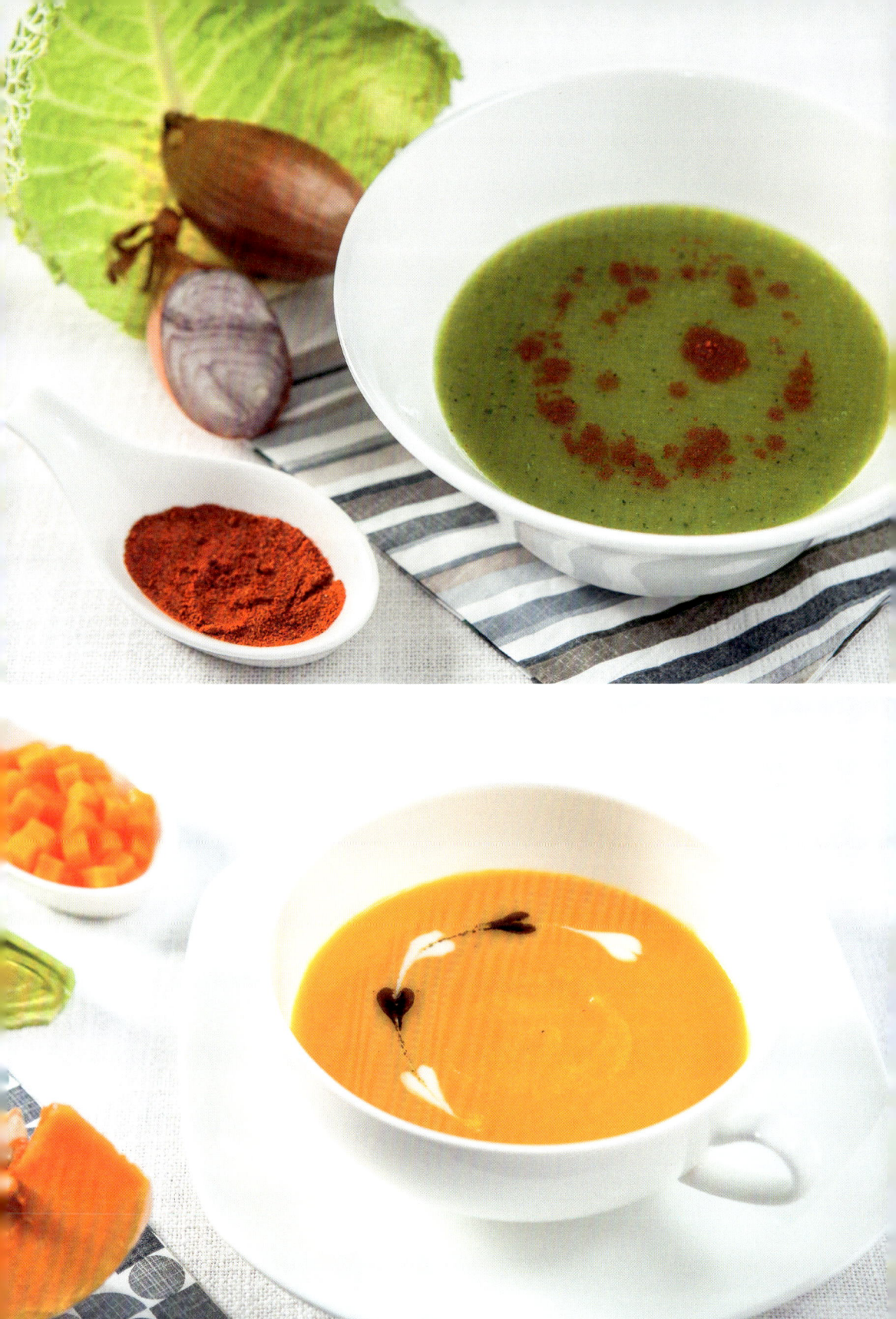

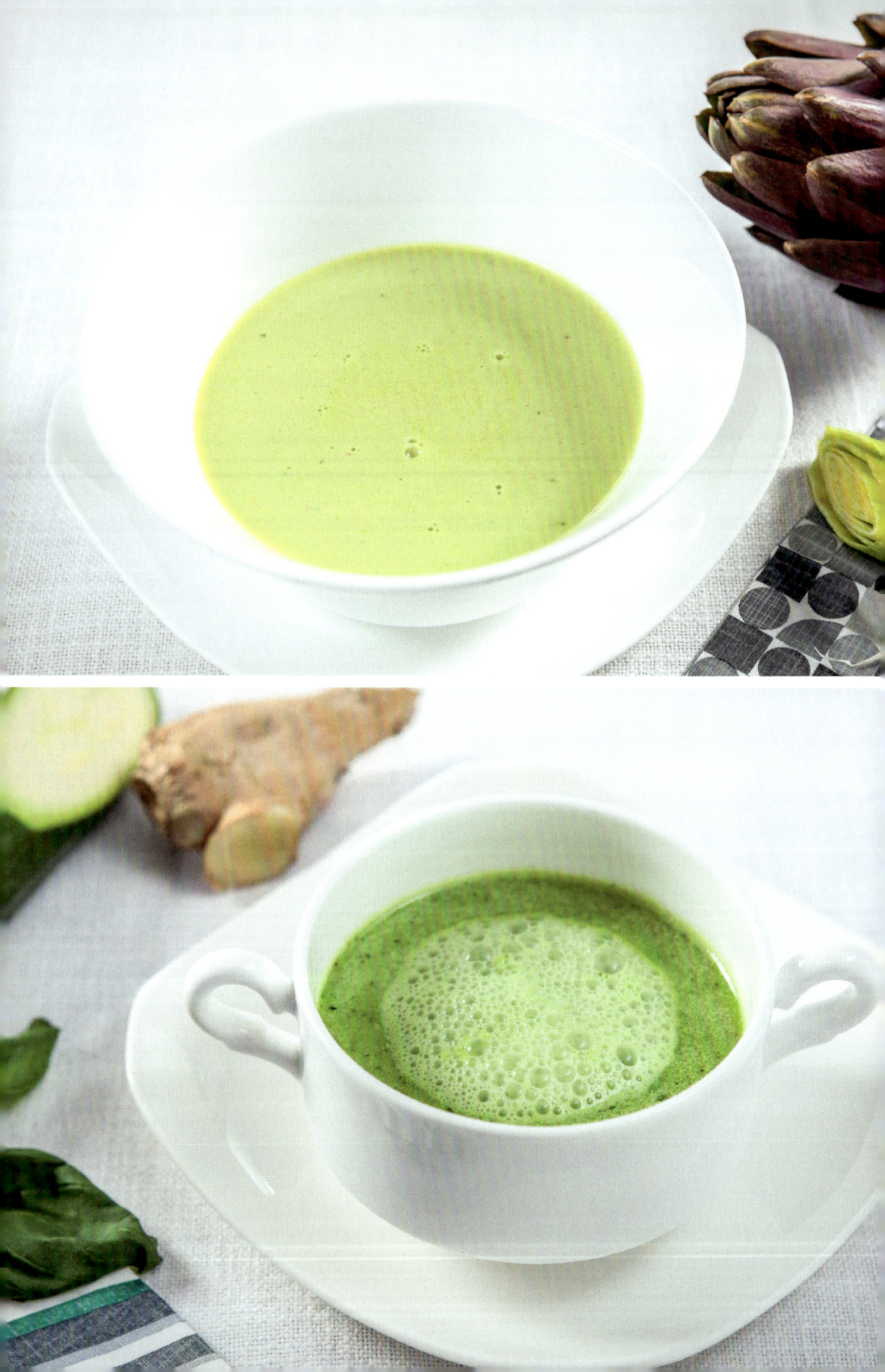

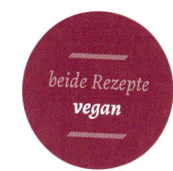

Artischockensuppe

2 Portionen ◠ *ca. 15 Minuten + Garzeit* ●●○

½ **Lauchstange**

1–2 **Artischocken** (je nach Größe)

2 EL **Zitronensaft**

1 EL **Olivenöl** extra vergine

1 **Knoblauchzehe**, fein gehackt

400 ml **Gemüsebrühe** oder Wasser

Petersilienblätter

Salz

Zubereitung

- Lauch putzen, waschen und klein schneiden.
- Artischocken von den äußeren Blättern befreien und den Stiel schälen. Die Blätter 2–3 cm über dem Artischockenboden abschneiden, das „Heu" mit einem Kugelausstecher entfernen und die Artischocken in Spalten schneiden.
- Sofort mit Zitronensaft beträufeln, damit die Artischocken nicht braun werden.
- Olivenöl in einem Topf erhitzen, Lauch und Knoblauch darin anschwitzen.
- Artischocken zufügen und etwa **5 Minuten** dünsten lassen.
- Mit Gemüsebrühe aufgießen und etwa **15 Minuten** ohne Deckel köcheln lassen, bis die Artischocken weich sind.
- Petersilie zugeben und Suppe im Mixer fein pürieren. Salzen.
- Die Suppe auf Tellern anrichten und servieren.

Tipps: Sie können die Suppe auch mit geriebenem Parmesan oder Pecorino bestreuen. Sollte die Suppe zu dickflüssig sein, können Sie sie mit etwas Gemüsebrühe verdünnen.

Zucchinicremesuppe mit Ingwer

2 Portionen ◠ *ca. 10 Minuten + Garzeit* ●○○

250 g **Zucchini**

1 **Schalotte**

1 TL **Ingwer**, fein gehackt

Olivenöl extra vergine

10 **Basilikumblätter**

200 ml **Gemüsebrühe**

Salz und **Pfeffer** aus der Mühle

Zubereitung

- Zucchini waschen, putzen und in kleine Stücke schneiden.
- Schalotte schälen, fein schneiden und zusammen mit Ingwer in Olivenöl farblos anschwitzen.
- Zucchini dazugeben und mit Gemüsebrühe aufgießen. Salzen und etwa **7 Minuten** ohne Deckel kochen lassen, bis die Zucchini weich sind.
- Basilikumblätter dazugeben und alles im Mixer fein pürieren.
- Die Suppe kurz aufkochen lassen, mit Salz und Pfeffer abschmecken und auf Tellern angerichtet servieren.

Tipp: An heißen Tagen können Sie die Suppe auch kalt und mit Minzeblättern garniert servieren.

Grünkohlsuppe

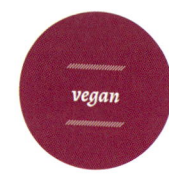

vegan

2 Portionen　　　⌃ *ca. 20 Minuten + Garzeit*　●○○

8 **Grünkohlblätter**

½ **Gurke**

½ **Avocado**

2 **Frühlingszwiebeln** oder 1 kleine Zwiebel

1 **Knoblauchzehe**, fein gehackt

3 EL **Olivenöl** extra vergine

1 **Stangensellerie**, klein geschnitten

250 ml **Gemüsebrühe**

1 **Zitrone**, Saft

50 g **Petersilie**, grob geschnitten

Salz und **Pfeffer** aus der Mühle

Zubereitung

- Grünkohl gründlich waschen, Blätter vom Strunk befreien und in Streifen schneiden.
- Gurke, Avocado und Frühlingszwiebeln putzen, schälen und klein schneiden.
- Frühlingszwiebeln und Knoblauch in Olivenöl farblos anschwitzen, Grünkohl, Stangensellerie und Gurke dazugeben und mit Gemüsebrühe aufgießen.
- Etwa **20 Minuten** kochen lassen, bis das Gemüse weich ist.
- Avocado, Zitronensaft und Petersilie zufügen und alles im Mixer fein pürieren, bis die Suppe eine cremige Konsistenz hat. Mit Salz und Pfeffer würzen.
- Die Suppe auf Tellern anrichten und servieren.

Tipp: Sie können die Suppe mit gebratenen Kürbiswürfeln oder Kürbiskernen servieren.

Frittatensuppe

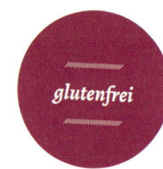

glutenfrei

2 Portionen　　　⌃ *ca. 20 Minuten*　●○○

2 EL **Mandelmehl**

1 EL **Kokosraspeln**

1 Prise **Salz**

2 **Eier**

6 EL **Mandelmilch**

Kokosöl

500 ml **Fleischbrühe**

1 TL **Schnittlauch**, fein geschnitten

Zubereitung

- Mandelmehl, Kokosraspeln und Salz in eine Schüssel geben und vermischen.
- Eier und Mandelmilch zufügen und zu einem glatten, dünnflüssigen Teig verrühren.
- Kokosöl in einer Pfanne erhitzen.
- Etwas Teig in die Pfanne gießen, sodass der Boden gleichmäßig mit einer dünnen Teigschicht bedeckt ist. Auf beiden Seiten goldgelb backen.
- Den Vorgang so lange wiederholen, bis der Teig verbraucht ist.
- Palatschinken auskühlen lassen, aufrollen und in dünne Streifen schneiden.
- Frittaten auf Teller oder in Suppentassen geben und mit heißer Fleischbrühe auffüllen. Mit Schnittlauch bestreuen und servieren.

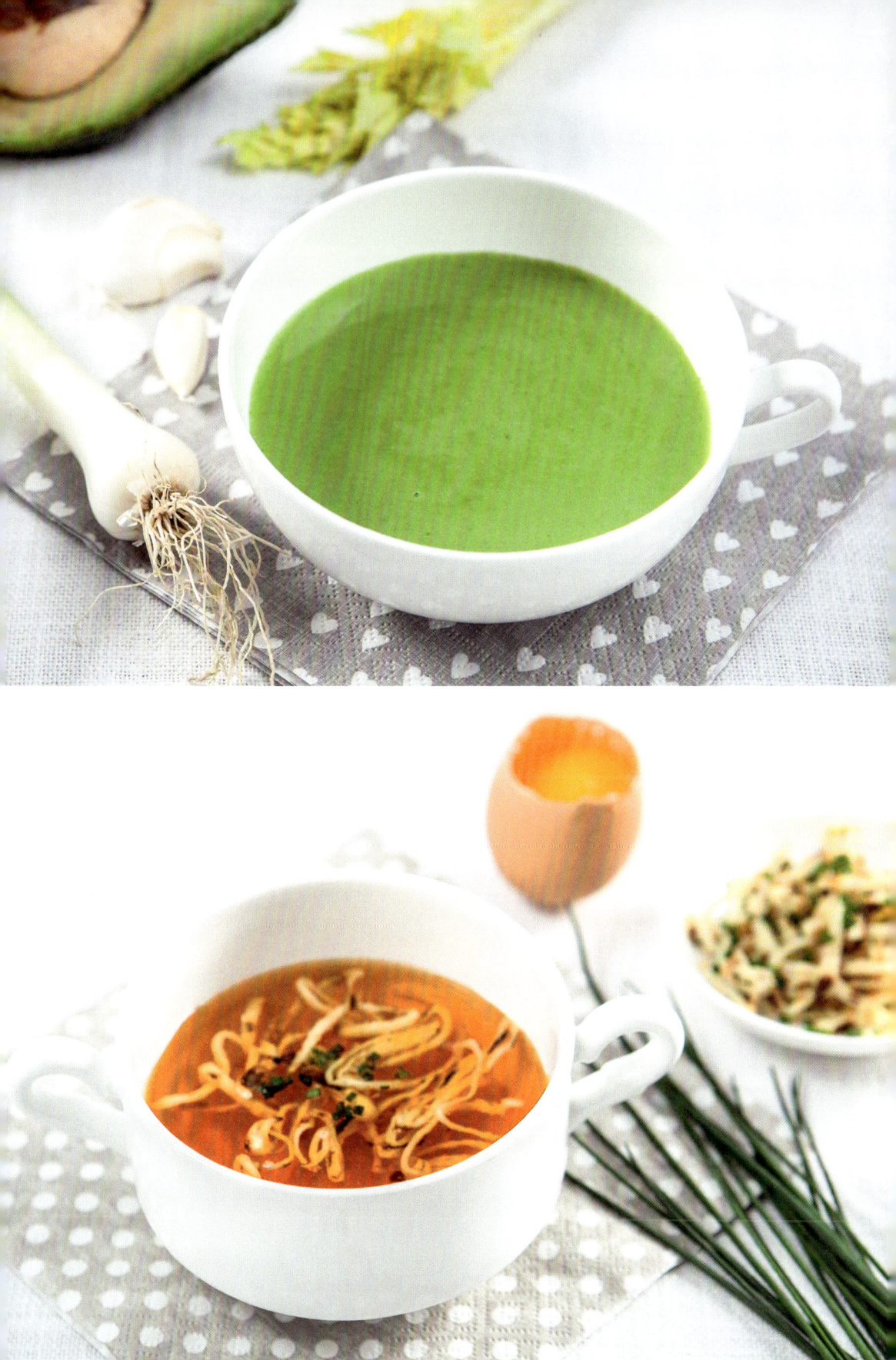

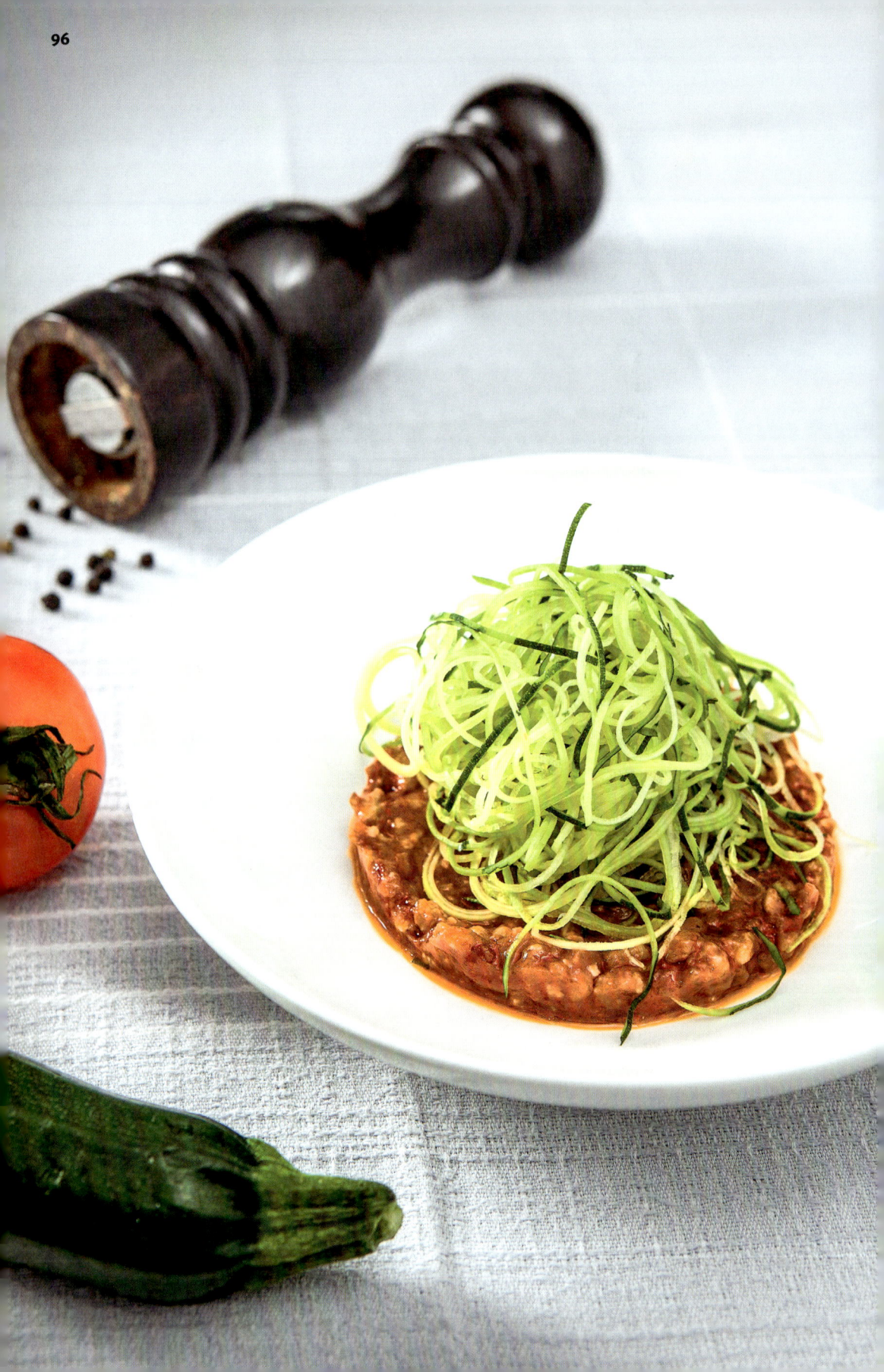

Zucchinispaghetti alla bolognese

2 Portionen   *ca. 20 Minuten + Garzeit*   ●●○

FÜR DIE BOLOGNESE

250 g faschiertes **Rind-fleisch** (Schulter)

2 EL **Kokosöl** oder Butter-schmalz

100 g **Zwiebeln**, fein ge-schnitten

2 **Knoblauchzehen**, fein gehackt

1 **Karotte**, in kleine Würfel geschnitten

2 EL **Tomatenmark**

500 g **Tomatenstücke** (aus der Dose)

Kräutersalz

Thymian

Oregano

Pfeffer aus der Mühle

1 EL **Olivenöl** extra vergine

FÜR DIE ZUCCHINI-SPAGHETTI

500 g **Zucchini**

1 EL **Butterschmalz**

1 TL **Kräutersalz**

Bolognese

- Faschiertes Rindfleisch in Kokosöl scharf anbraten.
- Zwiebel-, Knoblauch- und Karottenwürfel dazugeben und mitbraten.
- Tomatenmark zufügen, leicht mitrösten lassen, bis die gewünschte Farbe entstanden ist.
- Tomatenstücke zugeben, mit Kräutersalz, Thymian, Oregano und Pfeffer würzen.
- Die Sauce etwa **40 Minuten** zugedeckt leicht köcheln lassen.
- Vom Herd nehmen, Olivenöl einrühren und warm halten (nicht mehr kochen lassen).

Zucchinispaghetti

- Zucchini waschen, putzen und mit dem Spiralschneider in dünne Spaghetti schneiden.
- Butterschmalz in einer Pfanne erhitzen, Zucchinispaghetti darin kurz schwenken.
- Mit Kräutersalz würzen.

Fertigstellung

- Bolognese auf vorgewärmte Teller verteilen, Zucchinispaghetti darauf anrichten und servieren.

Tipps: Zum Braten der Zucchinispaghetti eignet sich eine Wokpfanne besonders gut. Sie können die Zucchinispaghetti mit Parmesan und Schnittlauch bzw. Basilikum bestreut servieren.

Karottenspaghetti

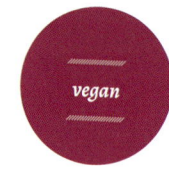

vegan

2 Portionen · ⌄ *ca. 10 Minuten* ●●○

2 große **Karotten**

1 **Zucchini**

2 EL **Olivenöl** zum Dünsten

20 **Minzeblätter**

10 EL **Olivenöl** extra vergine

1 **Knoblauchzehe**

Salz und **Pfeffer** aus der Mühle

WEITERES

Minzeblätter zum Garnieren

Pfeffer aus der Mühle zum Garnieren

Zubereitung

- Karotten waschen, schälen und mit dem Spiralschneider in feine Spaghetti schneiden.
- Zucchini waschen, putzen, in kleine Stücke schneiden und in Olivenöl kurz dünsten.
- Zucchini mit Minze, Olivenöl, Knoblauch, Salz und Pfeffer im Mixer fein pürieren.
- Die Karottenspaghetti mit Zucchini-Minze-Pesto auf Tellern anrichten und mit Minze garniert servieren.

Melanzane-Tomaten-Gratin

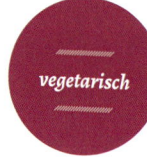

vegetarisch

2 Portionen · ⌄ *ca. 15 Minuten + Garzeit* ●○○

1 **Melanzane**

2 reife **Tomaten**, in Würfel geschnitten

Olivenöl extra vergine

Salz und **Pfeffer** aus der Mühle

Oregano

100 g **Bergkäse**, in kleine Würfel geschnitten

Basilikumblätter oder Petersilienblätter, in feine Streifen geschnitten

Zubereitung

- Melanzane waschen, putzen und längs in etwa 1 cm dicke Scheiben schneiden.
- In einer Grillpfanne auf beiden Seiten anbraten.
- Tomatenwürfel mit Olivenöl, Salz, Pfeffer und Oregano würzen.
- Melanzane in eine Auflaufform legen, mit Tomatenwürfeln und Käse belegen.
- Im vorgeheizten Backofen bei **160 Grad** etwa **10 Minuten** gratinieren lassen.
- Das Melanzane-Tomaten-Gratin auf Tellern anrichten und mit Basilikum garniert servieren.

Tipps: Sie können auch anderes Gemüse der Saison verwenden. Traditionell wird das Gericht heiß gegessen, es schmeckt aber auch kalt sehr gut. Man kann es gut vorbereiten und erst kurz vor dem Servieren im Ofen überbacken.

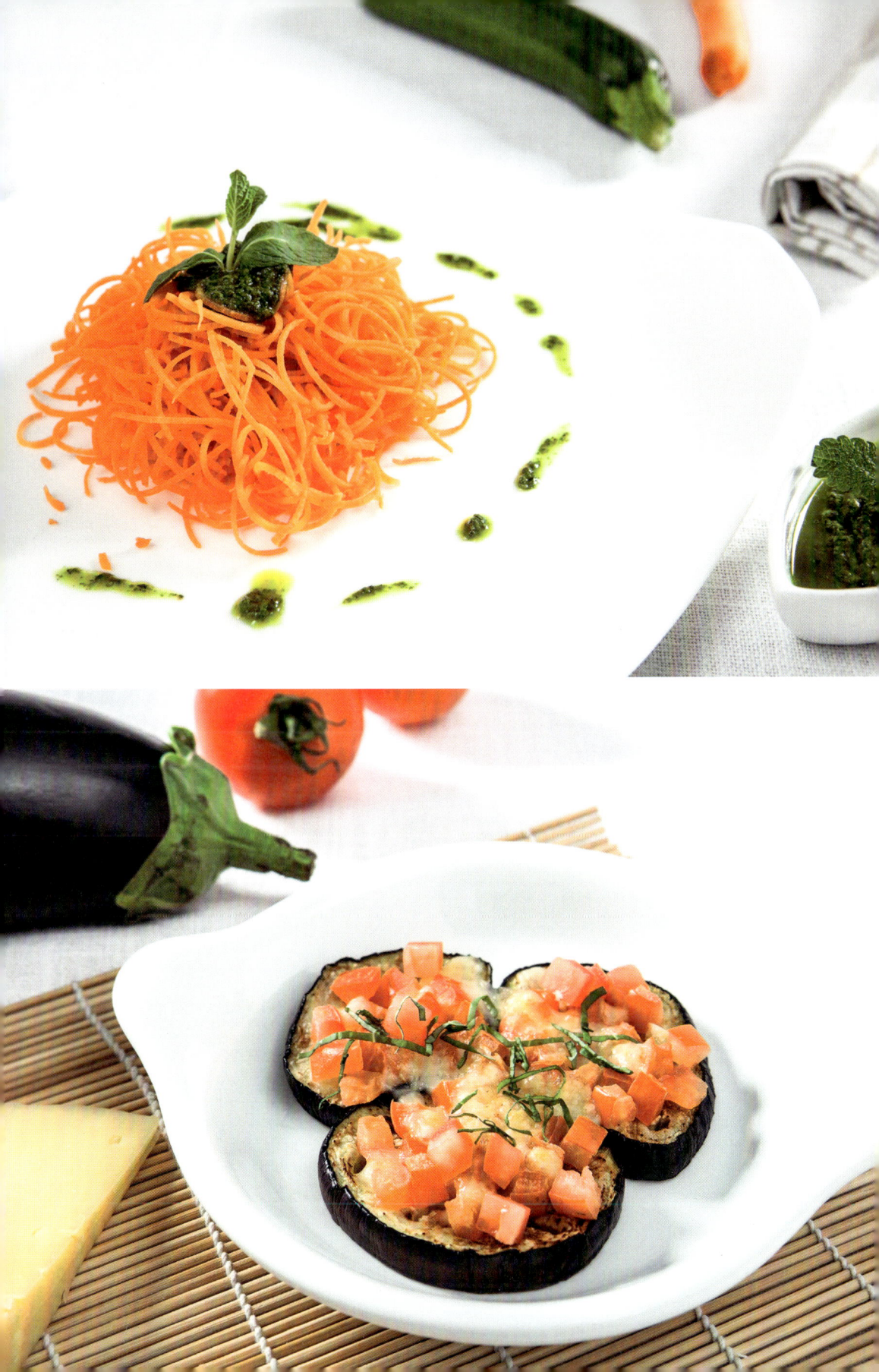

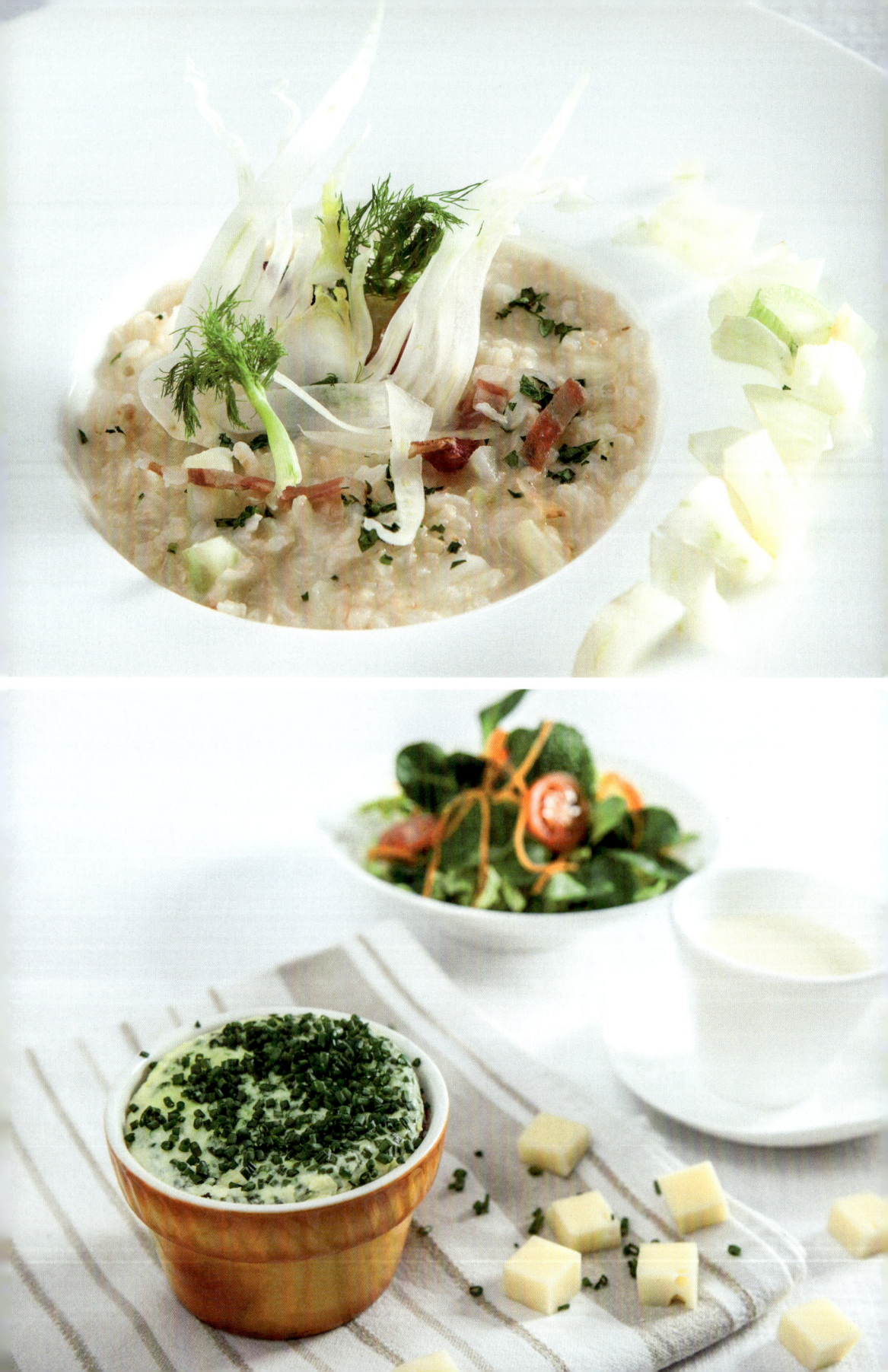

Fenchelrisotto mit Speck

2 Portionen   *ca. 20 Minuten + Einweichzeit + Garzeit* ●●○

100–120 g **Vollkornreis**

1 **Fenchel**

2 EL **Olivenöl** extra vergine

500 ml heiße **Fleischbrühe**

50 g **Speck,** in Streifen geschnitten

6 EL **Parmesan,** gerieben

1 EL **Petersilie,** fein geschnitten

Salz und **Pfeffer** aus der Mühle

Zubereitung

- Reis **2 Stunden** in kaltem Wasser einweichen (evtl. über Nacht).
- Fenchel putzen, halbieren und grob zerkleinern. Dabei Fenchelherzen in dünne Scheiben schneiden und für die Garnitur beiseitestellen.
- Olivenöl in einem Topf erhitzen, die Hälfte des Fenchels dazugeben und so lange dünsten, bis er weich ist. Den Reis zugeben.
- Nach und nach mit Fleischbrühe aufgießen, sodass der Reis immer mit Flüssigkeit bedeckt ist. Unter ständigem Rühren etwa **25 Minuten** leicht kochen lassen.
- Nach etwa drei Viertel der Kochzeit den restlichen Fenchel zufügen und fertig garen.
- Risotto vom Herd nehmen, Speck, Parmesan und Petersilie unterrühren. Mit Salz und Pfeffer würzen.
- Risotto mit geschlossenem Deckel noch **1–2 Minuten** ziehen lassen.
- Auf Tellern anrichten und mit Fenchelherzen garniert servieren.

Frittata mit würziger Käsefonduta

2 Portionen *ca. 15 Minuten + Garzeit* ●●○

4 **Eier**

6 EL **Naturjoghurt**

6 EL **Milch**

3 EL **Schnittlauch,** fein geschnitten

Salz und **Pfeffer** aus der Mühle

1 EL **Butter**

2 **Salamischeiben** (grobe Salami)

175 ml **Milch**

100 g würziger **Weichkäse**

Zubereitung

- Eier mit dem Schneebesen verquirlen, Naturjoghurt und Milch zugeben und so lange verrühren, bis eine homogene Masse entstanden ist.
- 2 Esslöffel Schnittlauch dazugeben und mit Salz und Pfeffer würzen.
- Feuerfeste Förmchen mit Butter einfetten und zur Hälfte mit der Ei-Masse füllen.
- In jedes Förmchen eine Salamischeibe legen und mit der restlichen Masse aufgießen.
- Im vorgeheizten Backofen bei etwa **180 Grad 15–20 Minuten** garen.
- Milch erhitzen und Weichkäse darin auf kleiner Flamme schmelzen lassen. Eventuell mit Salz und Pfeffer würzen.
- Die Frittata mit restlichem Schnittlauch bestreuen und mit Käsefonduta servieren.

Käse aus Südtirol

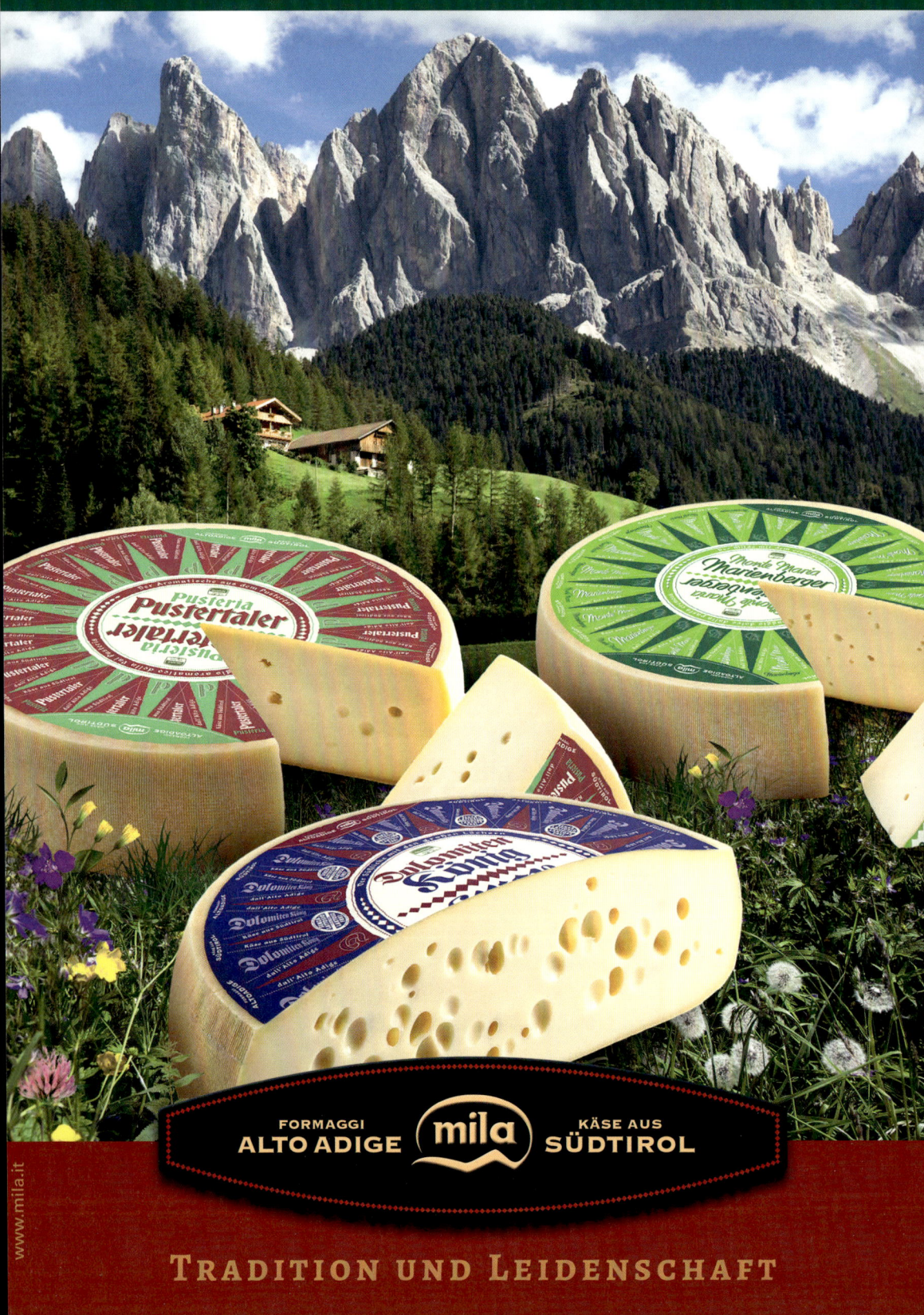

FORMAGGI **ALTO ADIGE** · mila · **KÄSE AUS** SÜDTIROL

TRADITION UND LEIDENSCHAFT

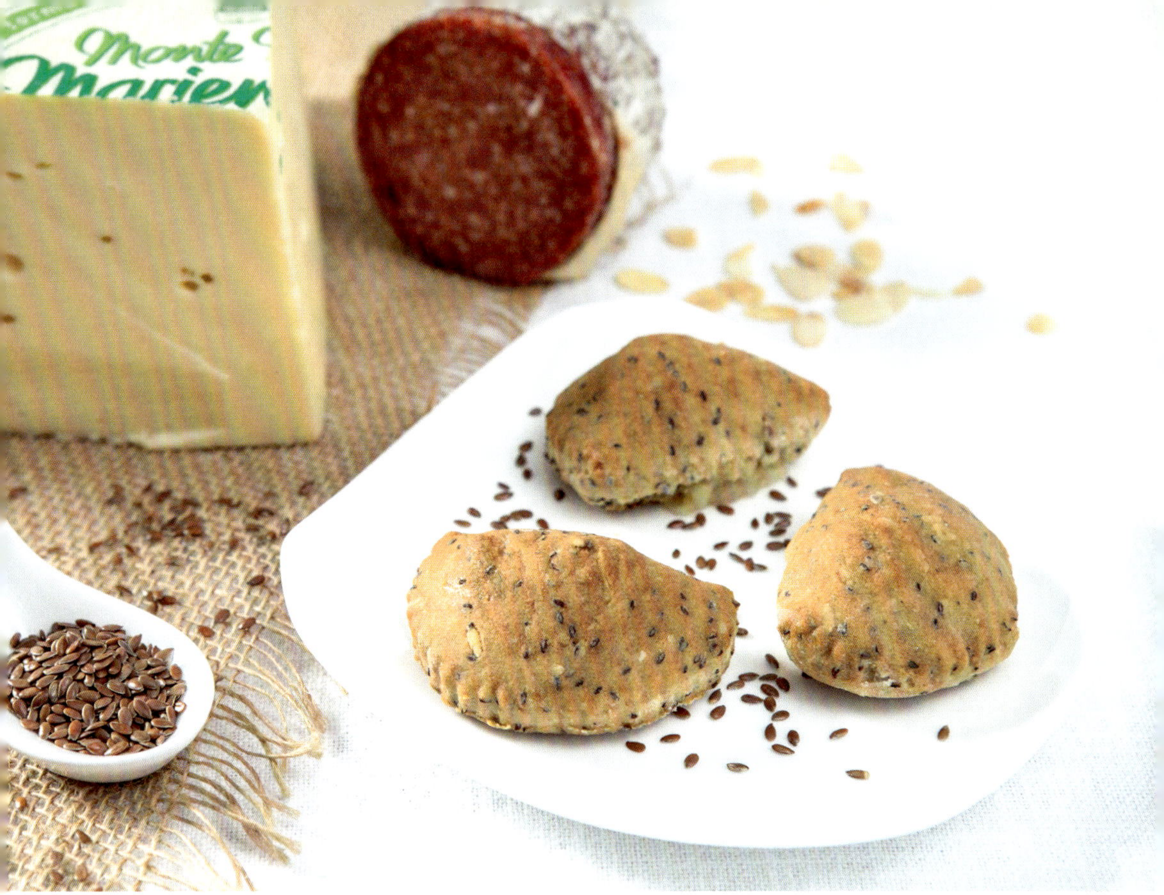

Krapfen mit Käsefüllung

Etwa 8 Stück   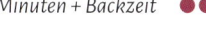 *ca. 15 Minuten + Backzeit* ●●○

3 EL gemahlene **Floh-samenschalen**

2 EL **Mandelmehl**

1 EL **Leinsamenmehl**

1 TL **Natron** oder Weinstein-backpulver

2—3 EL **Naturjoghurt**

1 EL **Leinsamen**

1 **Ei**

Oregano

Salz

40 g **Salami** oder Gemüse, in Würfel geschnitten

50 g **Schnittkäse**, in Würfel geschnitten

Zubereitung

• Flohsamenschalen, Mandelmehl, Leinsamenmehl und Natron in eine Schüssel geben und gut vermischen.

• Eine Mulde in die Mehlmischung drücken, Joghurt, Lein-samen, Ei, Oregano und Salz hineingeben. Alles zu einem glatten Teig verkneten.

• Teig zu einer Rolle formen, in gleich große Stücke schneiden und kreisrund austreiben.

• Salami- und Käsewürfel mittig auf die Teigblätter setzen.

• Die Teigränder mit etwas Wasser befeuchten und Teigblätter zusammenklappen. Die Ränder dabei gut festdrücken und mit einem Teigrad abradeln.

• Die Krapfen auf ein mit Backpapier ausgelegtes Backblech legen und im vorgeheizten Backofen bei **180 Grad** etwa **15 Minuten** backen.

• Auf Tellern anrichten und sofort servieren.

Erbsen-Pecorino-Muffins

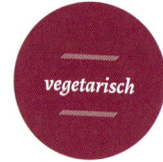
vegetarisch

2 Portionen (4 Muffins)   ⌂ *ca. 15 Minuten + Backzeit*   ●●○

2 **Schalotten**

1 EL **Kokosöl**

300 g **Erbsen**

Salz

3 **Eier**

60 g **Pecorino**, gerieben

2 EL **Kokosmehl**

2 EL **Naturjoghurt**

Pfeffer aus der Mühle

WEITERES
Gemischter **Salat**

Zubereitung

- Schalotten schälen und beliebig schneiden.
- Kokosöl in einem Topf erhitzen, Schalotten darin kurz an-schwitzen.
- Erbsen zugeben, salzen und eventuell etwas Wasser zufügen. Kurz aufkochen und neben der Herdplatte gar ziehen lassen.
- Eier in einer Schüssel verquirlen, Pecorino, Kokosmehl und Joghurt unterrühren. Mit Salz und Pfeffer würzen.
- Erbsen unter die Masse rühren.
- Muffinblech mit Papierförmchen auslegen.
- Masse einfüllen und im vorgeheizten Backofen bei **170 Grad** etwa **20 Minuten** backen.
- Die Muffins mit gemischtem Salat servieren.

Belugalinsenmousse

4 Portionen (8 Nocken)   ⌂ *ca. 35 Minuten + Kühlzeit*   ●●○

100 g **Belugalinsen**

1 **Lorbeerblatt**

300 ml **Wasser**

½ Blatt **Gelatine**, einge-weicht

1 TL **Kräuter** (Thymian, Boh-nenkraut, Ysop, Majoran), fein gehackt

50 g **Zwiebeln**, fein gehackt

1 **Knoblauchzehe**, fein gehackt

2 EL **Olivenöl** extra vergine

1 Prise **Kräutersalz**

2 TL **Balsamicoessig**

1 TL **Sojasauce**

70 g geschlagene **Sahne**

Wildkräuter zum Garnieren

Zubereitung

- Belugalinsen mit Lorbeerblatt in Wasser etwa **20 Minuten** kochen, bis sie weich sind. Abseihen und den Sud auffangen.
- Den Sud einkochen lassen, vom Feuer nehmen und die gut ausgedrückte Gelatine darin auflösen. Kräuter unterrühren.
- Zwiebeln und Knoblauch in Olivenöl glasig andünsten, die gekochten Linsen zugeben. Mit Kräutersalz würzen und den reduzierten Sud darübergießen. Alles gut verrühren und ab-kühlen lassen.
- Noch lauwarm pürieren und mit Balsamicoessig und Sojasauce abschmecken.
- Die geschlagene Sahne unterheben und die Mousse etwa **2 Stunden** im Kühlschrank fest werden lassen.
- Mit einem Esslöffel aus der Mousse Nocken formen und auf Teller geben. Mit Wildkräutern garniert servieren.

Tipp: Sie können die Belugalinsenmousse im Sommer auch zusammen mit einem gemischten Salat servieren.

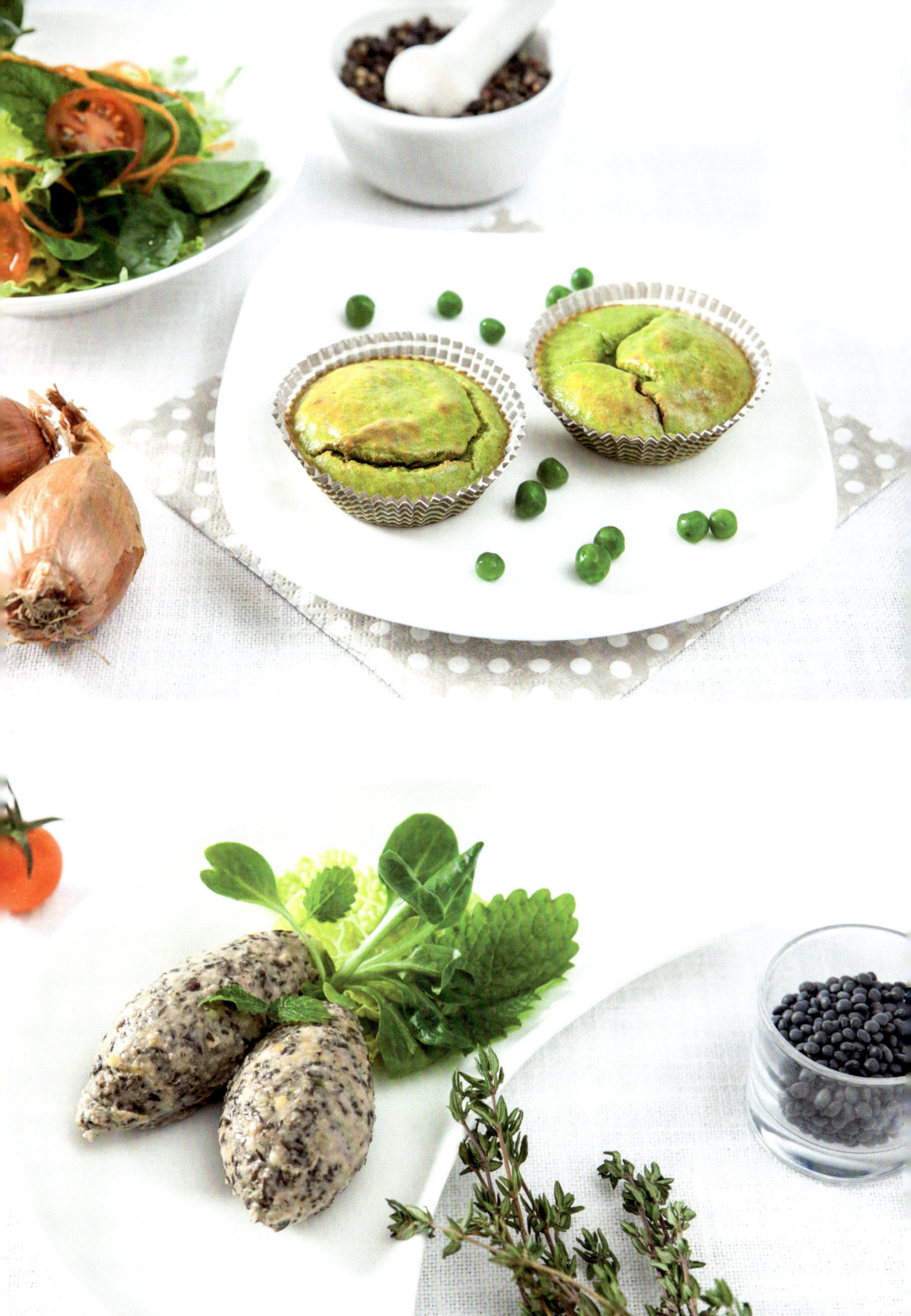

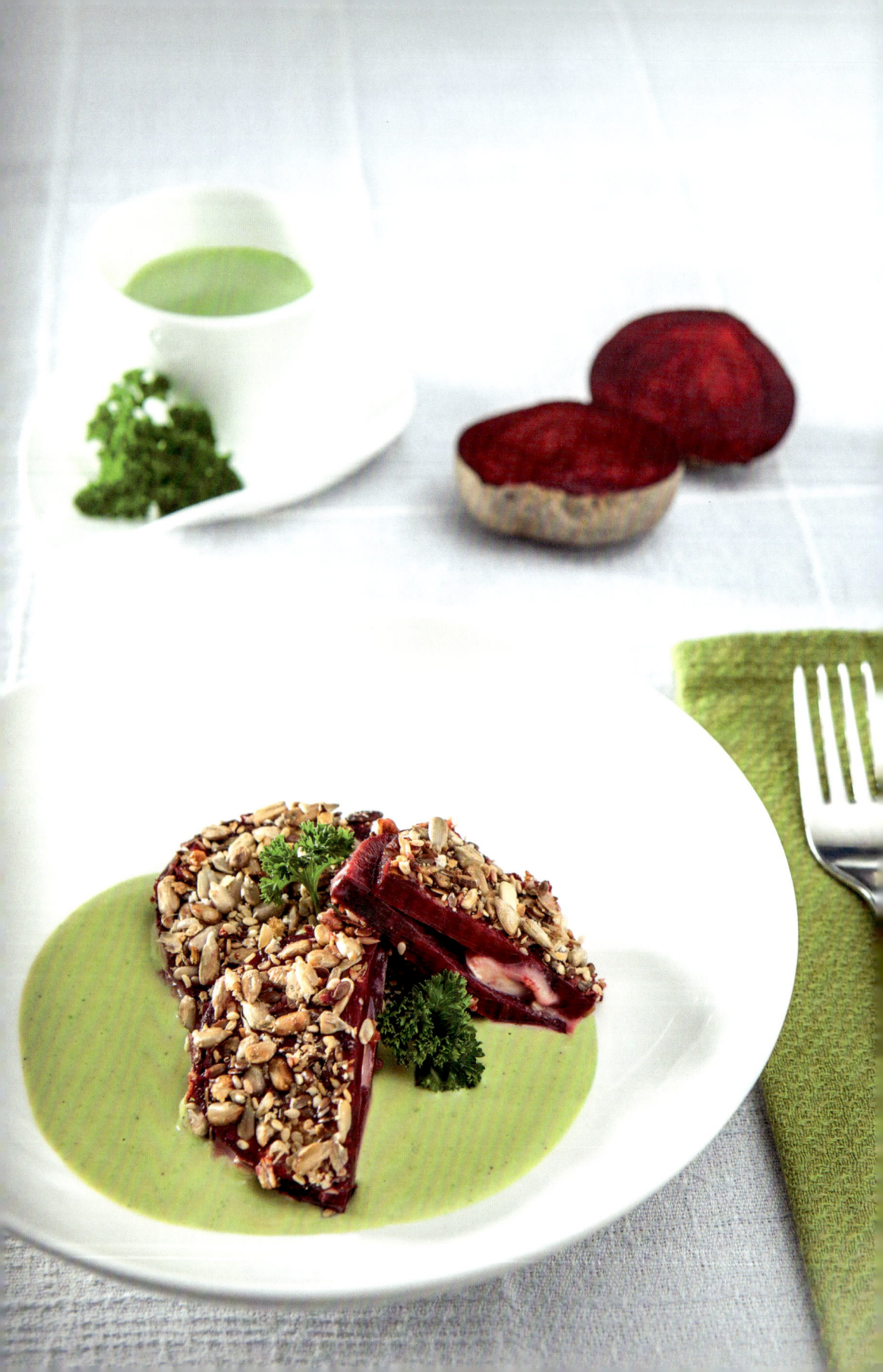

Rohnen-Cordon-bleu mit Pimpinellesauce

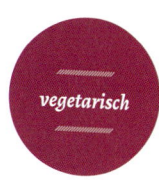

vegetarisch

2 Portionen　　　⊙ *ca. 1 Stunde* ●●●

FÜR DAS ROHNEN-CORDON-BLEU

80 g **Gorgonzola**

50 g **Parmesan**, gerieben

8 große gekochte **Rohnen-scheiben** (Rote Bete)

Salz und **Pfeffer** aus der Mühle

2 **Eier**

1 EL **Sahne**

100 g **Mandelmehl**

200 g **Sonnenblumen-kerne**, grob gehackt

1 EL **Leinsamen** oder Kürbiskerne

1 EL **Sesam**

50 ml **Kokosöl** zum Ausbacken

FÜR DIE PIMPINELLE-SAUCE

30 g **Zwiebeln**, fein geschnitten

30 g **Butter**

30 g **Mandelmehl**

20 ml **Weißwein**

300 ml **Gemüsebrühe** oder Wasser

20 ml **Sahne**

80 g **Pimpinelle**, fein gehackt

Salz und **Pfeffer** aus der Mühle

WEITERES

Kräuter zum Garnieren

Rohnen-Cordon-bleu

- Gorgonzola mit Parmesan verrühren.
- Rohnen mit Salz und Pfeffer würzen. Vier Scheiben mit der Käsemasse bestreichen, die restlichen Scheiben daraufsetzen und fest andrücken.
- Eier und Sahne gut verquirlen.
- Rohnen-Cordon-bleu in Mandelmehl wälzen, durch die Ei-Sahne-Mischung ziehen und mit Sonnenblumenkernen, Leinsamen und Sesam panieren.
- Kokosöl erhitzen und das Rohnen-Cordon-bleu darin auf beiden Seiten goldbraun ausbacken.

Pimpinellesauce

- Zwiebelwürfel in Butter farblos anschwitzen.
- Mandelmehl dazugeben, gut verrühren und mit Weißwein und Gemüsebrühe aufgießen. Aufkochen lassen.
- Sahne und Pimpinelle zugeben und mit Salz und Pfeffer abschmecken.
- Die Sauce im Mixer fein pürieren.

Fertigstellung

- Die Pimpinellesauce auf Teller verteilen und das Rohnen-Cordon-bleu darauf anrichten. Mit Kräutern garniert servieren.

Tipp: Anstelle von Pimpinelle können Sie auch Petersilie verwenden.

Low-Carb-Pizza

2 Portionen

 ca. 20 Minuten + Backzeit + Auskühlzeit ●●○

FÜR DEN PIZZATEIG

300 g **Blumenkohl**

2 **Eier**

150 g milder **Schnittkäse**, fein gerieben

Salz

WEITERES

200 g **Tomatensauce**

100 g gekochter **Schinken**

100 g **Thunfisch**

6 **Oliven**, halbiert

125 g **Mozzarella**

1 TL **Oregano** oder Pizza-gewürz

Zubereitung

- Blumenkohl putzen und den Stiel schälen. Blumenkohlröschen und Stiel fein hacken oder mit einer groben Reibe raspeln bzw. mit der Küchenmaschine zerkleinern.
- Eier in einer Schüssel verquirlen. Blumenkohl, geriebenen Käse und Salz dazugeben. Alles gut vermengen.
- Backblech mit Backpapier auslegen und Blumenkohl-Käse-Masse etwa 1 cm dick auf das Blech streichen.
- Im auf **180 Grad** vorgeheizten Backofen etwa **15 Minuten** backen, sodass der Teig leicht gebräunt und fast gar ist.

Fertigstellung

- Den Pizzaboden aus dem Backofen nehmen und kurz abkühlen lassen.
- Tomatensauce darauf verstreichen und mit Schinken, Thunfisch und Oliven belegen. Mozzarella in Würfel schneiden und auf die Pizza legen. Mit Oregano bestreuen.
- Im Backofen bei **180 Grad** etwa **5 Minuten** fertig backen.
- Die Pizza eventuell in Portionsstücke schneiden und servieren.

Tipps: Für die Tomatensauce verrühren Sie passierte Tomaten mit fein geschnittenem Basilikum, Olivenöl und Salz. Die Teigmenge reicht für zwei runde Pizzaböden oder ein kleines Backblech.

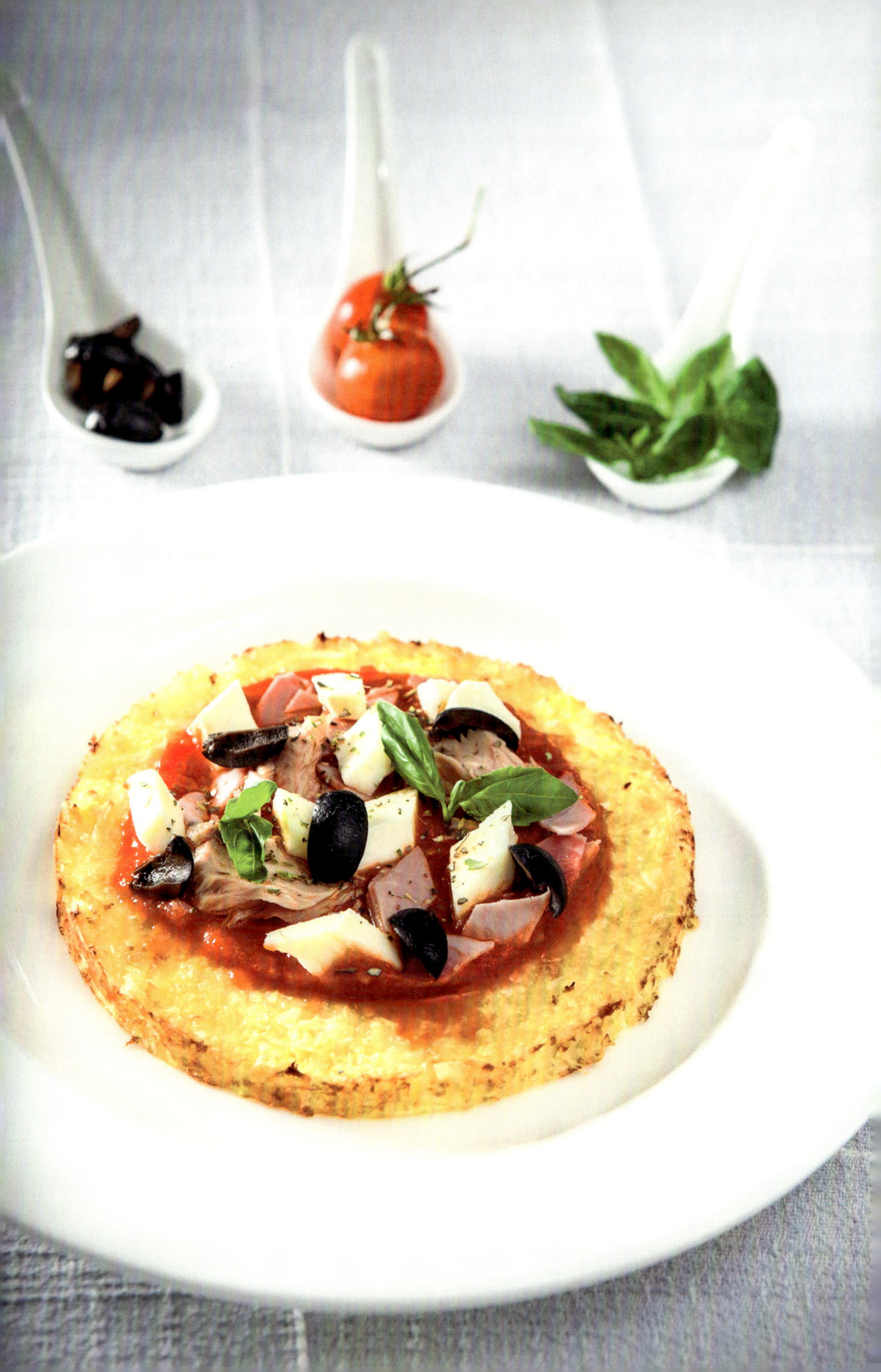

Salate und Beilagen

Mehr als nur nebenbei

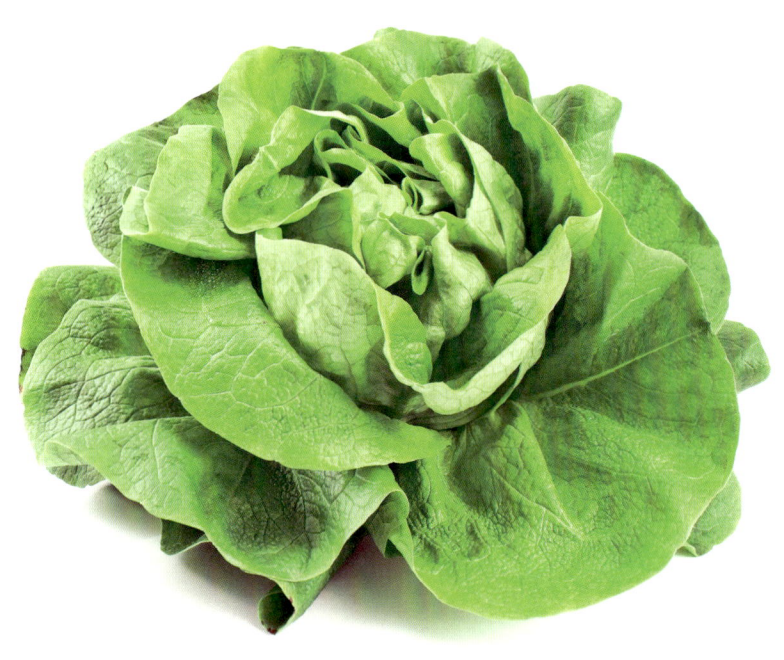

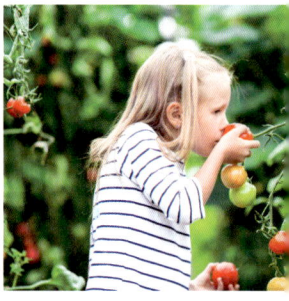

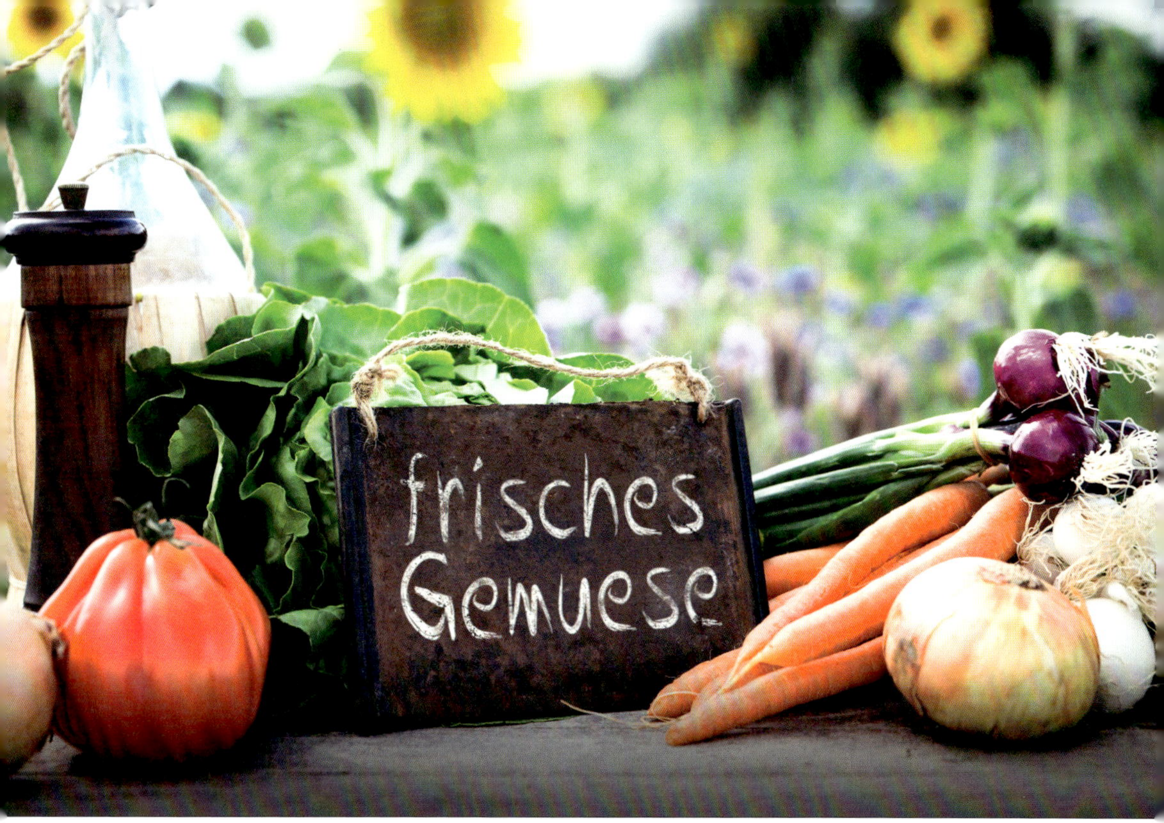

220 Gramm

Gemüse (einschließlich Hülsenfrüchte und Nüsse)
werden in Europa pro Kopf und Tag gegessen.
Zusammen mit Obst sind es laut der europäischen
Behörde für Lebensmittelsicherheit (EFSA) 386
Gramm. Die empfohlene Menge von 400 Gramm
Obst und Gemüse am Tag wird nur in Italien,
Deutschland, Österreich und Polen erreicht.

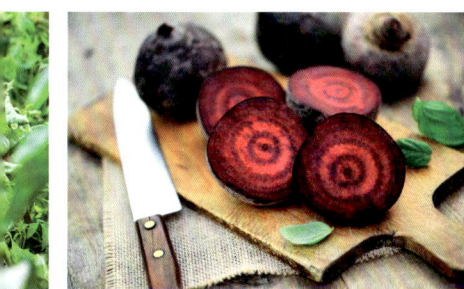

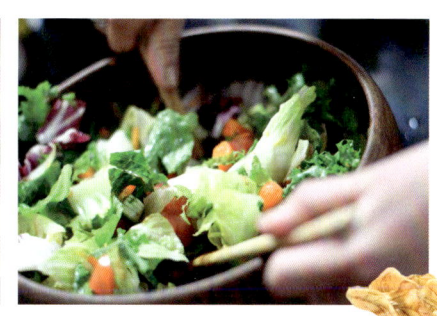

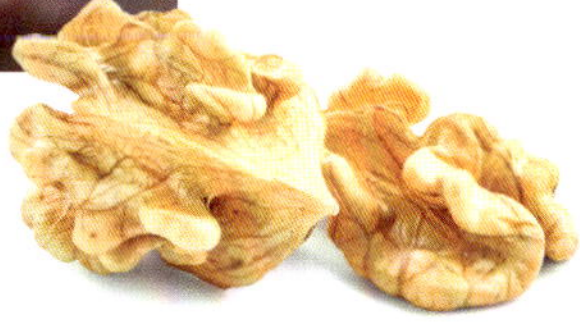

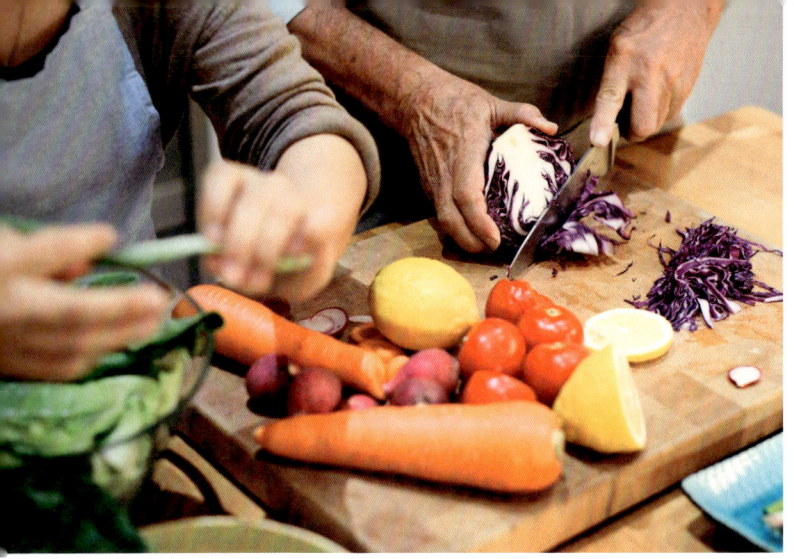
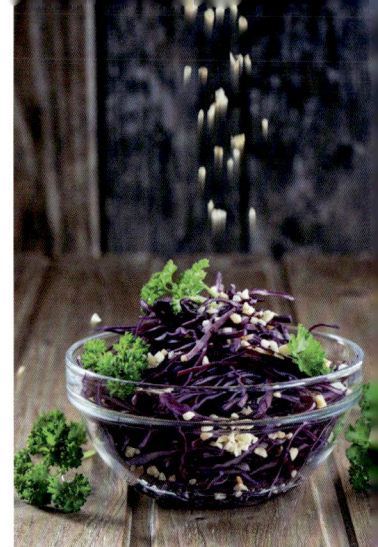

Die Ernährung ist der Schlüssel zur Gesundheit. Das wissen mittlerweile die allermeisten. Deshalb erschreckt das Ergebnis mehrerer Studien umso mehr: Es wird immer weniger Obst und Gemüse gegessen. Vor allem die jüngere Generation orientiert sich zunehmend an einem Ernährungsstil, der alles andere als gesund ist. Dabei haben verschiedenste wissenschaftliche Studien bewiesen, dass der Konsum von viel Gemüse und mäßig Obst die Wahrscheinlichkeit senkt, eine chronische Krankheit zu entwickeln, beispielsweise Herzkreislauferkrankungen oder sogar einige Tumorarten.

Die Empfehlung lautet, 5-mal am Tag Obst und Gemüse zu essen. Doch viele fragen sich, wann und wie sie die gesunden Nahrungsmittel in ihre Ernährung einbauen sollen. Ich empfehle immer, es mit Gemüse durchaus zu übertreiben – möglichst farbenfroh, der Jahreszeit entsprechend und vorzugsweise direkt vom Bauern. Sie können gerne auch typische vegetarische Gerichte zubereiten, denn damit nehmen Sie all jene wichtigen Substanzen und Antioxidantien zu sich, die nur im Gemüse sind.

Bewahren Sie das Gemüse im entsprechenden Fach des Kühlschranks auf, um seine Nährwerte zu erhalten. **Verzehren Sie Gemüse aber so bald als möglich**, weil es, ähnlich wie Obst, in kurzer Zeit seine Inhaltsstoffe und Vitamine verliert. Allein der Vitamin-C-Gehalt nimmt täglich um 40 Prozent ab.

Ein zweiter Rat ist, jedes Essen mit einem gemischten Salat bzw. mit gekochtem oder rohem Gemüse zu beginnen. Warum? Darauf gibt es mehrere Antworten.

> **Ein erstes Sättigungsgefühl stellt sich ein**: Salat oder Gemüse vor dem eigentlichen Essen nehmen den ersten Hunger, sodass wir danach mit weniger Kohldampf zulangen.

> **Verbesserte Aufnahme der Mikronährstoffe**: Salat und Gemüse enthalten Wasser, Vitamine, Mineralien, Antioxidantien und Mikronährstoffe, die für unsere Gesundheit wichtig sind und allzu oft bei unserer hastigen und un-

regelmäßigen Ernährung fehlen. Die Antioxidantien schützen uns vor Alterung, Herzkreislauferkrankungen und einigen Tumoren.

> **Verbessert die Verdauung und schützt vor Blähungen nach den Mahlzeiten**: Gemüse ist reich an Ballaststoffen und Enzymen, die die Verdauung anregen und den Blähbauch nach dem Essen lindern.

> **Genügend Vitamine**: Wenn wir das Gemüse noch hungrig vor dem Hauptgang essen, dann essen wir entsprechend mehr davon und nehmen damit alle wichtigen Vitamine und Mineralstoffe auf.

> **Blutzuckerspitzen nehmen ab**: Wegen der vielen Ballaststoffe, die mit dem Gemüse aufgenommen werden, essen wir danach automatisch weniger und nehmen damit auch weniger Hauptnährstoffe zu uns. Das verhindert Blutzuckerspitzen. Die Fasern sorgen für ein Sättigungsgefühl, verbessern die Verdauungstätigkeit und schützen vor Diabetes, Herzkreislauferkrankungen und einigen Tumoren.

Welches Gemüse wählen?

Greifen Sie zu saisonalem Gemüse: Es kostet weniger, ist weniger lange auf Reisen und braucht keine beheizten Gewächshäuser, die nötig sind, um Tomaten, Zucchini und Peperoni im Winter zu produzieren. Außerdem ist saisonales Gemüse – wenn es sich um Bioware handelt – frei von Spritzmitteln oder – wenn es von lokalen Bauern kommt – zumindest mit weniger Pestiziden belastet. Zudem schmeckt saisonales Gemüse besser – denken Sie nur an den faden Geschmack von Tomaten, die Sie im Winter zu kaufen bekommen. Und saisonales Gemüse ist auch reicher an wichtigen Mikronährstoffen.

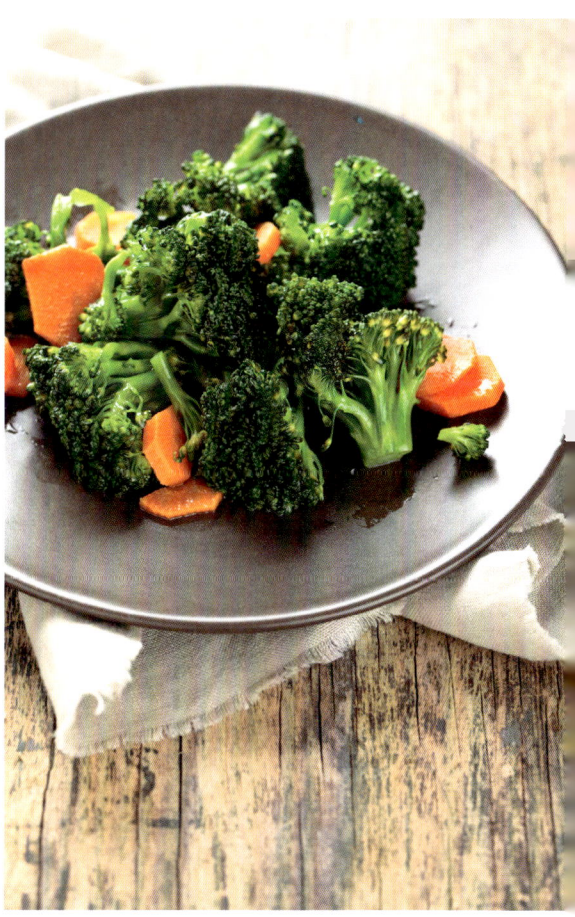

Avocado-Schiffchen mit Garnelen

2 Portionen

 ca. 15 Minuten + Ziehzeit ●○○

150 g **Rettich**

2 EL **Zitronensaft**

2 EL **Crème fraîche**

Salz

8 **Garnelen**

2 EL **Olivenöl**

Salz und **Pfeffer**

1 **Avocado**

3 EL **Zitronensaft**

Blattsalat, in feine Streifen geschnitten

WEITERES

Peperoni (Paprika), in Würfel geschnitten

Zitrone, geschält und in Würfel geschnitten

Zitronenmelisse

Kurkuma, gemahlen

Zubereitung

• Rettich putzen, grob reiben und mit Zitronensaft, Salz und Crème fraîche vermengen. Etwa **10 Minuten** durchziehen lassen.

• Garnelen putzen, waschen und in Olivenöl braten. Mit Salz und Pfeffer würzen.

• Avocado der Länge nach halbieren, den Kern entfernen und an der Stelle das Fruchtfleisch etwas aushöhlen.

• Fruchtfleisch und Salat mit Salz, Pfeffer und restlichem Zitronensaft marinieren und zusammen mit dem marinierten Rettich in die Avocadohälften füllen. Die gebratenen Garnelen darauf verteilen.

• Die Avocadohälften auf Teller setzen, mit Zitronenmelisse, Peperoni und Zitrone garnieren und mit Kurkuma bestreuen.

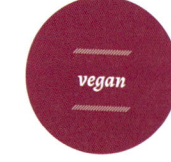

vegan

Quinoa-Salat

2 Portionen

 ca. 15 Minuten + Garzeit ●○○

150 g **Quinoa**

1 **Zucchini**

1 EL **Olivenöl**

1 grüne **Peperoni** (Paprika)

1 **Salatgurke**

2 **Karotten**

50 g **Rucola, Friséesalat** und **Vogelesalat** (Feldsalat)

30 ml **Zitronensaft**

60 ml **Olivenöl**

Salz und **Pfeffer** aus der Mühle

8 **Walnüsse**

Oregano zum Garnieren

Zubereitung

• Quinoa waschen, über Nacht in Wasser quellen lassen. Wasser wegschütten und Quinoa in Salzwasser etwa **5 Minuten** kochen lassen. Abseihen.

• Zucchini waschen, putzen, in Streifen schneiden und in Olivenöl kurz andünsten, zur Quinoa geben.

• Das restliche Gemüse waschen, in Streifen schneiden und mit Quinoa vermischen.

• Blattsalate waschen, eventuell zerkleinern und unterheben.

• Quinoa-Salat auf Tellern anrichten.

• Zitronensaft, Olivenöl, Salz und Pfeffer zu einem Dressing verrühren und Quinoa-Salat damit beträufeln.

• Den Salat mit Walnüssen und Oregano garnieren und servieren.

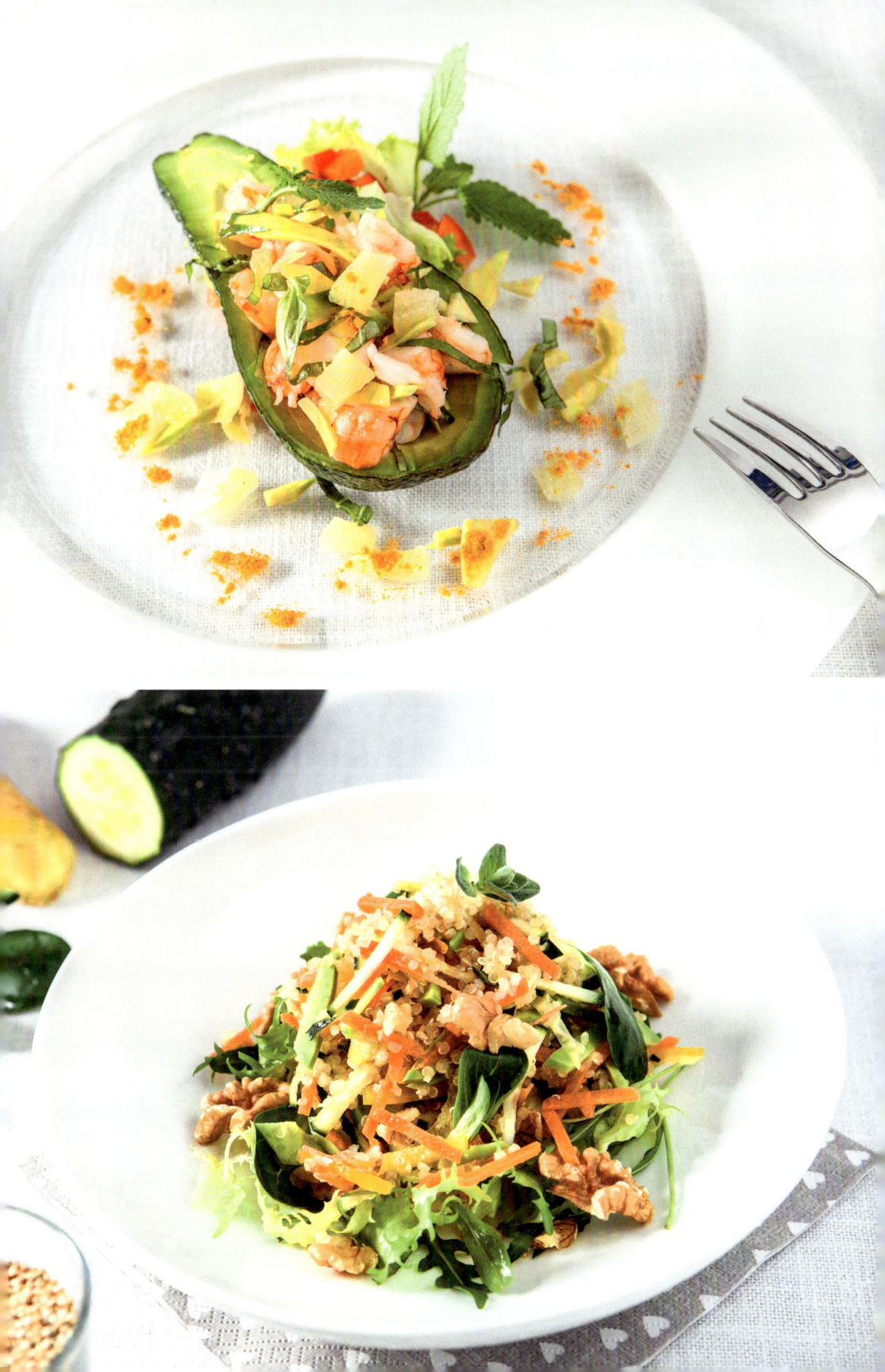

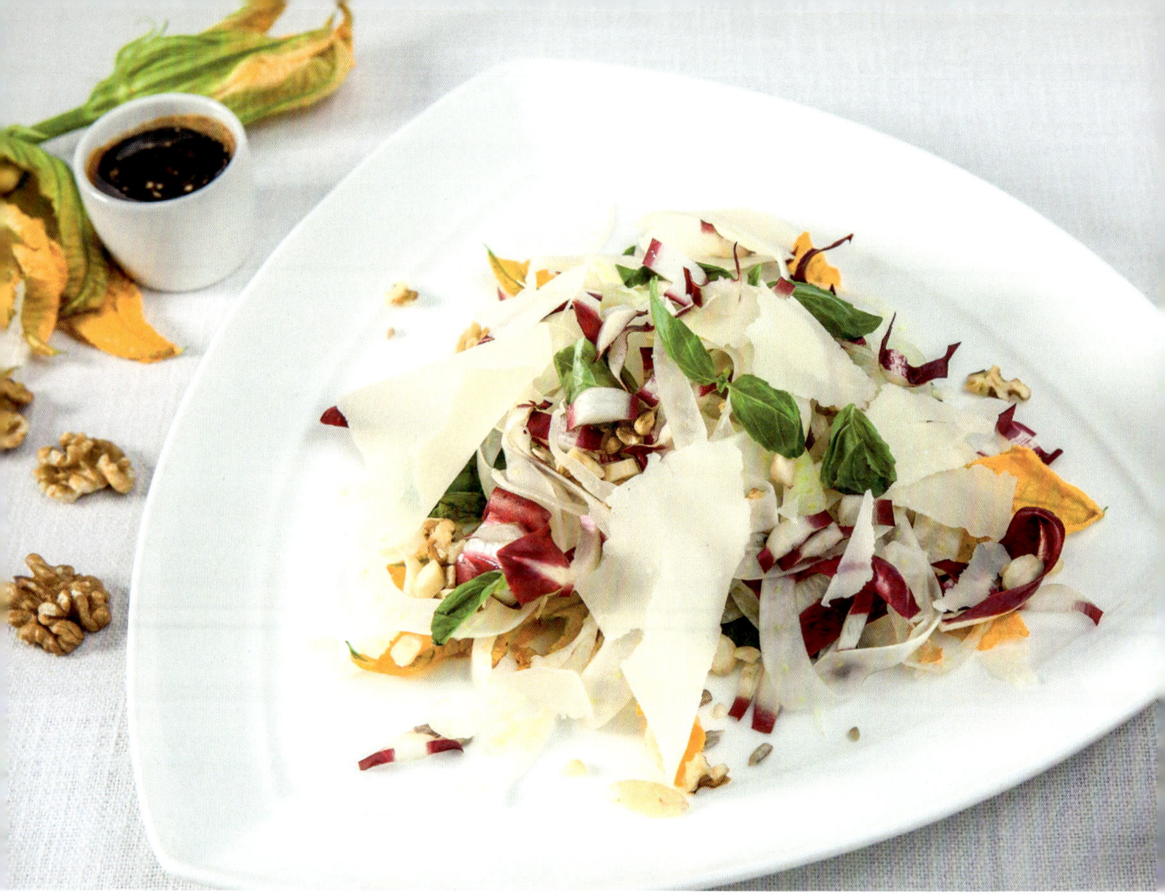

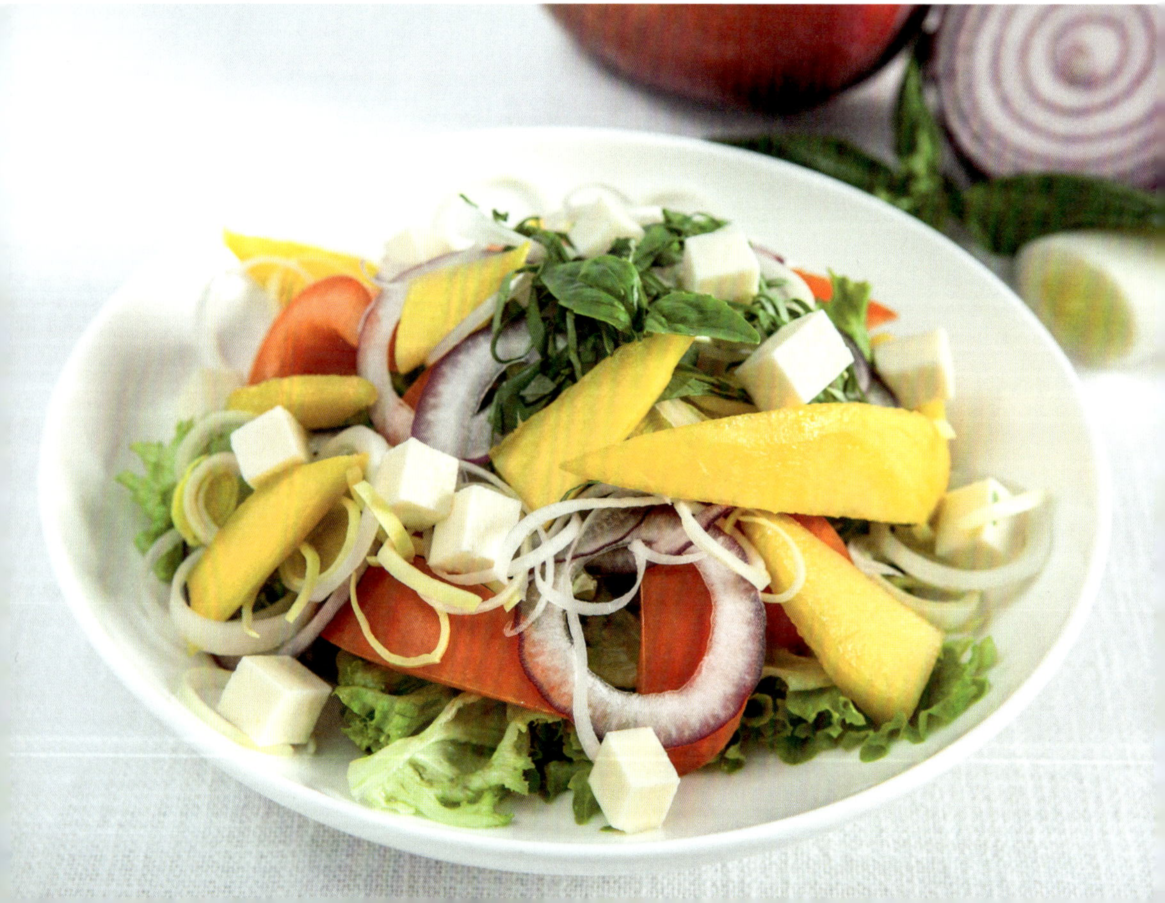

Nuss-Fenchel-Salat

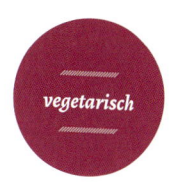

vegetarisch

2 Portionen　　　　　⊙ *ca. 20 Minuten*　●○○

2 TL **Korianderkörner**, zerdrückt

3 EL **Balsamicoessig**

2 TL **Honig**

Salz und **Pfeffer** aus der Mühle

6 EL **Olivenöl**

1 **Radicchio** Trevisano

1 **Fenchel**

6 **Walnüsse**, gehackt

Parmesanspäne zum Garnieren

Basilikumblätter zum Garnieren

2 **Zucchiniblüten** zum Garnieren

Zubereitung

- Korianderkörner in einer Pfanne ohne Fett leicht anrösten und im Mixer fein mahlen.
- Mit Balsamicoessig, Honig, Salz, Pfeffer und Olivenöl verrühren.
- Radicchio waschen, putzen und in Streifen schneiden.
- Fenchel, waschen, putzen und in hauchdünne Scheiben schneiden.
- Radicchio und Fenchel vermischen und mit der Marinade verrühren.
- Den Salat auf Tellern anrichten und mit gehackten Nüssen und Parmesanspänen bestreuen. Mit Basilikum und Zucchiniblüten garnieren und servieren.

Mango-Salat

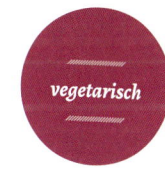

vegetarisch

2 Portionen　　　　　⊙ *ca. 10 Minuten + Ziehzeit*　●○○

1 **Mango**

200 g **Tomaten**

Salz und **Pfeffer** aus der Mühle

½ **Römersalat**

1 **Frühlingszwiebel**

Basilikumblätter

2 EL **Balsamicoessig**

1 EL **Olivenöl**

150 g **Büffelmozzarella**, in Würfel geschnitten

1 rote **Zwiebel**, in Ringe geschnitten

Zubereitung

- Mango schälen, den Stein entfernen und in Spalten schneiden.
- Tomaten waschen und in Spalten schneiden.
- Tomaten und Mango in eine Schüssel geben, mit Salz und Pfeffer würzen und etwa **10 Minuten** ziehen lassen.
- Römersalat putzen, waschen und in kleine Stücke zerpflücken.
- Frühlingszwiebel waschen und in Ringe schneiden.
- Römersalat und Zwiebelringe zu den Tomaten-Mango-Spalten geben.
- Olivenöl, Balsamicoessig, Salz und Pfeffer zu einem Dressing verrühren und den Salat damit beträufeln.
- Büffelmozzarella auf dem Salat verteilen. Mit roten Zwiebelringen und Basilikum garniert servieren.

Buntes Kohlgemüse

vegan

2 Portionen   ⌣ *ca. 15 Minuten + Garzeit* ●○○

250 g **Weißkohl, Spitzkohl, Wirsing** und **Blaukraut**

½ **Zwiebel**

50 g **Lauch**

1 **Karotte**

1 **Gelbe Rübe**

2 EL **Olivenöl** oder Butterschmalz

1 TL **Kräutersalz**

50 g **Leinsamen** oder Flohsamen, eingeweicht

Zubereitung

• Kohl waschen, den Strunk herausschneiden und Blätter in Streifen schneiden.

• Zwiebel, Lauch, Karotte und Gelbe Rübe waschen, schälen und ebenfalls in Streifen schneiden.

• Zwiebel- und Lauchstreifen in Olivenöl andünsten. Kohl dazugeben und unter Rühren etwa **5 Minuten** dünsten.

• Am Ende der Garzeit Karotten und Gelbe Rübe zufügen und mit Kräutersalz würzen.

• Das Gemüse auf Tellern anrichten und mit Leinsamen servieren.

Tipps: Das Kohlgemüse können Sie auch mit einer Vinaigrette abschmecken oder mit gebratenem Speck verfeinern. Das Gemüse passt sehr gut zu kurz gebratenem Rind, Lamm oder Schwein.

Gemüsesticks mit Pesto und Kräuterquark

Kohlrabi, Stangensellerie, Gurken und Karotten in mundgerechte Streifen schneiden. Pesto und Kräuterquark zum Dippen dazuservieren – fertig ist die gesunde Zwischen- oder Vorspeise.

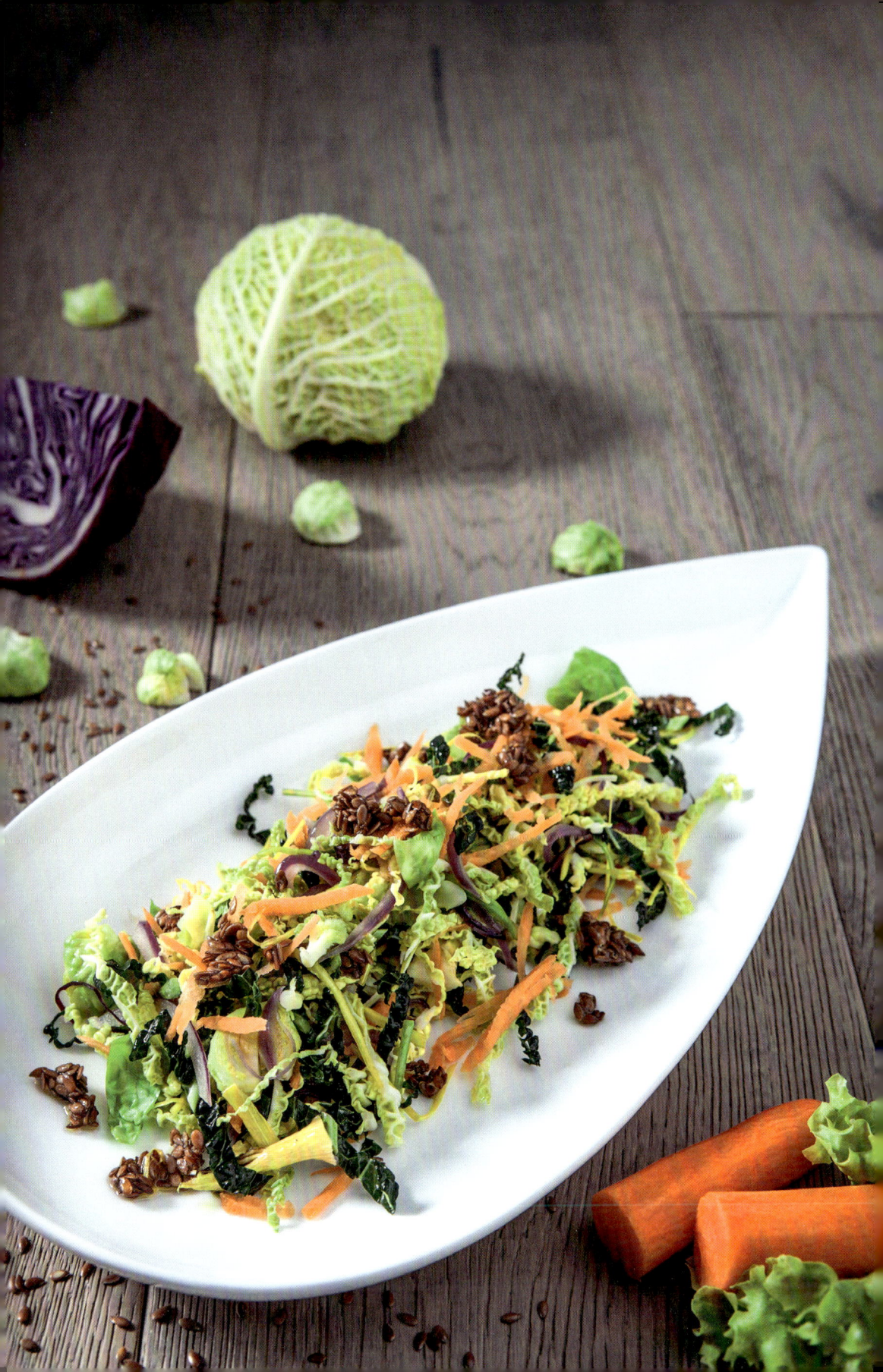

Salat „Florence"

2 Portionen ⏱ *ca. 10 Minuten* ●○○

50 g **Naturjoghurt**

1 EL **Mascarpone**

2 EL **Zitronensaft**

Salz und **Pfeffer**

Peperoncino

3 EL **Olivenöl**

1 EL **Schnittlauch**, fein geschnitten

1 **Tomate**, in Würfel geschnitten

Gemischte **Blattsalate**

200 g **Bresaola**, in Scheiben geschnitten

2 grüne **Spargelstangen**, in Scheiben geschnitten

1 EL **Basilikumpesto**

Zubereitung

- Joghurt, Mascarpone, Zitronensaft, Salz, Pfeffer und Peperoncino mit Olivenöl verrühren. Schnittlauch und Tomatenwürfel untermischen.
- Blattsalate putzen, waschen und eventuell zerkleinern.
- Salate auf Tellern anrichten, mit Joghurtmarinade beträufeln und mit Bresaola belegen. Mit Spargel und Basilikumpesto garniert servieren.

Tipp: Ersetzen Sie die Bresaola durch Carne Salada oder Bündner Fleisch.

Roastbeef auf Fenchel

2 Portionen ⏱ *ca. 10 Minuten + Garzeit* ●○○

1 **Fenchel**

2 EL **Olivenöl**

Salz und **Pfeffer** aus der Mühle

40 ml **Zitronensaft**

8 **Cocktailtomaten**, halbiert

150 g gebratenes **Roastbeef**, in dünne Scheiben geschnitten

Thymian zum Garnieren

Zubereitung

- Fenchel waschen, putzen und der Länge nach in dünne Scheiben schneiden. Einige Scheiben für die Garnitur beiseitestellen.
- Fenchel in Olivenöl etwa **3–4 Minuten** bei schwacher Hitze dünsten, mit Zitronensaft beträufeln und mit Salz und Pfeffer würzen
- Cocktailtomaten zufügen und weitere **1–2 Minuten** dünsten.
- Den Fenchelsalat auf Teller verteilen und Roastbeef darauf anrichten. Mit Fenchelscheiben, Thymian und gemahlenem Pfeffer garniert servieren.

Tipps: Das Roastbeef sollten Sie schon am Vortag rosa braten. Sie können den Fenchel auch roh servieren. Garen Sie die Cocktailtomaten zusammen mit Kräutern und 2 Esslöffeln Olivenöl im Backofen bei **70 Grad** etwa **1 Stunde**. Zum Garnieren eignet sich auch Kresse.

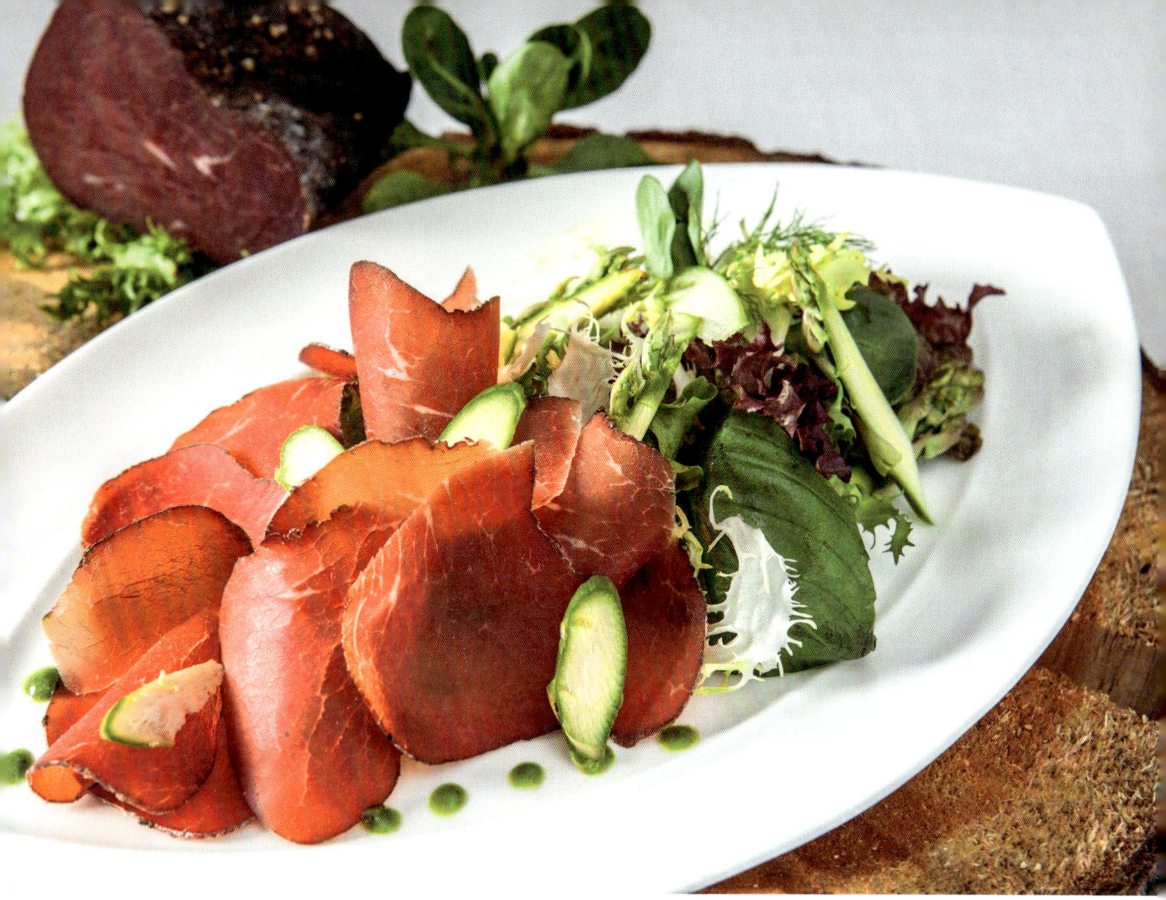

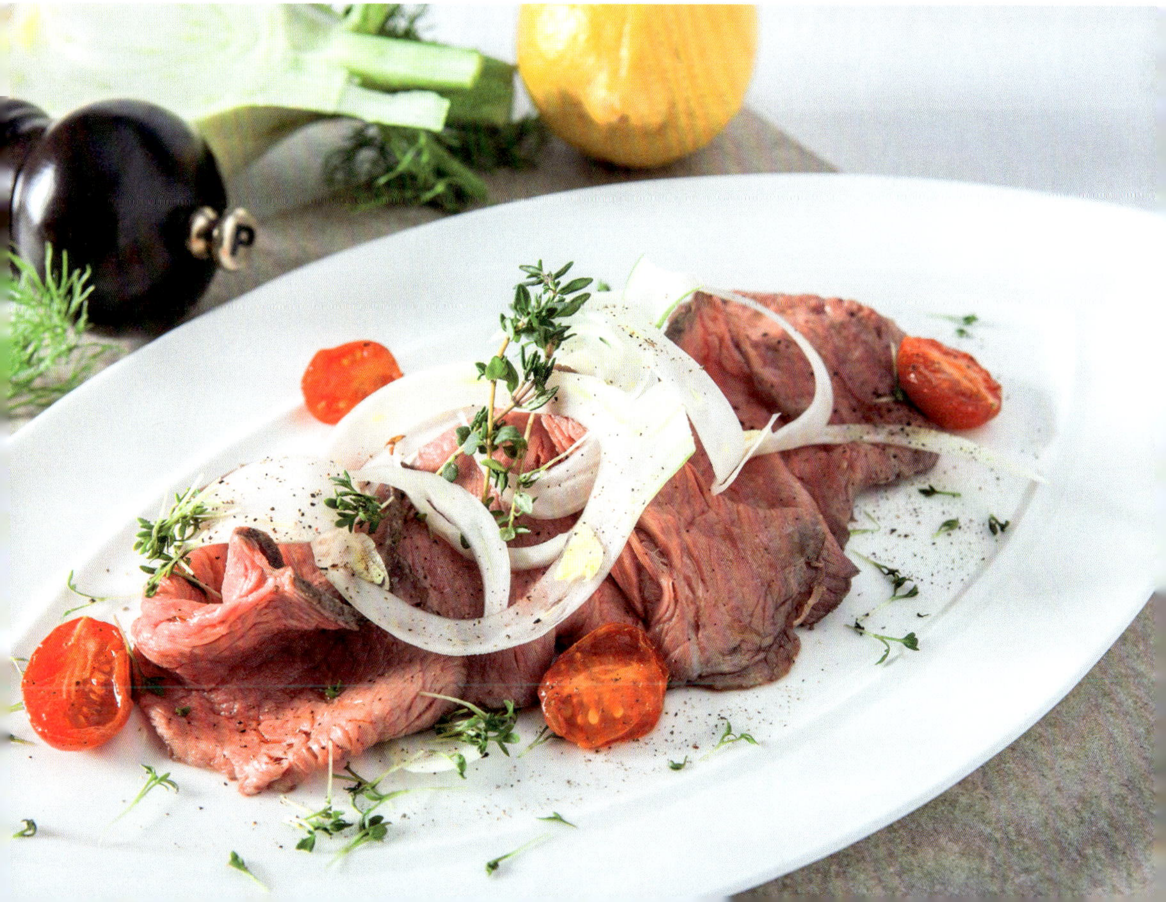

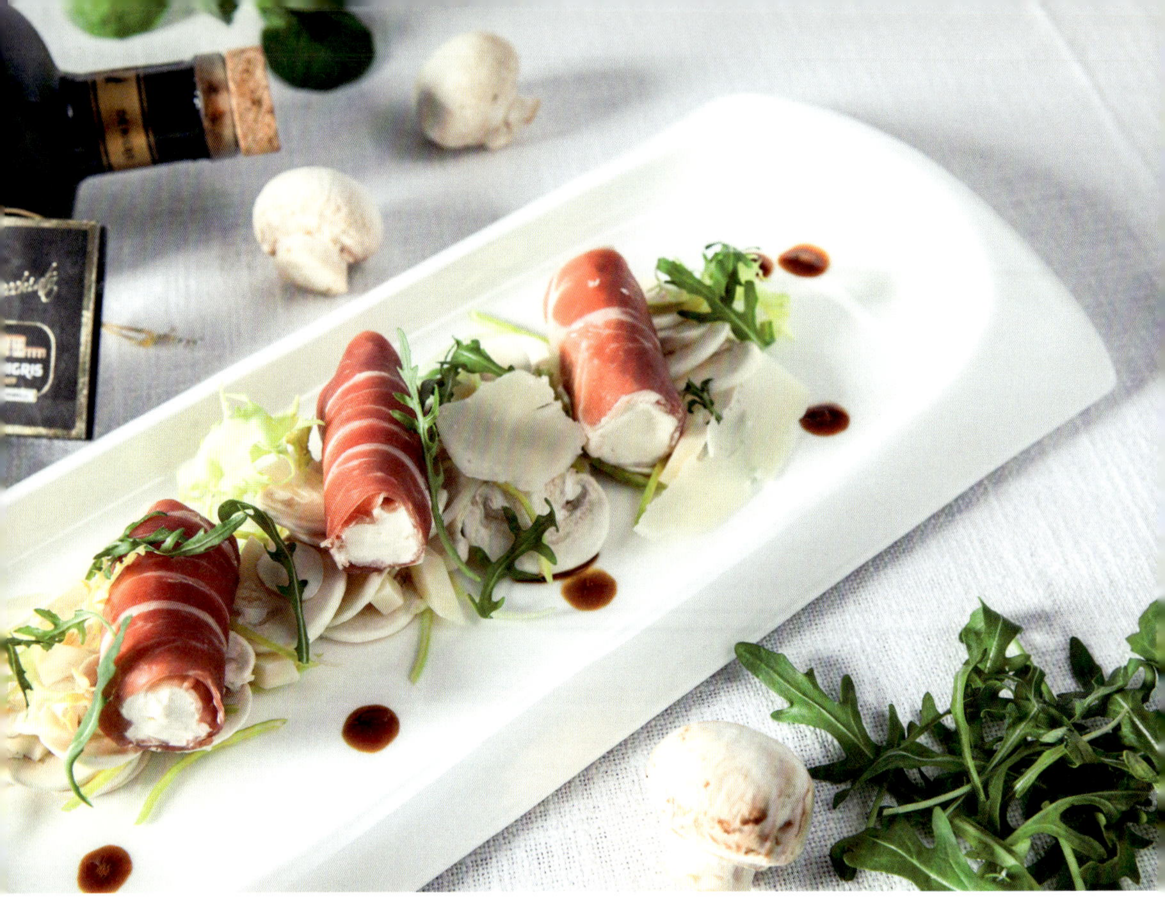

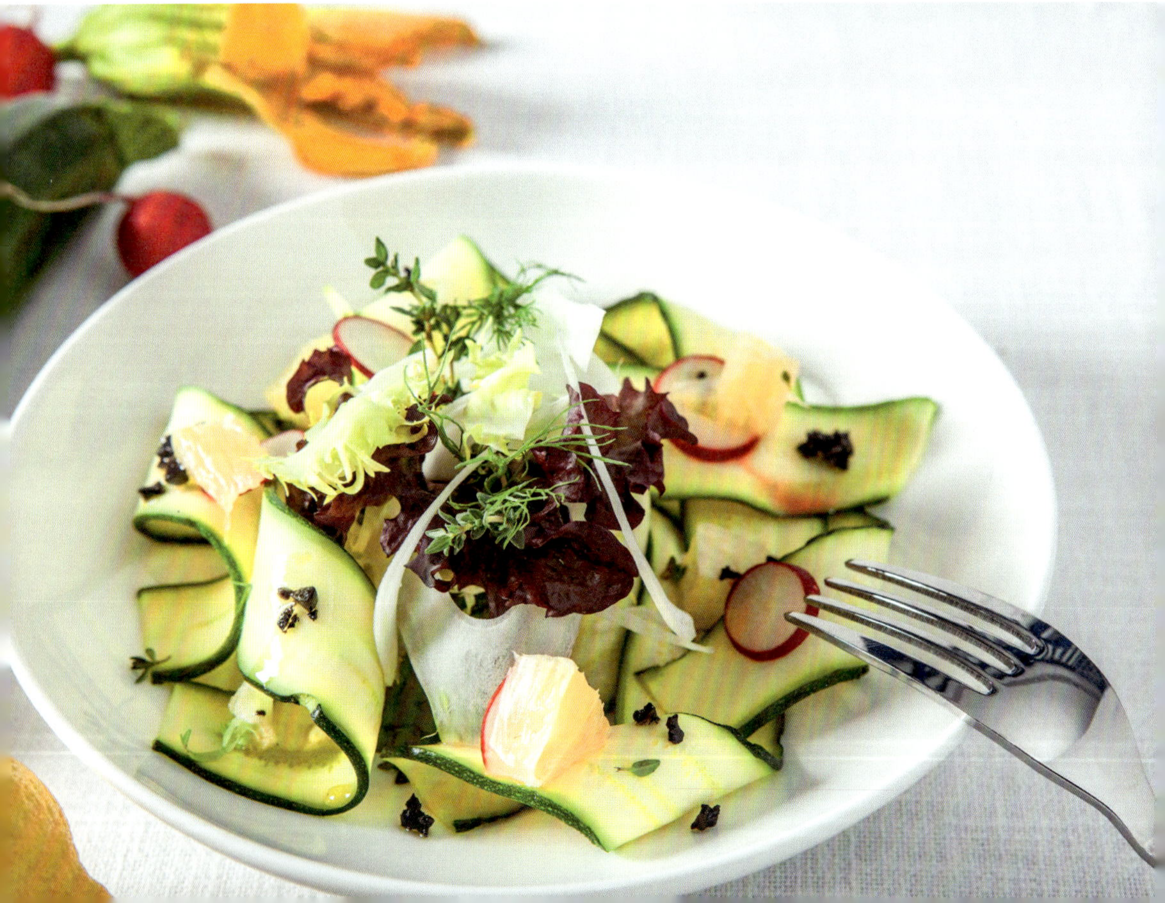

Rohschinkenröllchen

2 Portionen

 ca. 20 Minuten   ●○○

90 g **Ziegenfrischkäse**

60 g **Topfen** (Quark)

Salz und **Pfeffer** aus der Mühle

6 **Rohschinkenscheiben**

80 g **Champignons**

30 ml **Zitronensaft**

Rucola oder Zigorie (Löwenzahn)

Friséesalat

Parmesanspäne

2 EL **Balsamicoessig**

Zubereitung

- Ziegenfrischkäse mit Topfen glatt rühren und mit Salz und Pfeffer würzen.
- Frischkäsecreme auf Rohschinkenscheiben streichen und einrollen.
- Röllchen kühl stellen.
- Champignons putzen, in Scheiben schneiden und mit Zitronensaft und Salz marinieren.
- Rucola und Friséesalat waschen und trocken schleudern, mit Champignons auf Tellern anrichten.
- Die Rohschinkenröllchen daraufsetzen, mit Parmesanspänen bestreuen und mit Balsamicoessig beträufelt servieren.

Tipp: Anstelle von Rohschinken können Sie auch Speck verwenden.

Zucchini-Carpaccio

vegan

2 Portionen

 ca. 15 Minuten   ●○○

300 g **Zucchini**

60 ml **Zitronensaft**

4 EL **Olivenöl**

2 EL schwarze **Oliven**, fein gehackt

1 TL **Kapern**, fein gehackt

Salz und **Pfeffer** aus der Mühle

2 EL lauwarmes **Wasser**

1 **Zitrone**

Friséesalat

Eichblattsalat

Radieschen, in Scheiben geschnitten

Thymian zum Garnieren

Dill zum Garnieren

Zubereitung

- Zucchini waschen, putzen und längs in dünne Scheiben schneiden. Mit Zitronensaft und Olivenöl beträufeln.
- Oliven, Kapern, Salz, Pfeffer und Wasser verrühren. Über die Zucchinischeiben geben und marinieren lassen.
- Die Zitrone so schälen, dass die weiße Haut vollständig entfernt wird und Fruchtfleisch in Würfel schneiden.
- Zucchinischeiben auf Tellern anrichten. Mit Salatspitzen, Zitronenwürfeln, Radieschen und Kräutern garniert servieren.

Tipps: Lassen Sie die Zucchinischeiben etwa 2 Stunden in der Marinade ziehen. Dann wird der Geschmack intensiver. Sie können die Zucchinischeiben auch vorher grillen.

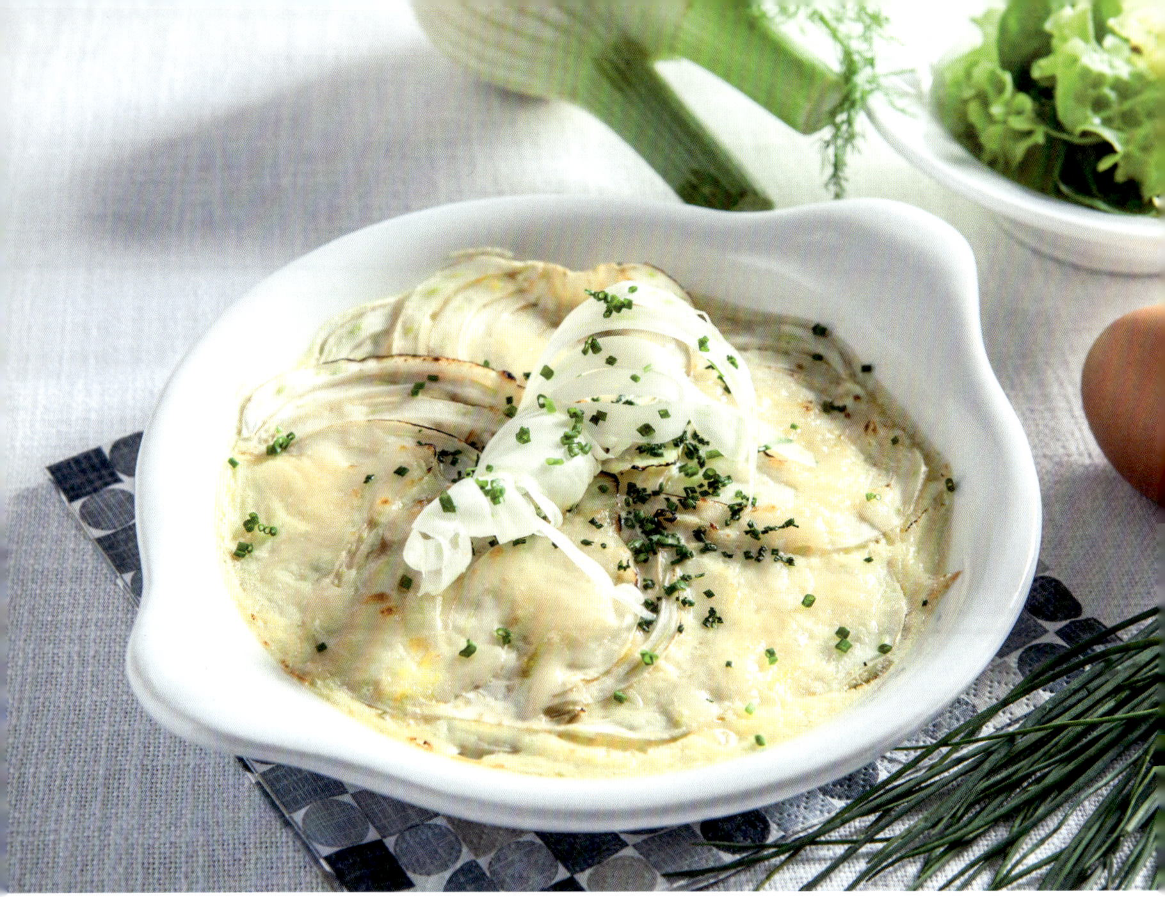

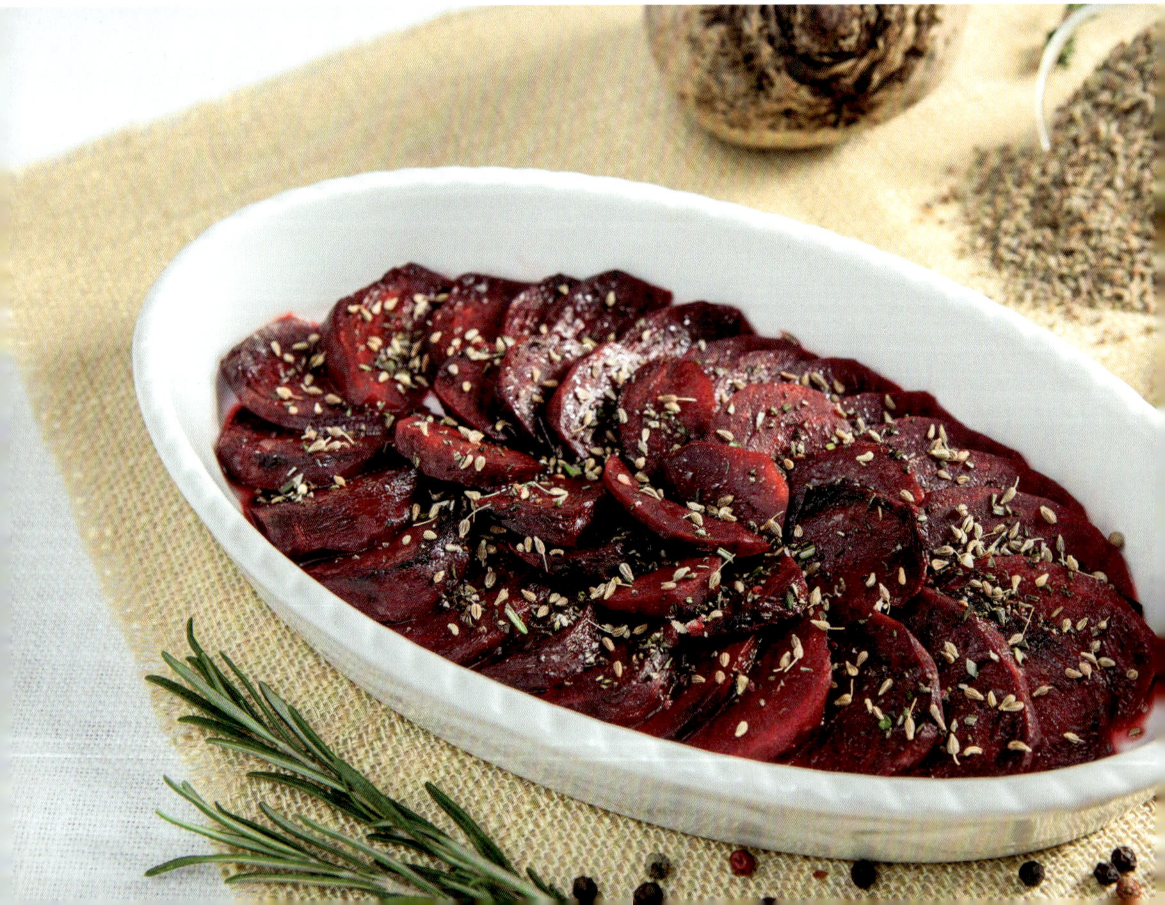

Fenchelpasticcio

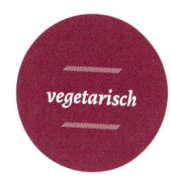
vegetarisch

2 Portionen ⊙ *ca. 15 Minuten + Backzeit* ●○○

400 g **Fenchel**

2 EL **Olivenöl**

Salz

1 TL **Oregano**

125 ml **Milch**

1 **Ei**

Pfeffer aus der Mühle

40 g **Parmesan**, gerieben

20 g **Butter**, zerlassen

1 TL **Schnittlauch**, fein geschnitten

Zubereitung

• Fenchel waschen, putzen, halbieren und in dünne Scheiben schneiden. Einige Fenchelscheiben in kaltes Wasser legen und beiseitestellen.

• Fenchelscheiben in eine mit Olivenöl eingefettete feuerfeste Form legen.

• Salzen und mit Oregano würzen. Kurz stehen lassen, damit der Fenchel durchzieht und weich wird.

• Milch und Ei gut verquirlen, mit Salz und Pfeffer würzen.

• Ei-Milch-Gemisch über den Fenchel gießen, mit Parmesan bestreuen und mit Butter beträufeln.

• Im vorgeheizten Backofen bei **170 Grad** etwa **15 Minuten** goldgelb überbacken.

• Pasticcio mit Fenchelscheiben und Schnittlauch garnieren und servieren.

Überbackene Rohnen

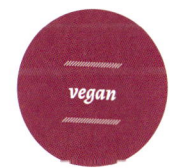
vegan

2 Portionen ⊙ *ca. 10 Minuten + Garzeit* ●○○

350 g **Rohnen** (Rote Bete)

20 ml **Kokosöl**

20 ml **Olivenöl**

100 ml **Wasser**

Salz

½ TL **Rosmarin**, fein gehackt

½ TL **Thymian**, fein gehackt

1 EL **Fenchelsamen**, fein gehackt

1 EL **Apfelessig**

Zubereitung

• Rohnen schälen und in Scheiben schneiden.

• In eine feuerfeste Form legen, Kokosöl und Olivenöl darüberträufeln und mit Wasser aufgießen. Mit Salz, Rosmarin, Thymian und Fenchelsamen würzen.

• Mit Backpapier abdecken und im vorgeheizten Backofen bei **140 Grad** etwa **40 Minuten** garen.

• Auf Tellern anrichten und mit Apfelessig beträufelt servieren.

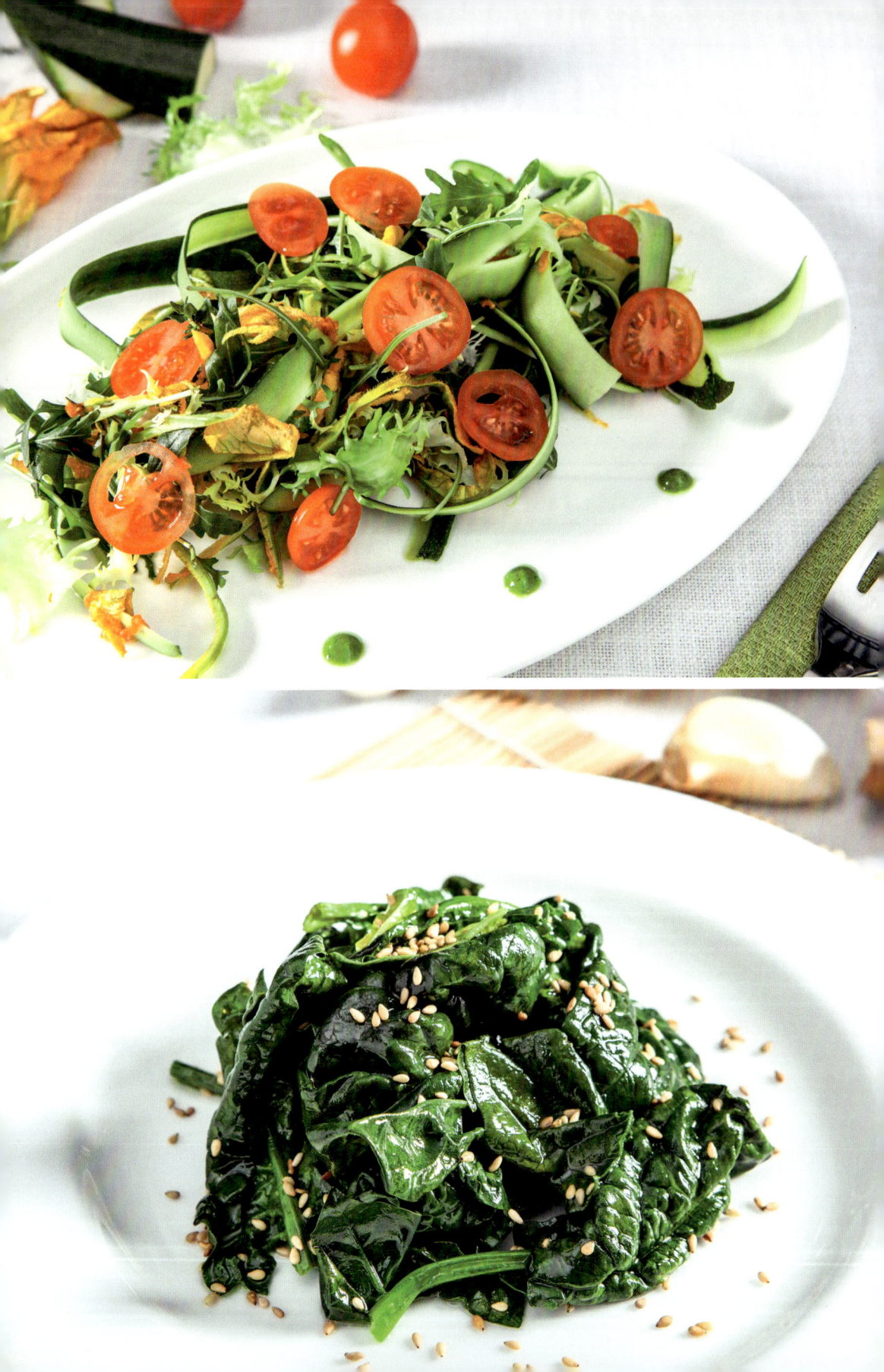

Zucchinistreifen mediterraner Art

2 Portionen   ca. 15 Minuten   ●○○

400 g **Zucchini**

Kräutersalz

2 EL **Zitronensaft**

2 EL **Olivenöl**

Blattsalate der Saison

Kräuter (Basilikum, Zitronenmelisse, Zitronenthymian, Zitronenverbene, Rosmarin, Salbei), fein gezupft

Cocktailtomaten, in Scheiben geschnitten

1 **Zucchiniblüte**, gezupft

2 EL schwarze **Oliven**, fein geschnitten

1 EL **Rucolapesto** oder Basilikumpesto

Zubereitung

- Zucchini waschen, putzen und mit einem Kartoffelschäler in dünne Streifen schneiden.
- Kräutersalz, Zitronensaft und Olivenöl gut verrühren und Zucchinistreifen damit marinieren.
- Blattsalate, Kräuter und Zucchinistreifen auf Teller verteilen. Mit Tomaten, Zucchiniblüten, Oliven und Rucolapesto garniert servieren.

Tipp: Servieren Sie die mediterranen Zucchinistreifen als Beilage zu Fischgerichten.

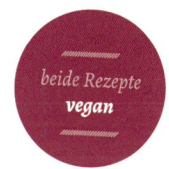

beide Rezepte **vegan**

Spinat mit Ingwer und Sesam

2 Portionen   ca. 10 Minuten + Garzeit   ●○○

Zutaten

500 g **Spinat**

2 EL **Olivenöl**

1 TL **Ingwer**, geschält und fein gehackt

1 TL **Knoblauchzehe**, fein gehackt

Salz und **Pfeffer** aus der Mühle

2 EL **Zitronensaft**

3 EL **Olivenöl**

1 TL **Sesam**, leicht geröstet

Zubereitung

- Spinat putzen, waschen und trocken schleudern.
- Mit Olivenöl, Ingwer und Knoblauch in einen Kochtopf geben, salzen und pfeffern.
- Den Spinat etwa **2–3 Minuten** dünsten lassen.
- Abseihen und mit Zitronensaft und Olivenöl würzen.
- Den Spinat auf Teller verteilen und mit Sesam bestreut servieren.

Tipps: Lassen Sie den Spinat nicht zu lange dünsten, sonst verliert er seine grüne Farbe und wird unansehnlich. Sie können zusätzlich auch noch in Würfel geschnittene Schalotten mitdünsten. Der Spinat passt gut zu Fisch- oder Fleischgerichten.

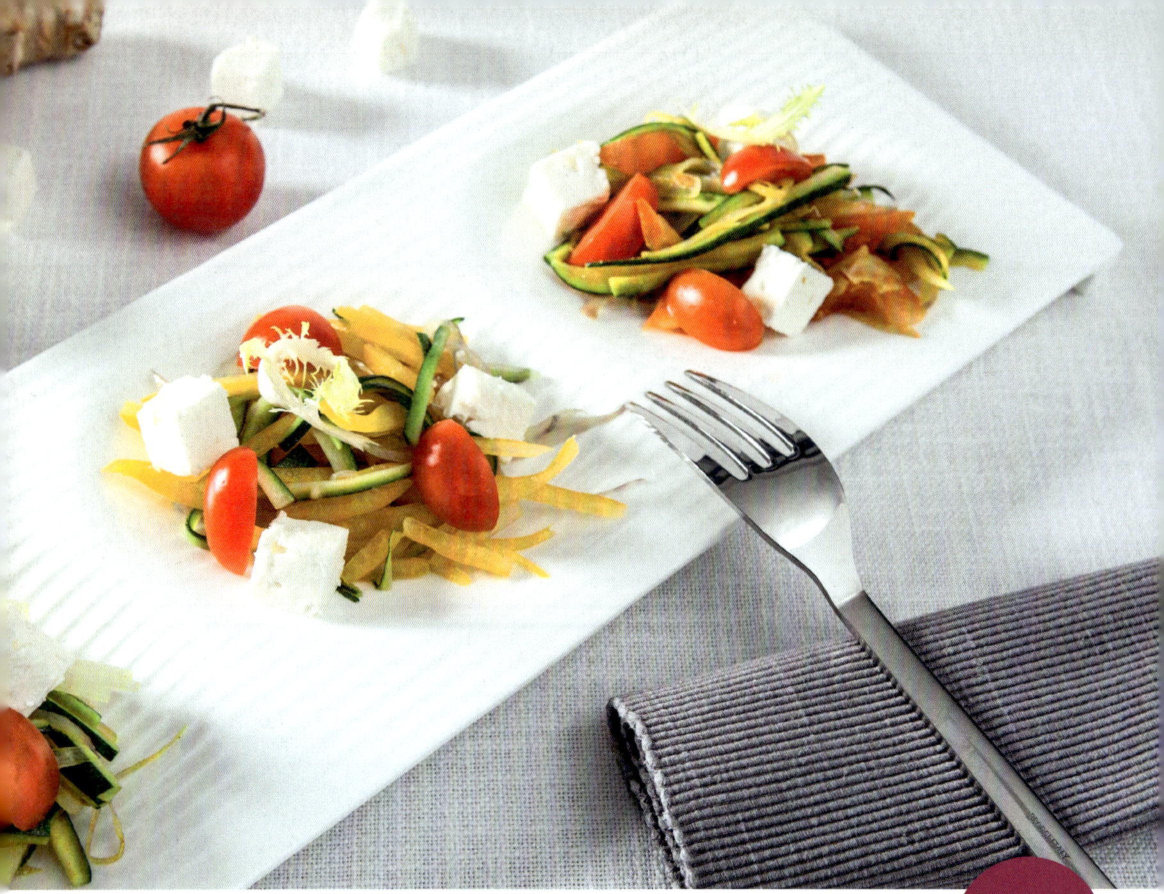

Gemüsefantasie mit Feta

2 Portionen   ⌁ *ca. 20 Minuten*   ●○○

2 **Schalotten**, fein geschnitten

150 g **Peperoni** (Paprika), in Streifen geschnitten

2 **Zucchini**, in Streifen geschnitten

3 EL **Olivenöl**

1 **Knoblauchzehe**, fein gehackt

Salz

Kurkuma

etwas **Ingwer**, fein gerieben

1 **Tomate**

80 g **Feta**

6 **Cocktailtomaten**

Balsamicoessig

Olivenöl

Friséesalat

Zubereitung

- Schalotten, Peperoni und Zucchini in Olivenöl knackig dünsten.
- Am Ende der Garzeit Knoblauch dazugeben.
- Mit Salz, Kurkuma und Ingwer würzen.
- Tomate und Feta in Würfel schneiden, Cocktailtomaten halbieren oder vierteln.
- Tomatenwürfel unterheben.
- Balsamicoessig und Olivenöl zu einer Vinaigrette verrühren.
- Das Gemüse auf Tellern anrichten, mit Feta, Cocktailtomaten und Friséesalat garnieren. Mit Vinaigrette beträufeln und servieren.

Tipps: Dieses Gericht eignet sich gut als Antipasto, z. B. beim Grillen. Sie können das Gemüse auch noch mit Oliven garnieren.

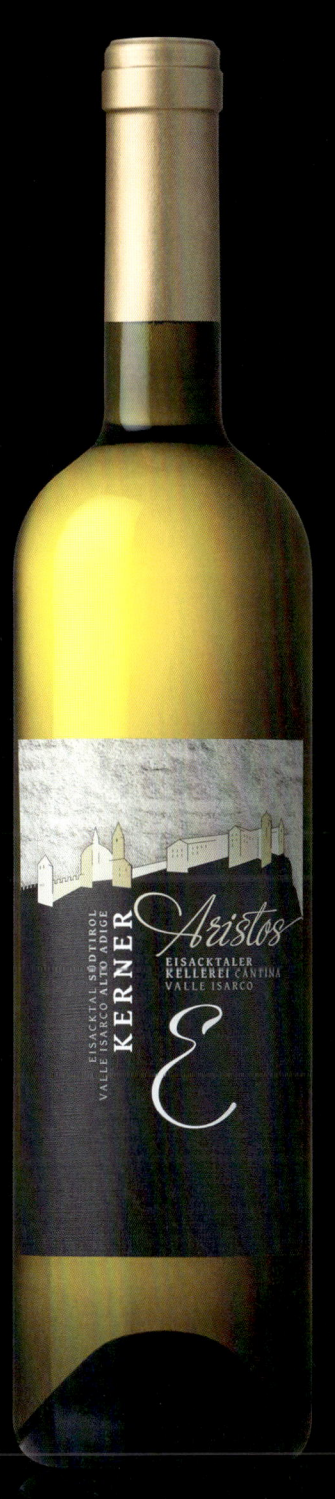

Qualität
ohne
Kompromisse

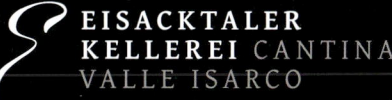

Fleisch

Auf die Zuchtform
und die Zubereitung kommt es an

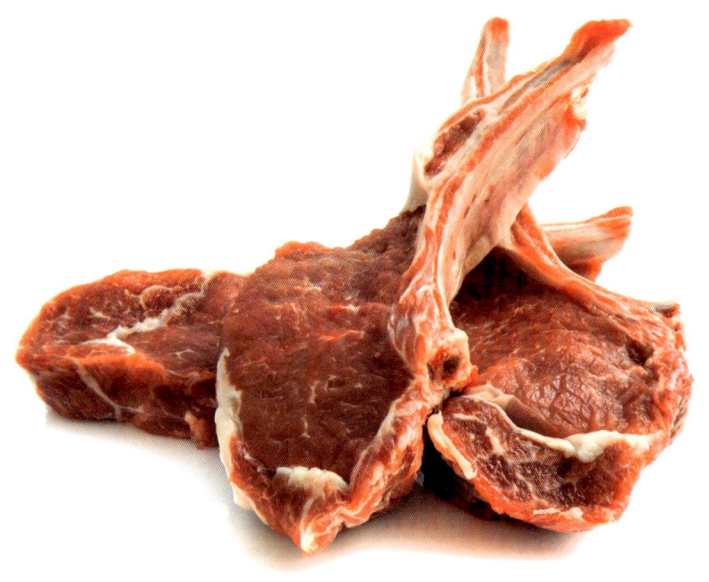

In 39 bis 42 Tagen

erreicht ein Hühnchen in der Massentierhaltung sein Schlachtgewicht. Zum Vergleich: Ein Huhn aus einem Betrieb, in dem es artgerecht gehalten wird, lebt doppelt so lange, und zwar 80 Tage.

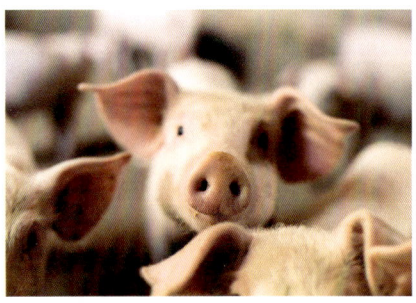
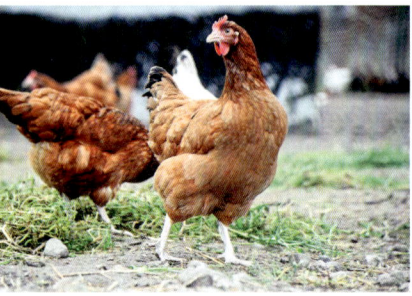
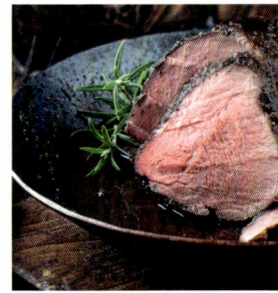

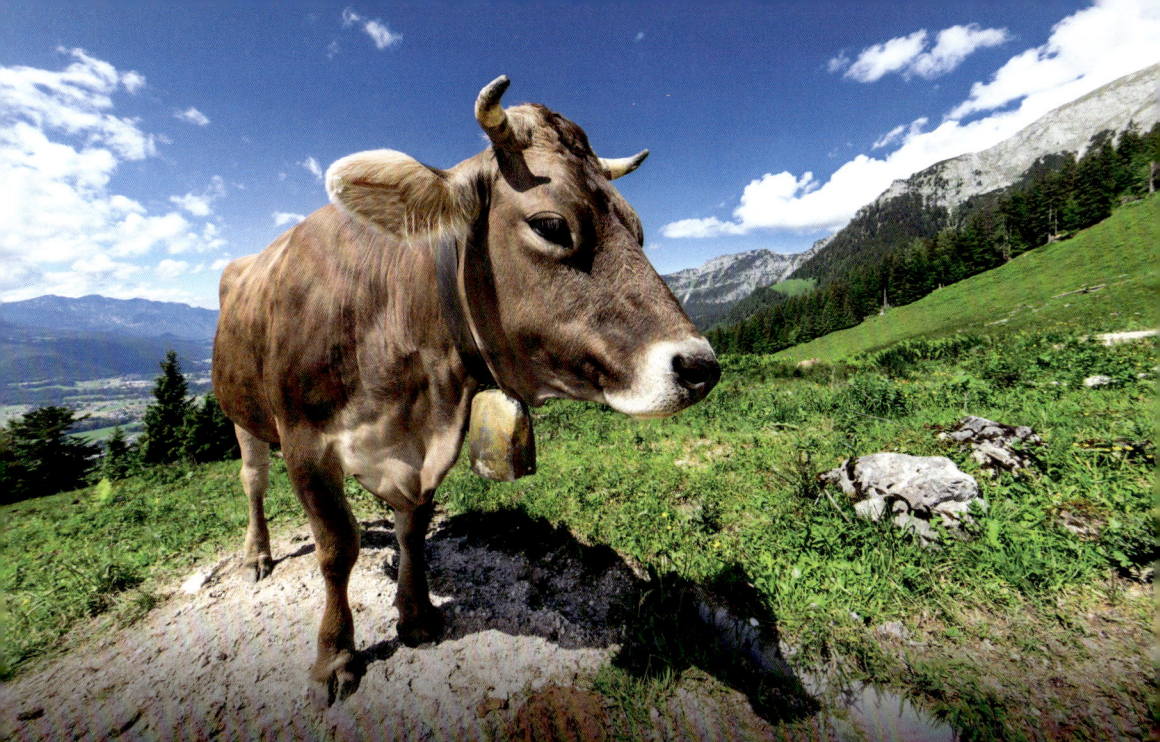

Die Angst geht um – und zwar vor rotem Fleisch. Seit in großen Schlagzeilen verkündet wurde, dass rotes Fleisch krebserregend ist, verzichten viele lieber darauf. Zu Recht? Müssen wir uns tatsächlich Sorgen machen? Es lohnt sich auf jeden Fall, das Thema etwas näher zu betrachten. Rotes Fleisch durch weißes zu ersetzen, also durch Hühnchen oder Truthahn, ist nicht immer die bessere Wahl. Die meisten fragen sich nämlich nicht, woher das Fleisch kommt. Dabei werden gerade Küken häufig **mit Hormonen und Antibiotika vollgestopft**, damit sie, kaum einen Monat alt, groß genug für den Verkauf sind. Wenn Sie also gerne Geflügel jeglicher Art essen, dann achten Sie bitte darauf, woher das Fleisch kommt.

Nun zum roten Fleisch: Darunter versteht man Fleisch von Rind, Schwein, Lamm, Schaf, Pferd und Ziege. Der Begriff „verarbeitetes Fleisch" bezieht sich auf Fleisch, das durch Reifung, Pökeln, Fermentierung, Räucherung oder andere Prozesse geschmacklich verfeinert und auch haltbarer gemacht wurde. Verarbeitete Fleischprodukte enthalten meist Schweine- oder Rindfleisch, oft aber auch Geflügelfleisch, Eingeweide und auch Nebenprodukte wie Blut. Beispiele für verarbeitetes Fleisch sind Würste, Schinken, gepökeltes Fleisch, Trocken- oder Dörrfleisch, Dosenfleisch und verschiedene Zubereitungen auf Fleischbasis.

Neben der Verarbeitung sollte man auch, die oft unangemessene und in meinen Augen meist unbekannte Menge an **Zusatz- und Farbstoffen** prüfen, die zur Geschmacksverstärkung, für eine längere Haltbarkeit und für das schönere Aussehen zum Fleisch gegeben werden und die in der Tat schädlich für die Gesundheit sind. Dazu kommt, dass Fleisch häufig in überhitzten pflanzlichen Ölen zubereitet wird, die voller gesundheitsschädlicher Transfettsäuren sind.

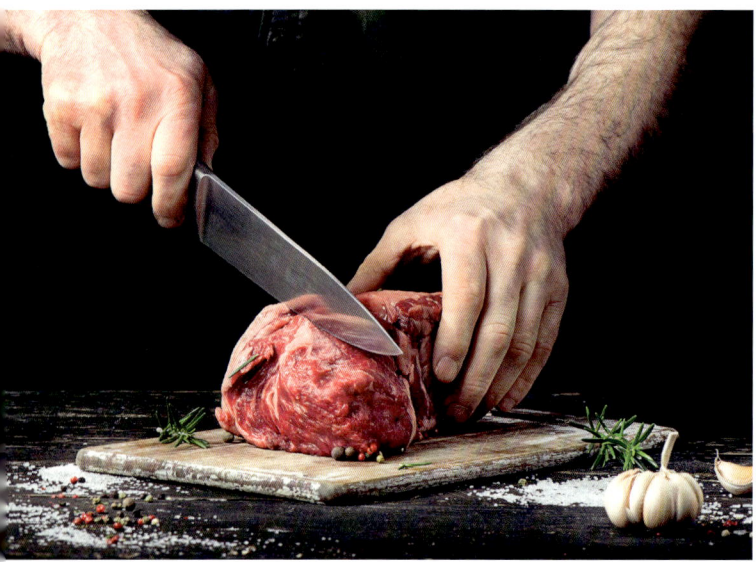

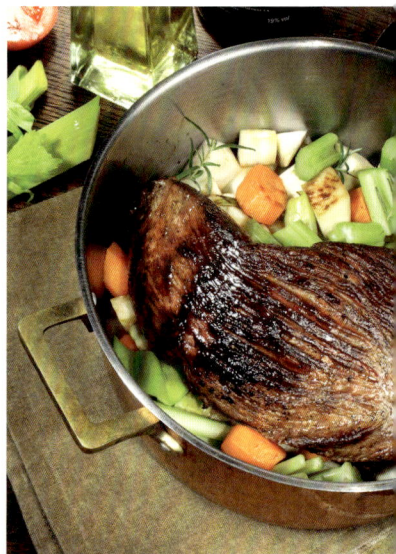

Solches Fleisch hat nicht mehr viel mit dem natürlichen Fleisch zu tun – das leuchtet jedem ein. Geben Sie deshalb, **Fleisch aus artgerechter Züchtung** den Vorzug, und zwar dem Fleisch von Tieren, die sich von Gras und Heu ernähren konnten und in Bio-Betrieben gezüchtet wurden. Ebenso wichtig ist die Zubereitung: Wird Fleisch bei zu hohen Temperaturen gekocht oder in direkten Kontakt mit dem Feuer oder heißen Oberflächen gebracht, wie zum Beispiel beim Grillen oder auch beim Frittieren, entstehen krebserregende Substanzen, z.B. heterozyklische aromatische Amine und polyzyklische aromatische Kohlenwasserstoffe.

Wenn ich also von Fleisch spreche, dann beziehe ich mich immer auf eine artgerechte Züchtung und eine gesunde Zubereitung – unabhängig davon, von welchem Tier es kommt.

Viele gesunde Inhaltsstoffe

Der Mensch verzehrt seit jeher Fleisch, also seit über 2,5 Millionen Jahren. **Fleisch enthält zahlreiche für unseren Körper wichtige Nährstoffe.** Etwa 20 Prozent seines Gewichtes sind Proteine. Die essenziellen Aminosäuren sind vom Körper direkt verwertbar. Die Mikronährstoffe im Fleisch – Eisen, Selen, Zink und B-Vitamine – können vom Körper viel leichter aufgenommen werden als jene pflanzlicher Herkunft. Außerdem enthält das Fleisch von Tieren, die mit Gras und Heu ernährt wurden, deutlich mehr Omega-3-Fettsäuren als anderes Fleisch. Fleisch ist zudem reich an Antioxidantien sowie an Nährstoffen (z.B. Glutathion, Creatin, Carnosin, Taurin und Ubichinon), die für die Zellgesundheit wichtig sind.

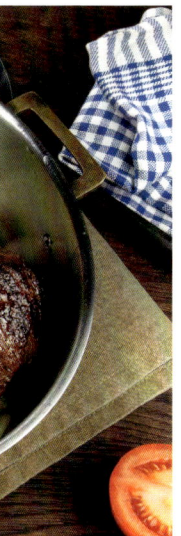
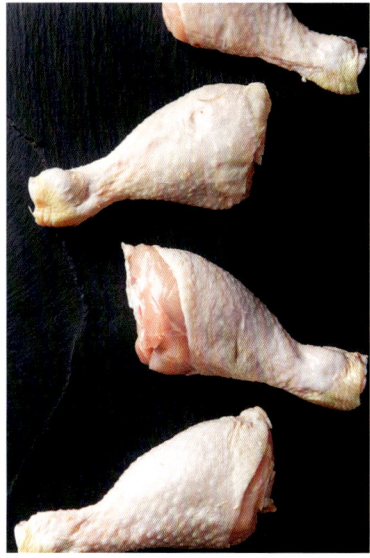

damit ihr Schlachtgewicht in 39 bis 42 Tagen. Zum Vergleich: In Betrieben mit artgerechter Haltung leben Hühnchen immerhin 80 Tage. Fleisch-Hühnchen werden, im Unterschied zu Hennen, ausschließlich am Boden gehalten. Das wäre eine durchaus positive Tatsache, wenn die Tiere in ihrem Verschlag nicht auf engstem Raume zusammengepfercht leben müssten: 17 bis 20 Tiere auf einem Quadratmeter.

Erschütternd ist auch, dass in den italienischen Hühnermastbetrieben Antibiotika gang und gäbe sind. In der Viehzucht sind Hühner und Schweine jene Tierarten, die am meisten Antibiotika konsumieren (müssen). Und genau hier entsteht das Problem: Damit können die Tiere Antibiotikaresistenzen auf den Menschen übertragen. Bakterien, die in den Zuchtbetrieben und im Fleisch enthalten sind, reagieren nicht mehr auf bestimmte Antibiotika – und gelangen auch auf den Menschen, der damit ebenfalls Antibiotikaresistenzen entwickelt.

In Italien werden in der Tierzucht – nach Zypern und Spanien – europaweit am meisten Antibiotika eingesetzt: drei Mal so viel wie in Frankreich, etwas weniger als doppelt so viel wie in Deutschland und fünf Mal so viel wie in Großbritannien.

Ist Hühnerfleisch wirklich gesünder?

Viele essen Hühner- oder Truthahnfleisch im Glauben, dies sei gesünder. Doch was bedeutet in diesem Fall eigentlich „gesund"?

In Europa werden jährlich über sechs Milliarden Hühner geschlachtet: Zehn Millionen Tonnen Hühnerfleisch gelangen dadurch auf den Markt. In Italien sind es etwa 500 Millionen Hühner, die jedes Jahr geschlachtet werden; pro Jahr sind das etwa 1,3 Millionen Tonnen Hühnerfleisch – pro Kopf 19,85 Kilogramm. 99 Prozent der in Italien verzehrten Hühnchen stammen aus italienischer Produktion, über 95 Prozent aus Intensivhaltung.

Es gibt keine andere gezüchtete Tierart, die so schnell wächst wie ein Hühnchen. In Intensivhaltungen legen Hühnchen pro Tag bis zu 90 Gramm zu und erreichen

Hamburger in Herzform

2 Portionen ca. 15 Minuten + Garzeit ●●○

FÜR DIE HAMBURGER

200 g faschiertes **Rind-fleisch** und **Kalbfleisch**

2 EL **Petersilie**, fein geschnitten

1 **Spargelstange**, klein geschnitten

Salz und **Pfeffer**

50 g **Mozzarella**, in Würfel geschnitten

2 EL **Kokosöl**

FÜR DEN SALAT

3–4 grüne **Spargelstangen**

50 g **Peperoniwürfel**

2 EL **Schnittlauch**, fein geschnitten

Salz und **Pfeffer**

1 EL **Zitronensaft**

2 EL **Olivenöl**

Hamburger

- Faschiertes Fleisch mit Petersilie, Spargelstückchen, Salz und Pfeffer vermischen.
- Aus der Hälfte der Masse herzförmige Laibchen formen und mit Mozzarella belegen.
- Die Laibchen mit der restlichen Masse bedecken und in eine mit Kokosöl eingefettete feuerfeste Form geben.
- Im vorgeheizten Backofen bei **180 Grad** etwa **10 Minuten** braten. Form mit einem Deckel verschließen und weitere **5 Minuten** garen.

Salat

- Spargel schälen und beliebig schneiden. Peperoniwürfel untermengen.
- Mit Schnittlauch, Salz, Pfeffer, Zitronensaft und Olivenöl würzen.

Fertigstellung

- Hamburger auf Teller geben und mit dem Salat servieren.

Hühnerschnitzel mit Mango

2 Portionen ca. 20 Minuten ●○○

100 g rote **Peperoni** (Paprika), in Streifen geschnitten

2 EL **Olivenöl**

Salz und **Pfeffer**

4–6 kleine **Hühnerschnitzel**

Friséesalat

Eichblattsalat

2 **Radieschen**, in Scheiben geschnitten

½ **Mango**, in Spalten geschnitten

Balsamicoessig

3 EL **Olivenöl**

Zubereitung

- Peperoni in Olivenöl andünsten, mit Salz und Pfeffer würzen und aus der Pfanne nehmen.
- Fleisch salzen und pfeffern und in derselben Pfanne kurz anbraten.
- Salate waschen, putzen und in mundgerechte Stücke zupfen.
- Zusammen mit Radieschen, Mango und Peperoni auf Tellern anrichten.
- Die Schnitzel daraufsetzen und alles mit Balsamicoessig und Olivenöl beträufeln.

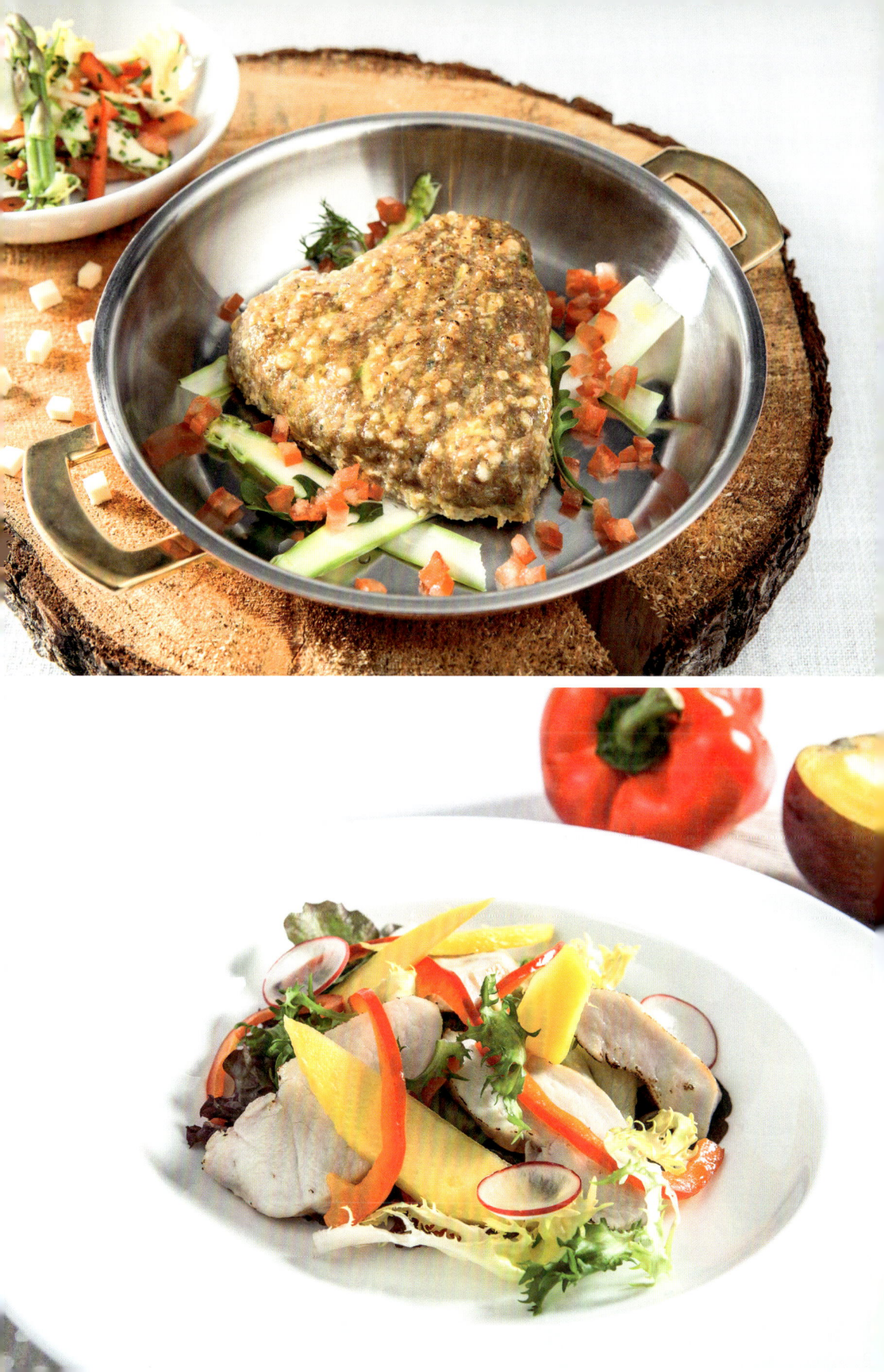

Truthahnröllchen mit Kürbiscreme

2 Portionen   *ca. 30 Minuten + Garzeit* ● ● ○

FÜR DIE KÜRBISCREME

200 g **Kürbis**, geputzt

Salz und **Pfeffer** aus der Mühle

40 ml **Olivenöl**

2 EL **Zitronensaft**

FÜR DIE FÜLLUNG

½ **Radicchio**

2 EL **Olivenöl**

Salz und **Pfeffer** aus der Mühle

1 EL **Zitronensaft**

WEITERES

2 **Truthahnschnitzel**

Salz und **Pfeffer** aus der Mühle

Olivenöl

Blattsalate

Kürbiskerne, leicht geröstet

Thymian

Kräuteröl

Kürbiscreme

- Kürbis in grobe Würfel schneiden, mit Salz und Pfeffer würzen und mit Olivenöl beträufeln.
- Im Backofen bei **120 Grad** so lange garen, bis der Kürbis weich ist.
- Mit Zitronensaft abschmecken und im Mixer pürieren.

Füllung

- Radicchio waschen und längs in Streifen schneiden.
- In Olivenöl dünsten und mit Salz, Pfeffer und Zitronensaft würzen.

Fertigstellung

- Truthahnschnitzel mit gedünstetem Radicchio belegen, einrollen und mit Salz und Pfeffer würzen.
- Die Röllchen in einer Pfanne mit Olivenöl auf allen Seiten braten und am Herdrand kurz nachziehen lassen.
- Die Kürbiscreme auf Teller verteilen. Die Röllchen halbieren und darauf anrichten. Mit Salaten, Kürbiskernen, Thymian und Kräuteröl garniert servieren.

Tipps: Damit die Röllchen beim Braten nicht auseinanderfallen, fixieren Sie sie mit einem Zahnstocher. Die Kürbiscreme können Sie bereits am Vortag zubereiten. Verfeinern Sie die Kürbiscreme noch mit Knoblauch, Rosmarin und Thymian.

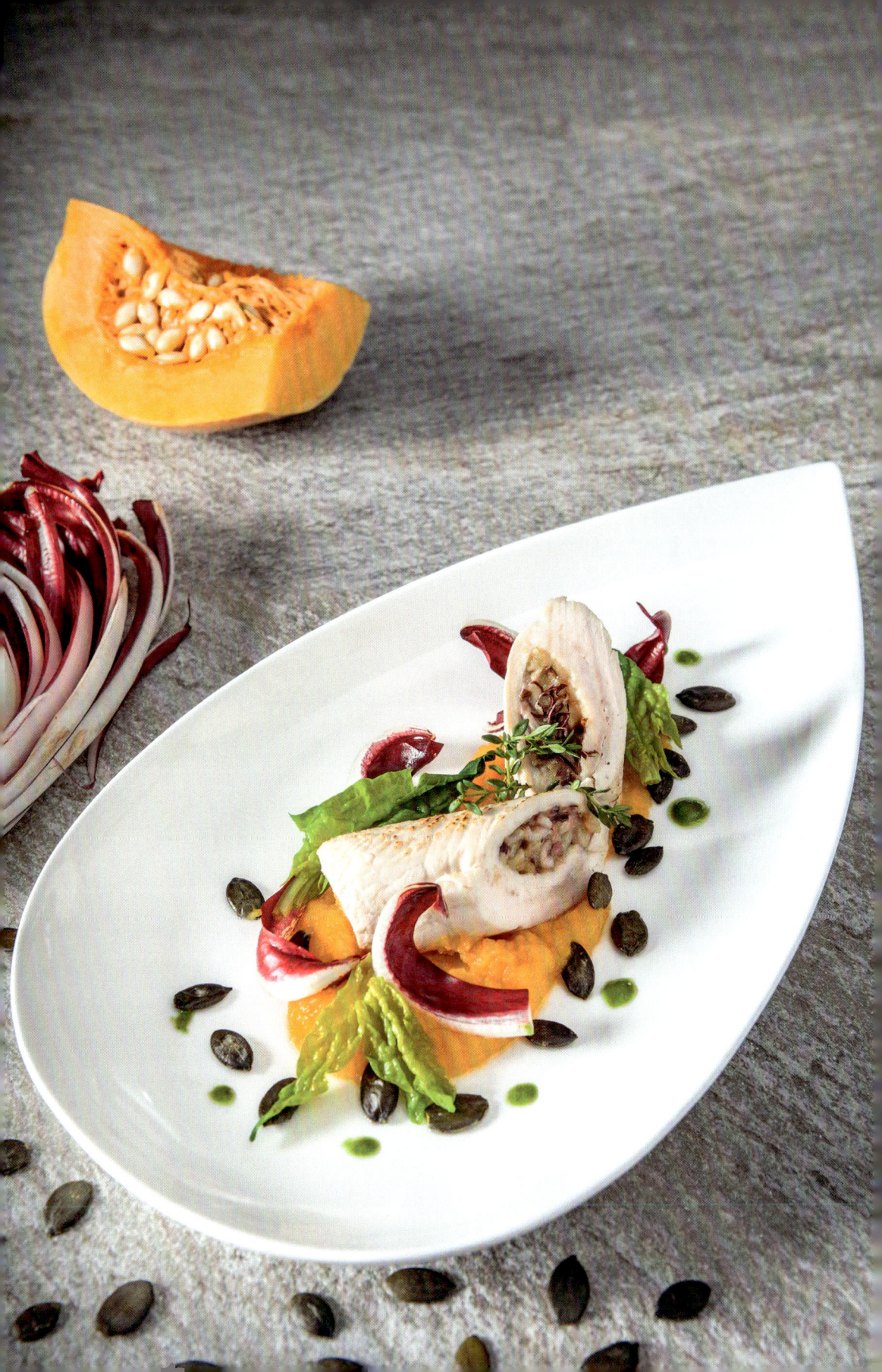

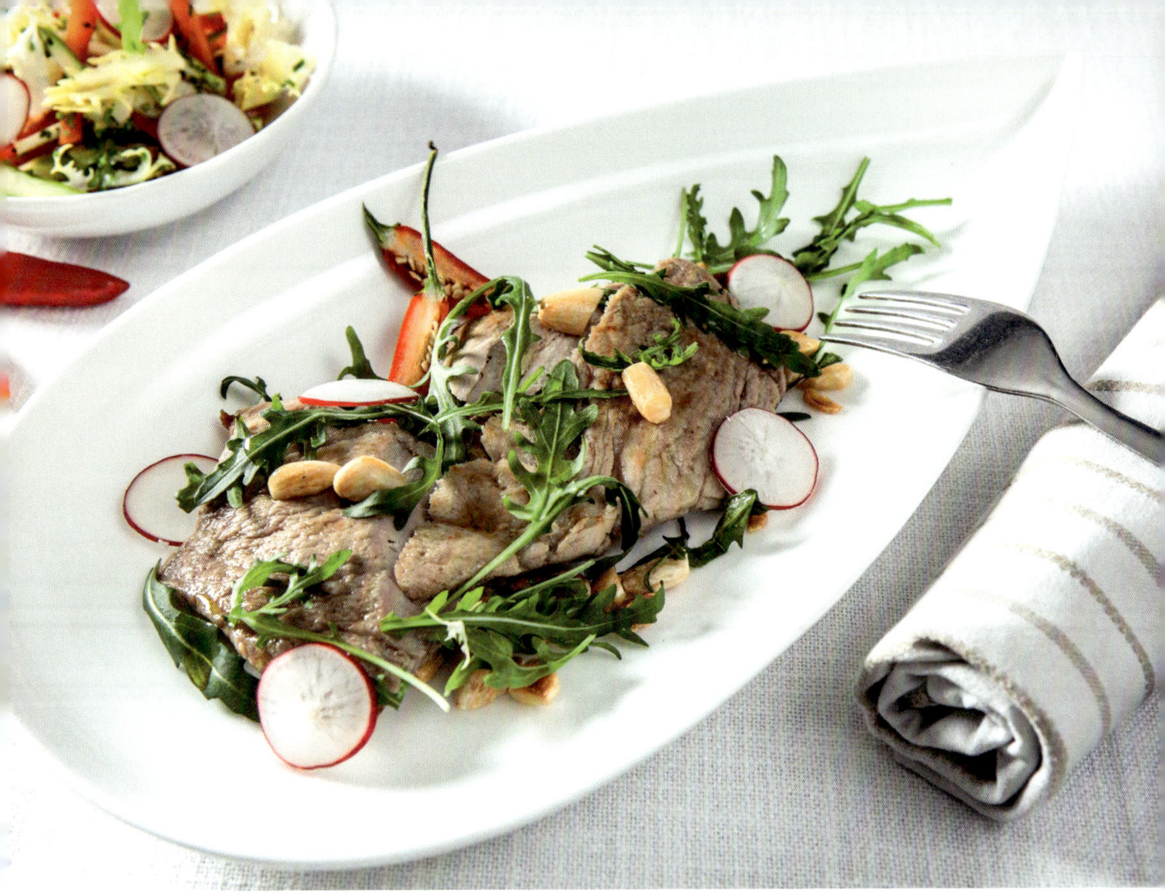

Schweinsschnitzel mit Mandeln

2 Portionen   ca. 20 Minuten   ●○○

20 g geschälte **Mandeln**

2 EL **Kokosöl**

80 g **Rucola** oder Löwenzahn

2 **Schweinsschnitzel**

Salz und **Pfeffer** aus der Mühle

1 EL **Mandelmehl**

50 ml **Weißwein**

Peperoncino, gemahlen

2 **Radieschen**, in Scheiben geschnitten

Zubereitung

- Mandeln in 1 Esslöffel Kokosöl leicht rösten.
- Zum Rucola geben und untermischen.
- Schnitzel mit Salz und Pfeffer würzen, in Mandelmehl wälzen und mit dem restlichen Kokosöl in derselben Pfanne auf beiden Seiten braten.
- Die Schnitzel herausnehmen und warm halten.
- Den Bratensatz mit Weißwein ablöschen und mit Peperoncino würzen. Etwas einkochen lassen und Sauce über die Schnitzel gießen.
- Den Mandel-Rucola-Salat auf Teller verteilen und die Schnitzel darauf anrichten. Mit Radieschen garniert servieren.

Tipps: Servieren Sie dazu einen gemischten Salat. Beträufeln Sie das Schnitzel mit pikantem Öl.

SIE WOLLEN EINEN GUTEN RATGEBER?

DIE STEHEN HINTER UNSERER THEKE!

Mit Stolz bieten wir Ihnen neben einer persönlichen Beratung frische Südtiroler Fleisch- und Wurstwaren, sowie hauseigene Gewürzmischungen in höchster Qualität – gerne auch laktose- oder glutenfrei. Wir bieten Ihnen neue Spezialitäten wie unser Dry Aged Beef oder Chianina-Rind. Bei Events stehen wir Ihnen mit unserem Catering-Service tatkräftig zur Seite.

www.hannesmair.com

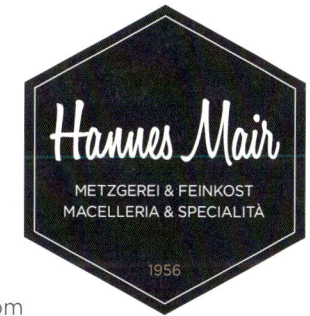

Hannes Mair
METZGEREI & FEINKOST
MACELLERIA & SPECIALITÀ
1956

Hauptstraße 9, 39018 Terlan (BZ) • T 0471 257114 • info@hannesmair.com

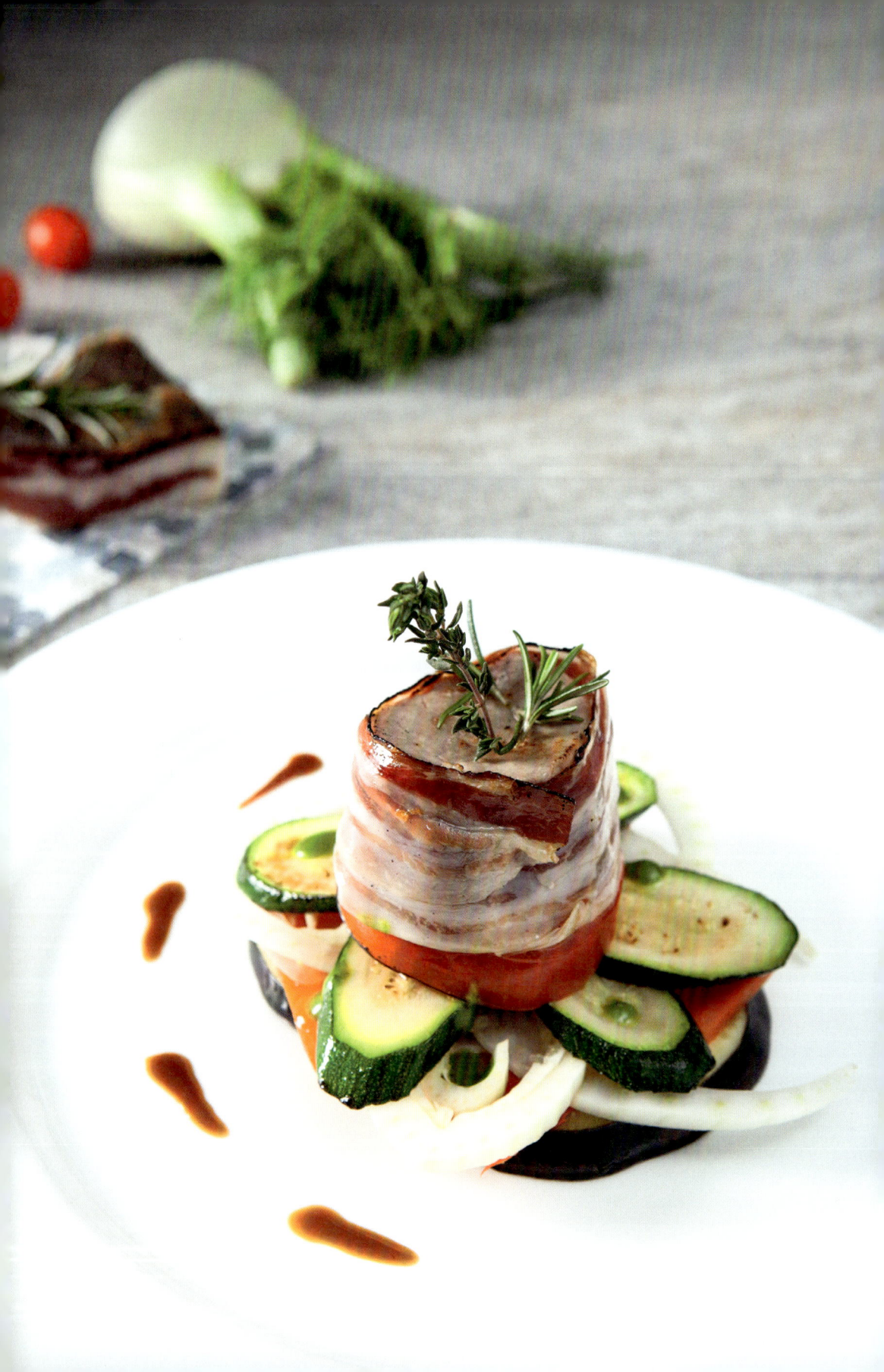

Schweinsmedaillons im Speckmantel

2 Portionen   ⌄ *ca. 30 Minuten* ●●○

2 Melanzanescheiben

4 Peperonispalten

4 Fenchelscheiben

10 Zucchinischeiben

2 EL Olivenöl

Salz und Pfeffer aus der Mühle

300 g Schweinsfilet

2-4 Speckscheiben

1 EL Rapsöl oder Butter-schmalz

Kräutersalz

1 EL Butter

2 EL Weißwein

3 EL Wasser

WEITERES

Rosmarin zum Garnieren

Thymian zum Garnieren

Zubereitung

- Olivenöl erhitzen und das Gemüse darin bissfest garen. Mit Salz und Pfeffer würzen und warm halten.
- Schweinsfilet in 2–3 cm dicke Medaillons schneiden und mit je einer Speckscheibe umwickeln. Rapsöl in derselben Pfanne erhitzen, die Medaillons darin auf beiden Seiten braten.
- Das Fleisch aus der Pfanne nehmen, mit Kräutersalz würzen und abgedeckt am Herdrand nachziehen lassen.
- Butter, Weißwein und Wasser in die Pfanne geben und sirup-artig einkochen lassen.
- Das Gemüse auf Teller verteilen und die Medaillons darauf an-richten. Mit Sauce beträufeln und mit Rosmarin und Thymian garniert servieren.

Tipps: Nehmen Sie das Fleisch schon einige Zeit vor dem Braten aus dem Kühlschrank, damit es Zimmertemperatur hat. Zu den Medaillons passen auch Kohl, gegrillte Tomaten, glasierte Zwiebeln, Karotten, Buttererbsen oder Linsen. Sie können zum Braten auch Kokosöl verwenden.

Rindssteak mit Romanesco

2 Portionen   ⊙ *ca. 20 Minuten + Garzeit*   ●●●

300 g **Romanesco**, gekocht
oder gedämpft

2 EL **Mandelblättchen**,
geröstet

2 EL **Parmesan**, gerieben

Salz und **Pfeffer** aus der
Mühle

40 g **Schnittkäse**, in Würfel
geschnitten

1 EL **Kokosöl** zum Aus-
backen

300 g **Rindssteak**

3 EL **Olivenöl**

100 g **Tomatensauce** oder
Gemüse-Peperonisauce

Romanescoröschen zum
Garnieren

Mandelblätter, geröstet,
zum Garnieren

Zubereitung

- Romaesco mit einer Gabel zerdrücken und mit gerösteten Mandelblättchen und Parmesan vermischen. Mit Salz und Pfeffer würzen.
- Aus der Masse kleine Kugeln formen und mit den Käsewürfeln füllen. Gut verschließen. In Kokosöl ausbacken.
- Das Fleisch salzen und pfeffern und in Olivenöl auf beiden Seiten anbraten. Im vorgeheizten Backofen bei **140 Grad** rosa garen.
- Tomatensauce erwärmen und auf Teller verteilen. Fleisch und Romanescobällchen darauf anrichten. Mit gerösteten Mandeln und Romanesco garniert servieren.

Tipps: Anstelle von Rind- können Sie auch Wildsteaks verwenden. Das Fleisch ist innen schön rosa, wenn es eine Kerntemperatur von **55 Grad** hat. Würzen Sie die Tomatensauce mit Peperoncino, damit sie schön pikant schmeckt.

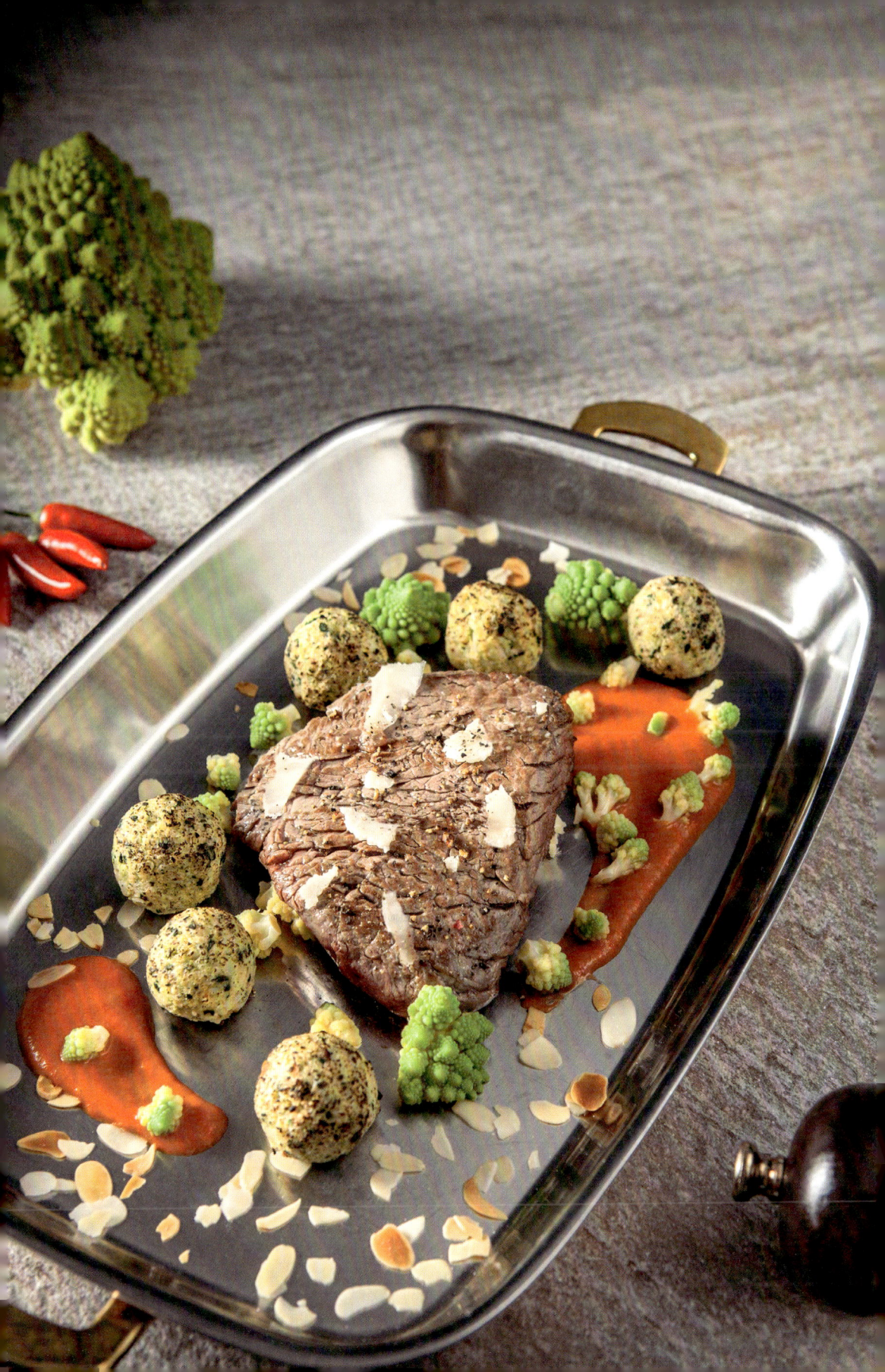

Tatar mit Avocado

2 Portionen   ⏱ *ca. 20 Minuten*   ●○○

1 Avocado

½ rote **Zwiebel**, fein geschnitten

1 EL **Kapern**, fein gehackt

1 EL **Senf**

2 EL **Zitronensaft**

2 EL **Olivenöl**

Salz und **Pfeffer**

300 g mageres **Rindfleisch** ohne Sehnen, fein gehackt

2 EL **Petersilie**, fein geschnitten

WEITERES

Blattsalate zum Garnieren

Balsamicoessig

Olivenöl

Zubereitung

- Avocado schälen, halbieren und den Kern entfernen. Die Hälfte des Fruchtfleischs in kleine Würfel schneiden, die andere Hälfte in Spalten schneiden und beiseitestellen.
- Zwiebelwürfel, Kapern, Senf, Zitronensaft, Olivenöl, Salz und Pfeffer in einer Schüssel verrühren.
- Petersilie, Avocadowürfel und Rindfleisch dazugeben, gut vermengen und mit Salz und Pfeffer würzen.
- Blattsalate auf Tellern anrichten und mit Balsamicoessig und Olivenöl beträufeln. Tatar mithilfe eines Ringes daraufsetzen.
- Mit Avocadospalten garnieren und servieren.

Tipp: Als weitere Garnitur können Sie Zitronenfilets und Zwiebelwürfel verwenden.

Gegarte Kalbsstelze

4 Portionen   ⏱ *ca. 25 Minuten + Garzeit*   ●●○

2–3 l **Wasser**

1 **Kalbsstelze**

1 EL grobes **Salz**

1 TL **Pfefferkörner**, zerdrückt

1 Bund **Suppengrün** (2 Karotten, der Länge nach halbiert, ¼ Lauchstange, ¼ Knollensellerie oder ½ Stangensellerie, 3 Petersilienstängel, ½ Liebstöcklstängel)

Kräuter (Thymian, Lorbeerblatt, Rosmarin, Majoran)

100 ml **Weißwein**

50 ml **Brandy**

Zubereitung

- Wasser aufkochen, Kalbsstelze hineingeben und mit Salz und Pfeffer etwa **2 ½ Stunden** köcheln lassen.
- Nach etwa der Hälfte der Garzeit Suppengrün, Kräuter, Weißwein und Brandy zufügen und fertig garen. Eventuell mit Salz abschmecken.
- Die Stelze aus der Fleischsuppe nehmen, in eine feuerfeste Form legen und mit etwas Fleischsuppe übergießen.
- Im vorgeheizten Backofen etwa **15 Minuten** bei **180 Grad** garen, bis die Stelze eine schöne braune Farbe hat. Fleisch aus dem Ofen nehmen und ruhen lassen, damit sich der Fleischsaft verteilt.
- Die Kalbsstelze portionieren und auf Tellern anrichten. Mit etwas Fleischsuppe übergießen und servieren.

Tipps: Sie können die Stelze auch am Vortag kochen und in der Fleischsuppe auskühlen lassen.

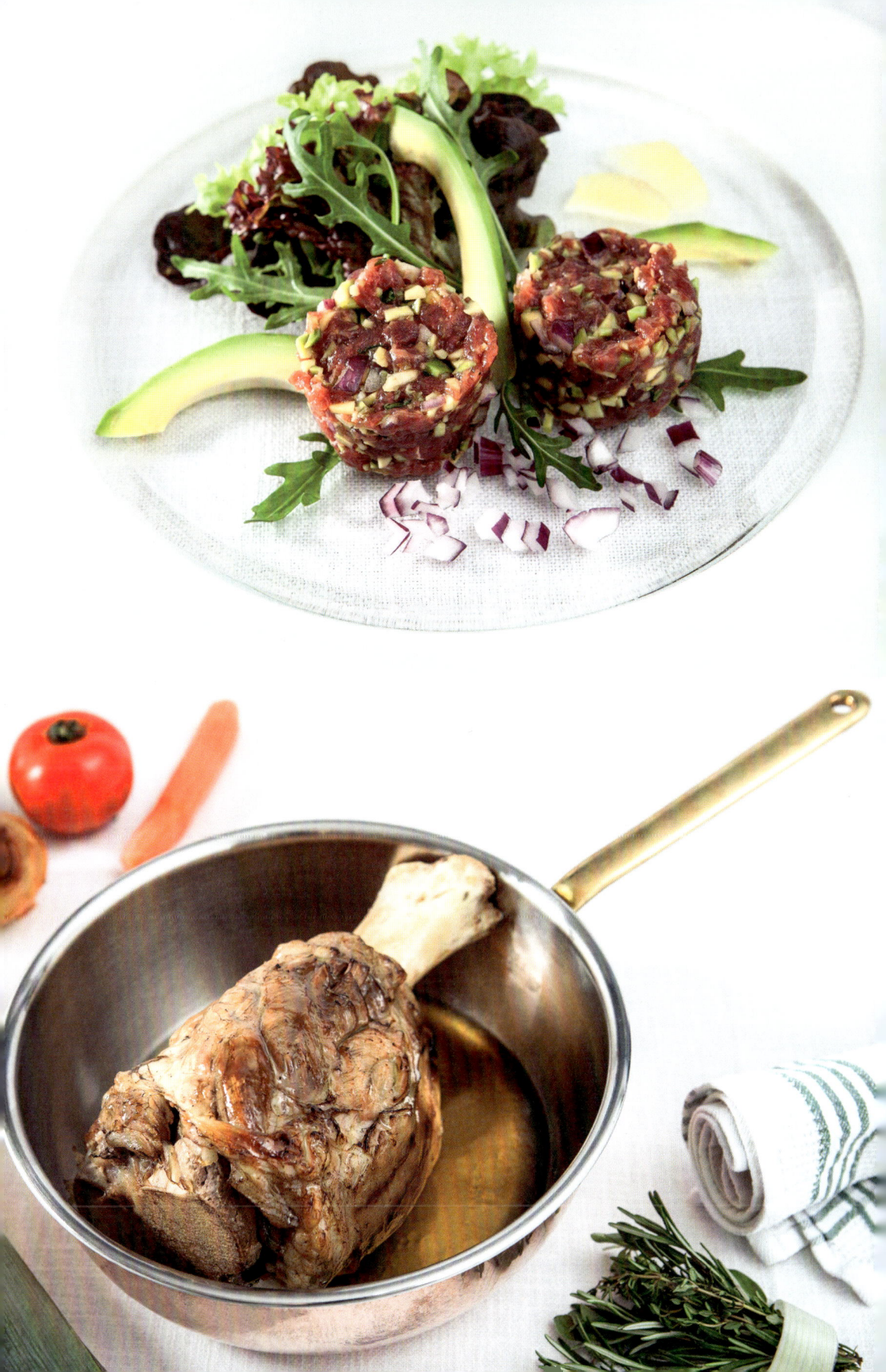

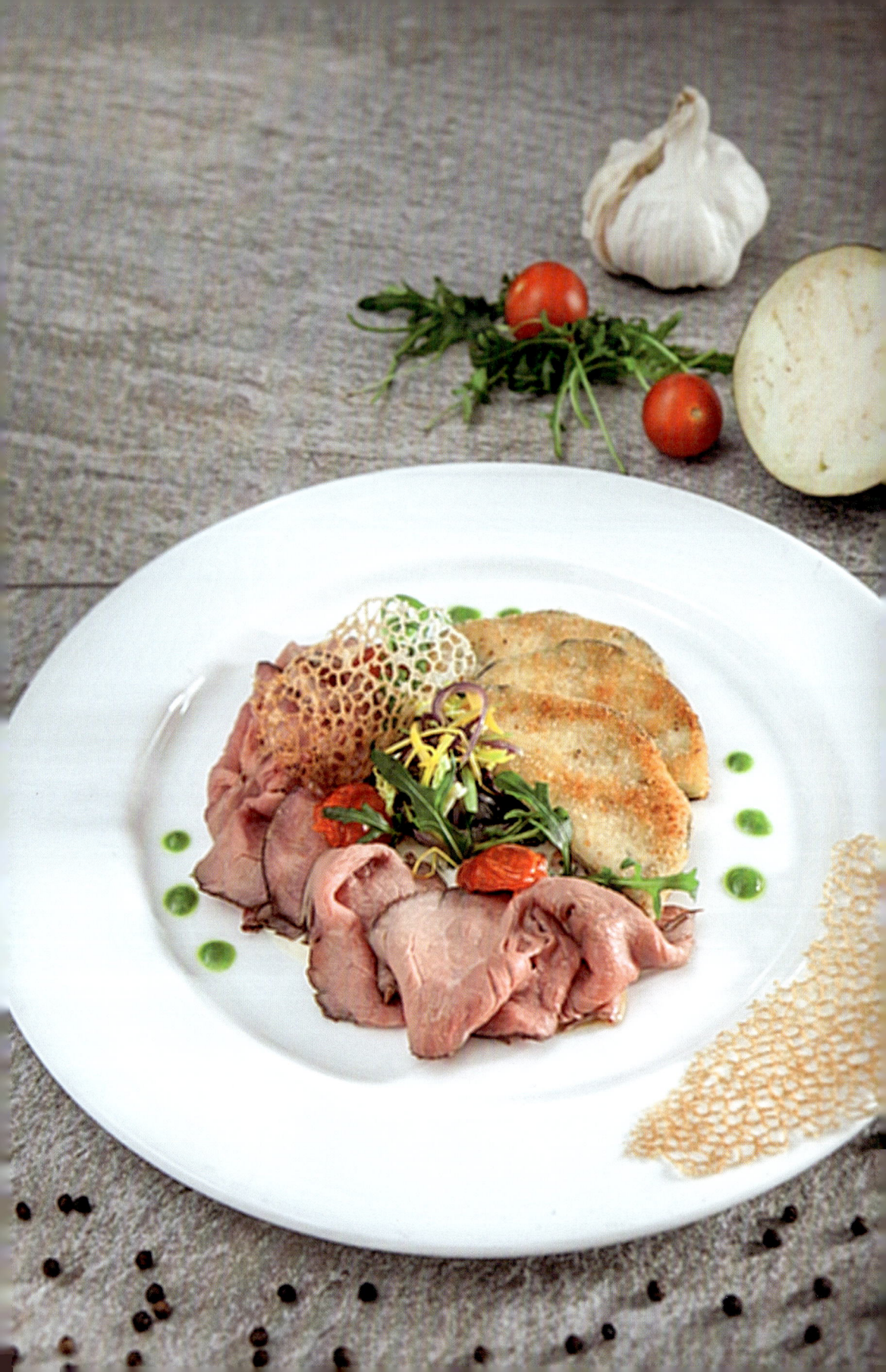

Rosa gebratene Rindsnuss alla Parmigiana

2 Portionen

ca. 35 Minuten + Garzeit + Ruhezeit ● ● ●

300 g **Rindsnuss** oder Spitzrose

Salz und **Pfeffer** aus der Mühle

Olivenöl zum Anbraten

5 **Datteltomaten**, halbiert

1 **Knoblauchzehe**

1 **Thymianzweig**

½ **Melanzane** (Aubergine)

30 g **Mandelmehl**

1 **Ei**, verquirlt

80 g **Parmesan**, gerieben

WEITERES

Blattsalate der Saison zum Garnieren

Balsamicoessig

Olivenöl

Parmesanhippe zum Garnieren

Basilikumpesto zum Garnieren

Zubereitung

- Rindsnuss salzen, pfeffern und rundherum in Olivenöl anbraten.
- Datteltomaten, Knoblauchzehe und Thymian dazugeben und im vorgeheizten Backofen bei **130 Grad** etwa **30 Minuten** rosa braten. Herausnehmen und das Fleisch zugedeckt etwa **10 Minuten** ruhen lassen, damit beim Anschneiden kein Fleischsaft austritt.
- Melanzane in Scheiben schneiden und mit Salz und Pfeffer würzen. In Mandelmehl wenden, durch das verquirlte Ei ziehen und mit Parmesan panieren.
- Olivenöl in einer Pfanne erwärmen und Melanzane darin goldgelb braten.
- Blattsalate waschen, trocken schleudern und in mundgerechte Stücke zupfen. Mit Balsamicoessig und Olivenöl beträufeln.
- Das Fleisch in dünne Scheiben schneiden und mit Salat und Melanzane auf Tellern anrichten. Mit den geschmorten Datteltomaten, Parmesanhippe und Basilikumpesto garniert servieren.

Tipp: Wenn das Fleisch eine Kerntemperatur von etwa **55 Grad** hat, ist es innen rosa.

Fisch

Besser gefischt als gezüchtet

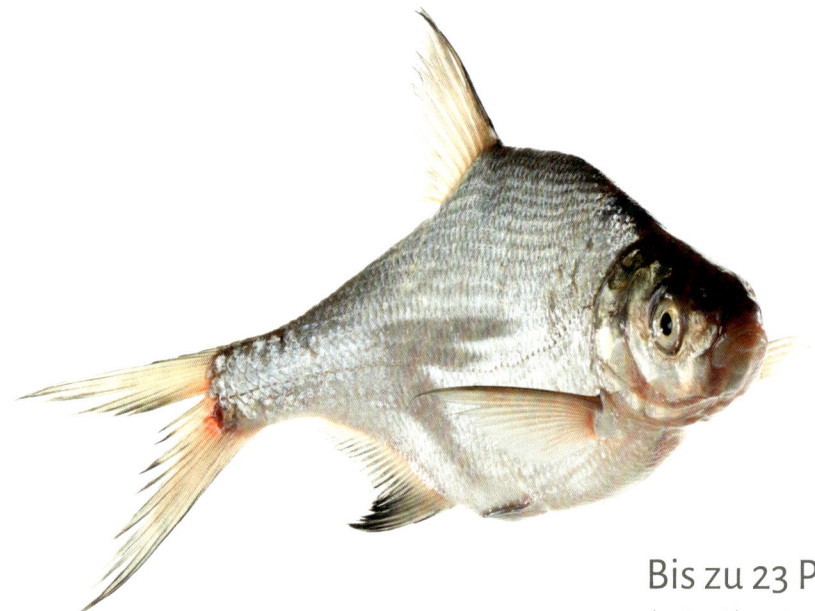

Bis zu 23 Prozent

des Gewichtes eines Fisches sind Eiweiß, und zwar von hoher biologischer Wertigkeit. Das heißt, ein beträchtlicher Proteinanteil wird vom Organismus zur körpereigenen Eiweißproduktion verwendet. Genau das ist die Hauptaufgabe von Proteinen.

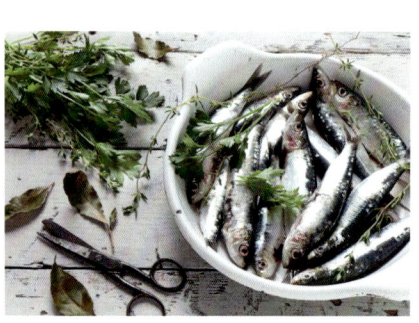

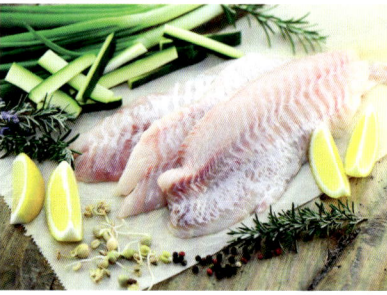

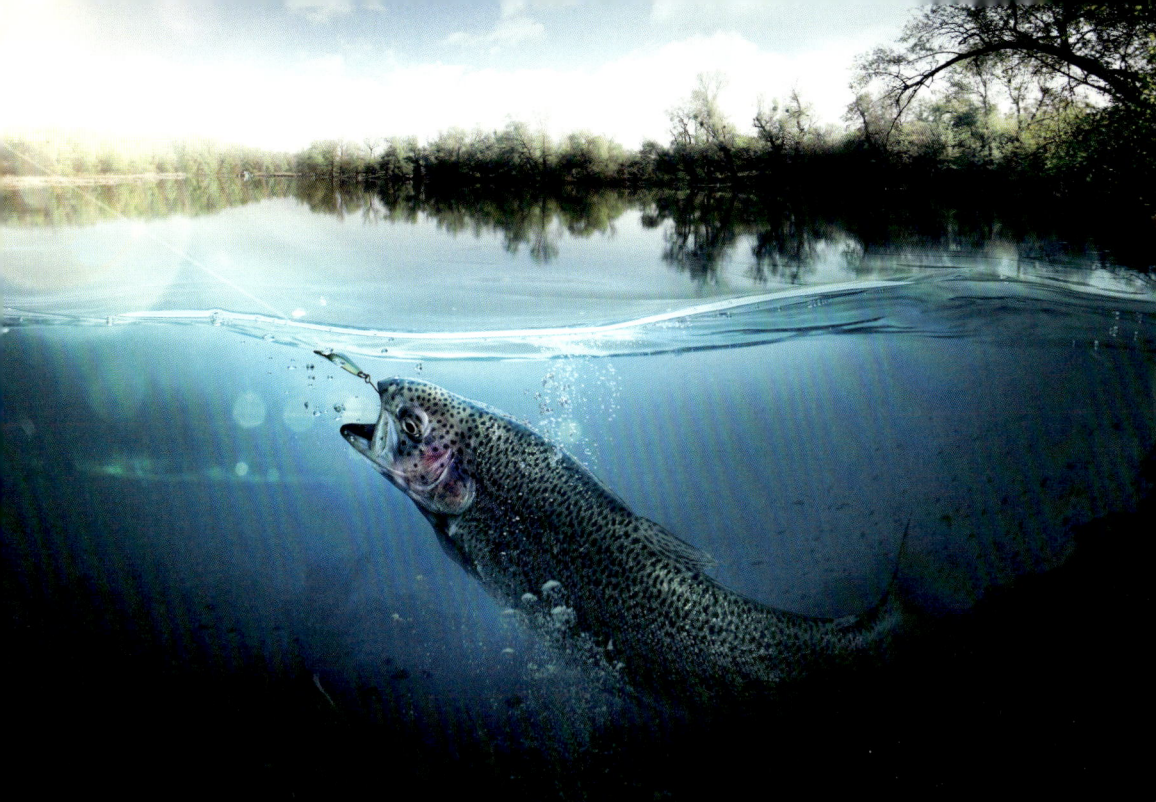

Gesund wie ein Fisch im Wasser, heißt es. Aber nicht etwa, weil Fische nie erkranken würden, sondern weil Fische viele **wichtige Substanzen** für unsere Gesundheit enthalten.

Fische enthalten viel mehr als nur Omega-3-Fettsäuren, die den meisten geläufig sind. So enthalten zum Beispiel Sardinen mehr Kalium als Bananen, Aal ist reich an Vitamin A, Thunfisch an Selen, der kleine Ährenfisch (die kleinen Fische, die man mitsamt den Gräten isst) an Kalzium. Fisch ist auch eine gute Quelle für Eisen, Zink, Jod, Vitamine der B-Gruppe und für Vitamin D. Vor allem fetter Fisch ist reich an Vitamin D. Außerdem enthält Fisch reichlich Eiweiß von hoher biologischer Wertigkeit: Etwa 15 bis 23 Prozent seines Gewichtes sind Eiweiß, von guter Qualität und sehr sättigend.

Ich empfehle allen, mindestens **drei bis vier Mal pro Woche Fisch** auf den Speiseplan zu setzen. Wenn Sie Fisch kaufen, achten Sie vor allem darauf, woher er kommt. Handelt es sich um Fisch aus Zuchtbetrieben, versuchen Sie sich darüber zu informieren, ob die Tiere biologisch und artgerecht gehalten werden. Natürlich wäre es besser, gefischten statt gezüchteten Fisch zu essen, was aber nicht immer möglich ist.

Der Konsum von Raubfischen, die an der Spitze der Nahrungskette stehen – zum Beispiel große Thunfische oder Lachse, Schwertfisch, Kalbfisch oder Hai – sollte generell vermieden werden, besonders aber während der Schwangerschaft, in der Stillzeit und in den ersten Lebensjahren. Große Fische können nämlich stark mit Schwermetallen aus den Meeren belastet sein, vor allem mit Quecksilber, das für das Nervensystem, vor allem von Ungeborenen und Kleinkindern, giftig ist.

Um die Nährstoffe des Fisches zu erhalten, sollten Sie **bei der Zubereitung einiges beachten:** Die Omega-3-Fettsäuren sind

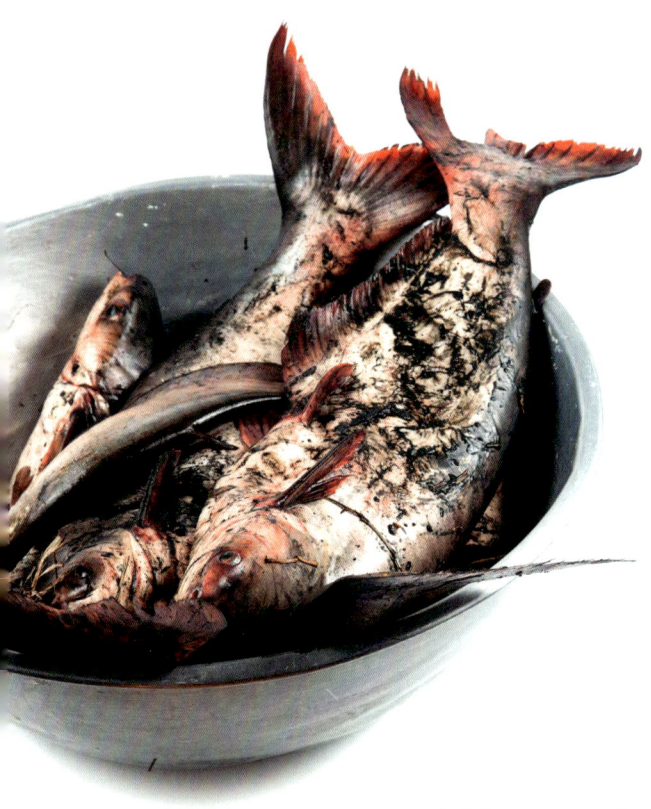

Woran erkennt man frischen Fisch?

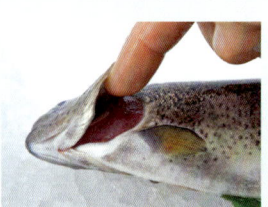 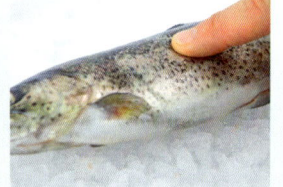 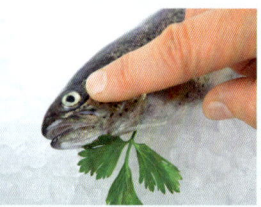 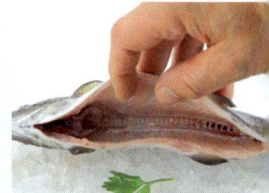

Kiemendeckel anheben!
Leuchtend rot sollten
die Lamellen aussehen;
nur bei wenigen Arten –
etwa beim Zander, der in
erdigeren Gewässern lebt –
können sie bräunlich ein.
Die Kiemen sollte ein
feiner Schleim bedecken,
der im hinteren Teil dünne
Fäden zieht.

Fassen Sie ihn an!
Schleimiger Fisch ist nicht
eklig, sondern frisch.
Trockene Haut ist ein
Zeichen für Überlagerung.
Die Haut sollte außerdem
glänzen. Je älter der Fisch
ist, desto stärker verblassen
die Farben. Unregelmäßige
gelbliche Verfärbungen
des Filets deuten gar auf
einsetzenden Verderb hin.

**Schauen Sie ihm in die
Augen!**
Prall und klar müssen sie
sein; eingesunkene Augen
sind ein Zeichen für
Überlagerung. Die Augen
von Tiefseefischen wie
z. B. Seeteufel können sich
allerdings auch aufgrund
der unterschiedlichen
Druckverhältnisse trüben
und sind dann nicht kom-
plett prall.

Bauchhöhle überprüfen!
Bei frisch ausgenommenen
Fischen sind die Reste von
Blut hellrot. Braungraue
Spuren sind ein Indiz für zu
lange Lagerung.

Schnuppern Sie!
Frischer Fisch riecht rein
nach Jod und Meer –
nie stark fischig oder gar
beißend.

zwar sehr hitzebeständig, aber dennoch sollten Sie auf die Zubereitungsart achten. Bereiten Sie den Fisch im Ofen oder auf dem Grill zu, anstatt ihn zu frittieren. Dabei werden nämlich die Fette zersetzt. Am besten eignet sich die Zubereitung im Ofen, weil auf diese Weise auch alle wichtigen Mineralstoffe und Vitamine erhalten bleiben.

Die Rezepte, die ich Ihnen vorschlage, sind allesamt sehr einfach. Im Zweifel können Sie Ihren Fisch einfach im Ofen zubereiten, indem Sie etwas Salz, Rosmarin und Zitrone dazugeben: Mehr braucht es nicht für einen gesunden Fisch.

So isst auch Ihr Kind Fisch

Kinder lieben meistens keinen Fisch. Der Grund dafür sind die Gräten und der Geruch. Versuchen Sie deshalb, vor allem Fische ohne Gräten und mit möglichst neutralem Geruch und Geschmack zuzubereiten. Am besten eignen sich dafür Schwertfisch oder Thunfisch, die in der Pfanne herausgebraten werden. Der Fisch ähnelt vom Aussehen einem Schnitzel, so rot ist er.

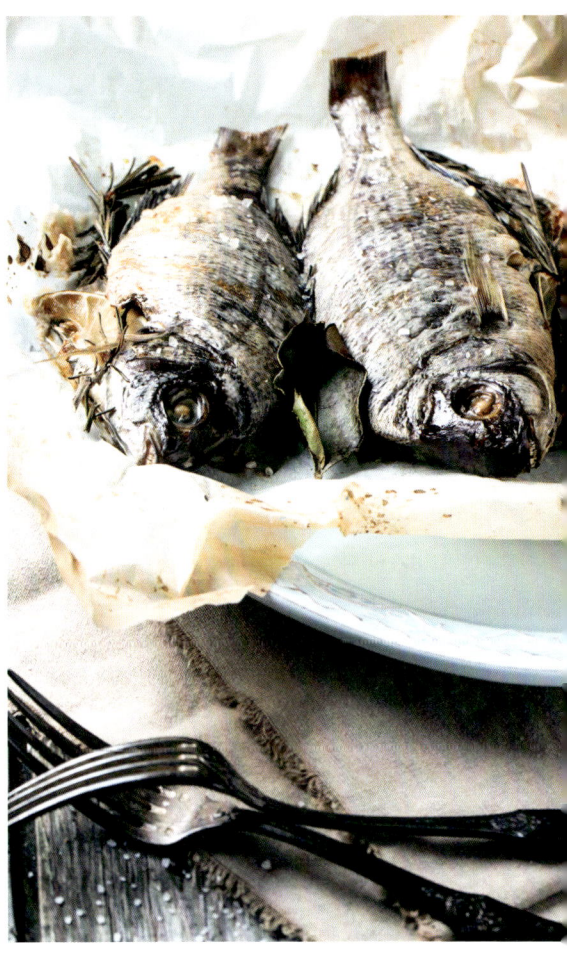

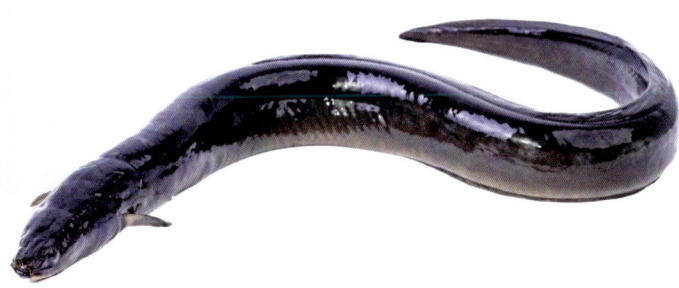

Lachsfilet mit Pistazien

2 Portionen   *ca. 15 Minuten + Garzeit* ●○○

400 g **Lachsfilet** ohne Haut

Olivenöl

3 EL **Pistazien**, gehackt

Maldon Sea Salt (Meersalzflocken)

2 **Cocktailtomaten** zum
Garnieren

Friséesalat

4 EL **Zitronendressing**

Basilikumblätter zum
Garnieren

Zubereitung

- Lachsfilet beliebig portionieren und mit etwas Olivenöl beträufeln.
- Den Fisch in den gehackten Pistazien wälzen und in eine mit Olivenöl eingefettete feuerfeste Form legen.
- Mit Maldon Sea Salt würzen und im vorgeheizten Backofen bei **220 Grad** etwa **5 Minuten** garen.
- Friséesalat mit Zitronendressing marinieren und auf Teller geben. Lachs darauf anrichten und mit Tomaten und Basilikum garniert servieren.

Tipp: Für das Zitronendressing verrühren Sie 1 Esslöffel Zitronensaft mit 3 Esslöffeln Olivenöl und würzen das Ganze mit Salz und Pfeffer.

Lachsfilet mit Nüssen

2 Portionen   *ca. 15 Minuten* ●○○

400 g **Lachsfilet** ohne Haut

10 **Walnusskerne**

Rucola

Friséesalat

3 EL **Zitronensaft**

Olivenöl

Maldon Sea Salt (Meersalzflocken)

¼ **Zitrone**, Schale in feine
Streifen geschnitten

Dillspitzen zum Garnieren

1 EL **Rucolapesto** zum
Garnieren

Schwarzes Meersalz zum
Garnieren

Zubereitung

- Lachsfilet in Stücke schneiden, etwa **4 Minuten** im Dampfgarer garen und kurz nachziehen lassen.
- Walnüsse grob hacken. Rucola und Friséesalat waschen und in mundgerechte Stücke zupfen.
- Lachs zusammen mit den Salaten auf Tellern anrichten.
- Zitronensaft und Olivenöl verrühren. Alles damit beträufeln und mit Maldon Sea Salt würzen. Mit Dillspitzen, Zitronenschale, Rucolapesto und schwarzem Meersalz garniert servieren.

Tipps: Wenn Sie keinen Dampfgarer haben, können Sie den Lachs auch in einer Pfanne garen oder einen Topf mit Gareinsatz verwenden. Achten Sie beim Schälen der Zitrone darauf, dass Sie die bittere weiße Haut nicht mit abschälen.

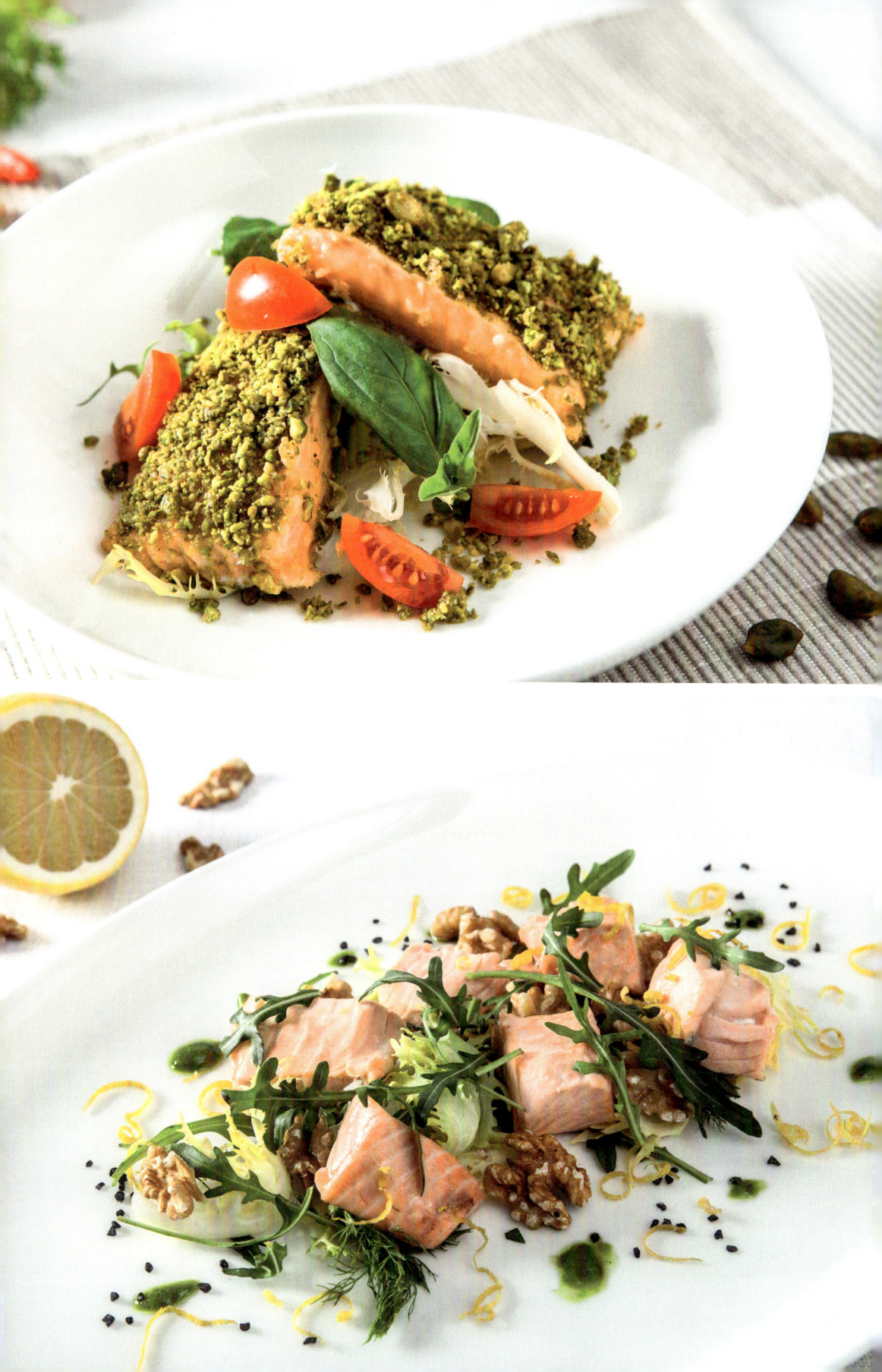

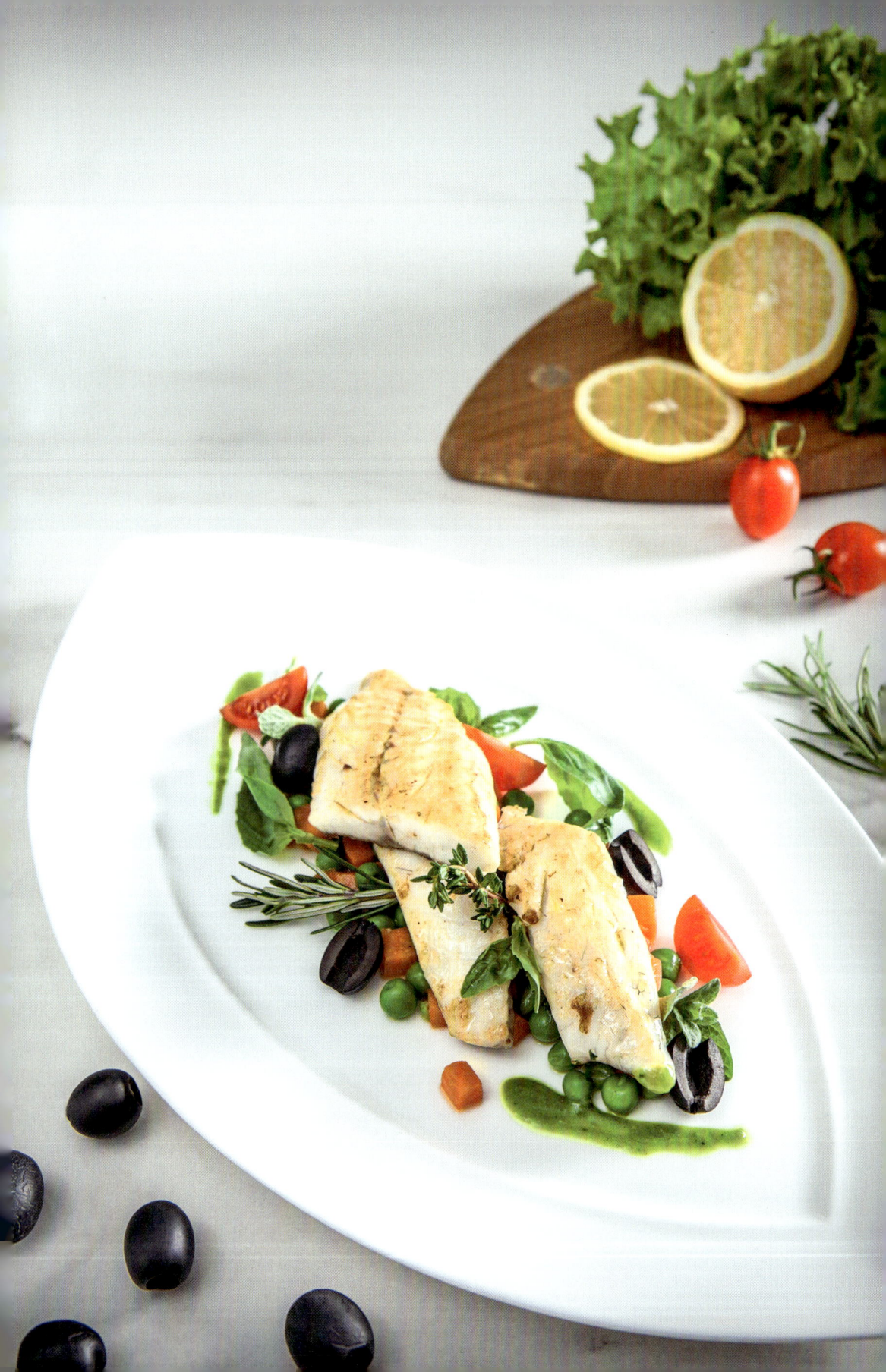

Barschfilet mediterran

2 Portionen   ca. 20 Minuten + Garzeit ●●○

2 **Barschfilets** (á 150 g)

Salz und **Pfeffer** aus der Mühle

8 **Basilikumblätter**

50 ml **Olivenöl**

Kräuter (Oregano, Thymian, Rosmarin, Salbei usw.)

1 **Knoblauchzehe,** gehackt

4 EL **Zitronensaft**

2 **Karotten**

50 g gekochte **Erbsen**

WEITERES

4 **Cocktailtomaten,** in Spalten geschnitten

6 entsteinte **Oliven,** halbiert

Kräuter zum Garnieren

Basilikumpesto zum Garnieren

Zubereitung

- Barschfilets salzen, pfeffern und mit Basilikumblättern belegen.
- Backpapier mit etwas Öl bestreichen. Fischfilets nebeneinander auf das Backpapier legen. Mit Olivenöl, Kräutern, Knoblauch und Zitronensaft würzen. Papier über dem Fisch zusammenfalten und die Enden mit Küchengarn verschließen.
- Im vorgeheizten Backofen bei **200 Grad** etwa **8 Minuten** garen.
- Karotten schälen, waschen und in erbsengroße Würfel schneiden. Zusammen mit den Erbsen in etwas Olivenöl dünsten.
- Den Fisch aus dem Backpapier nehmen und den Sud auffangen.
- Die Barschfilets mit dem Gemüse auf Tellern anrichten. Mit Tomatenspalten, Oliven, Kräutern und Basilikumpesto garnieren und mit Fischsud beträufeln.

Tipp: Die Garzeit hängt von der Dicke der Fischfilets ab.

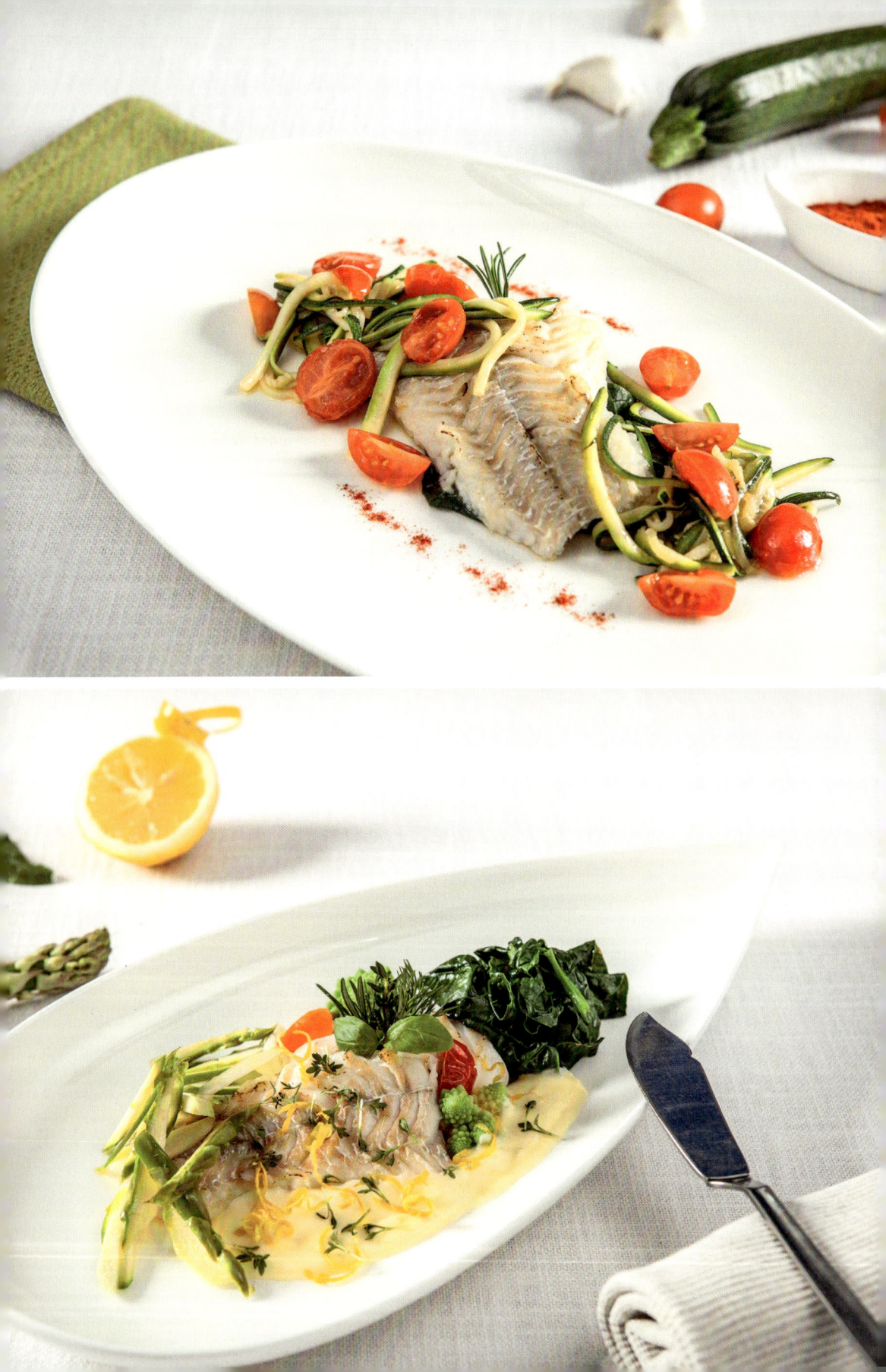

Kabeljaufilet mit Gemüse

2 Portionen   ⌄ *ca. 20 Minuten* ●○○

1 **Zucchini**

8 **Cocktailtomaten**

2 **Knoblauchzehen**, fein gehackt

4 EL **Olivenöl**

6 EL **Weißwein**

Salz

2 **Kabeljaufilets** (á 200 g)

Paprikapulver (edelsüß)

Rosmarin zum Garnieren

Zubereitung

• Zucchini waschen und in dünne Streifen schneiden.
• Cocktailtomaten waschen, halbieren oder vierteln.
• Knoblauch in 2 Esslöffeln Olivenöl anschwitzen, Zucchini-streifen und Cocktailtomaten dazugeben und kurz dünsten lassen.
• Mit 3 Esslöffeln Weißwein ablöschen, Flüssigkeit etwas ein-kochen lassen, salzen und beiseitestellen.
• Fisch salzen und mit dem restlichen Olivenöl in derselben Pfanne auf beiden Seiten braten.
• Mit dem restlichen Weißwein ablöschen, mit Paprikapulver würzen und am Herdrand kurz nachziehen lassen.
• Die Fischfilets zusammen mit Zucchini und Cocktailtomaten auf Tellern anrichten. Mit Rosmarin und Paprikapulver gar-niert servieren.

Kabeljau in Zitronensauce

2 Portionen   ⌄ *ca. 15 Minuten* ●○○

2 **Kabeljaufilets** (á 200 g)

50 g **Butterschmalz**

2 EL **Kräuter** (Dill, Estragon, Thymian), fein geschnitten

50 ml **Zitronensaft**

80 ml **Sahne**

WEITERES

Kräuter (Basilikum, Thymian, Rosmarin) zum Garnieren

Cocktailtomaten zum Garnieren

Zitronenschale zum Garnieren

Zubereitung

• Kabeljaufilets in Butterschmalz auf beiden Seiten goldgelb braten.
• Mit Kräutern und Zitronensaft würzen.
• Sahne dazugeben und kurz aufkochen lassen. **Einige Minuten** am Herdrand ziehen lassen.
• Den Fisch auf vorgewärmten Tellern anrichten und mit Kräutern, Cocktailtomaten und Zitronenschale garniert servieren.

Tipp: Als Beilage eignen sich grüner Spargel, Spinat, gegrillte Tomaten, Erbsen, Broccoli, Karotten, Zucchini oder grüne Bohnen.

Schollenfilet mit Mandeln

2 Portionen   ⏱ *ca. 15 Minuten + Garzeit*   ●○○

2 **Schollenfilets** (á 150 g), küchenfertig

Maldon Sea Salt (Meersalzflocken)

Paprikapulver (edelsüß)

Kokosöl oder Olivenöl

1 **Rosmarinzweig**

4 EL **Mandeln**, gestiftet

2 **Tomaten**, in Scheiben geschnitten

Rucola zum Garnieren

Zubereitung

- Schollenfilets mit Maldon Sea Salt und Paprikapulver würzen. Eine feuerfeste Form mit Backpapier auslegen und mit Kokosöl bestreichen. Schollenfilets darauflegen.
- Rosmarin fein hacken und mit den Mandelstiften vermischen. Fisch damit bestreuen.
- Schollenfilets im vorgeheizten Backofen bei **180 Grad** etwa **5 Minuten** garen.
- Tomatenscheiben auf Teller legen, den Fisch daraufsetzen und mit Rucola und Paprikapulver garniert servieren.

Tipp: Beträufeln Sie den Fisch noch mit einer Vinaigrette aus Zitronensaft und Olivenöl.

Garnelen mit Rohnen

2 Portionen   ⏱ *ca. 20 Minuten*   ●●○

12 **Garnelen**

2 **Rohnen** (Rote Bete), gekocht

6 EL **Olivenöl**

100 ml **Weißwein**

Salz

FÜR DIE VINAIGRETTE

8 EL **Olivenöl**

4 EL **Zitronensaft**

Salz und **Pfeffer**

WEITERES

½ **Zitrone**

Schnittlauch, fein geschnitten

Rohnensprossen (Rote-Bete-Sprossen) zum Garnieren

Zubereitung

- Von den Garnelen den Kopf abdrehen und die Schale entfernen, den Schwanz dabei dranlassen. Am Rücken einschneiden und den Darm entfernen. Garnelen waschen und trocken tupfen.
- Rohnen schälen und in Scheiben schneiden.
- Olivenöl in einer Pfanne erhitzen und Garnelen darin glasig braten. Mit Weißwein ablöschen und mit Salz würzen.
- Alle Zutaten für die Vinaigrette so lange verrühren, bis eine Emulsion entstanden ist.
- Die Zitrone schälen, sodass die weiße Haut vollständig entfernt ist, und das Fruchtfleisch in kleine Würfel schneiden.
- Rohnen auf Tellern anrichten. Garnelen daraufsetzen und mit Vinaigrette beträufeln. Mit Zitronenwürfeln, Schnittlauch und Rohnensprossen garniert servieren.

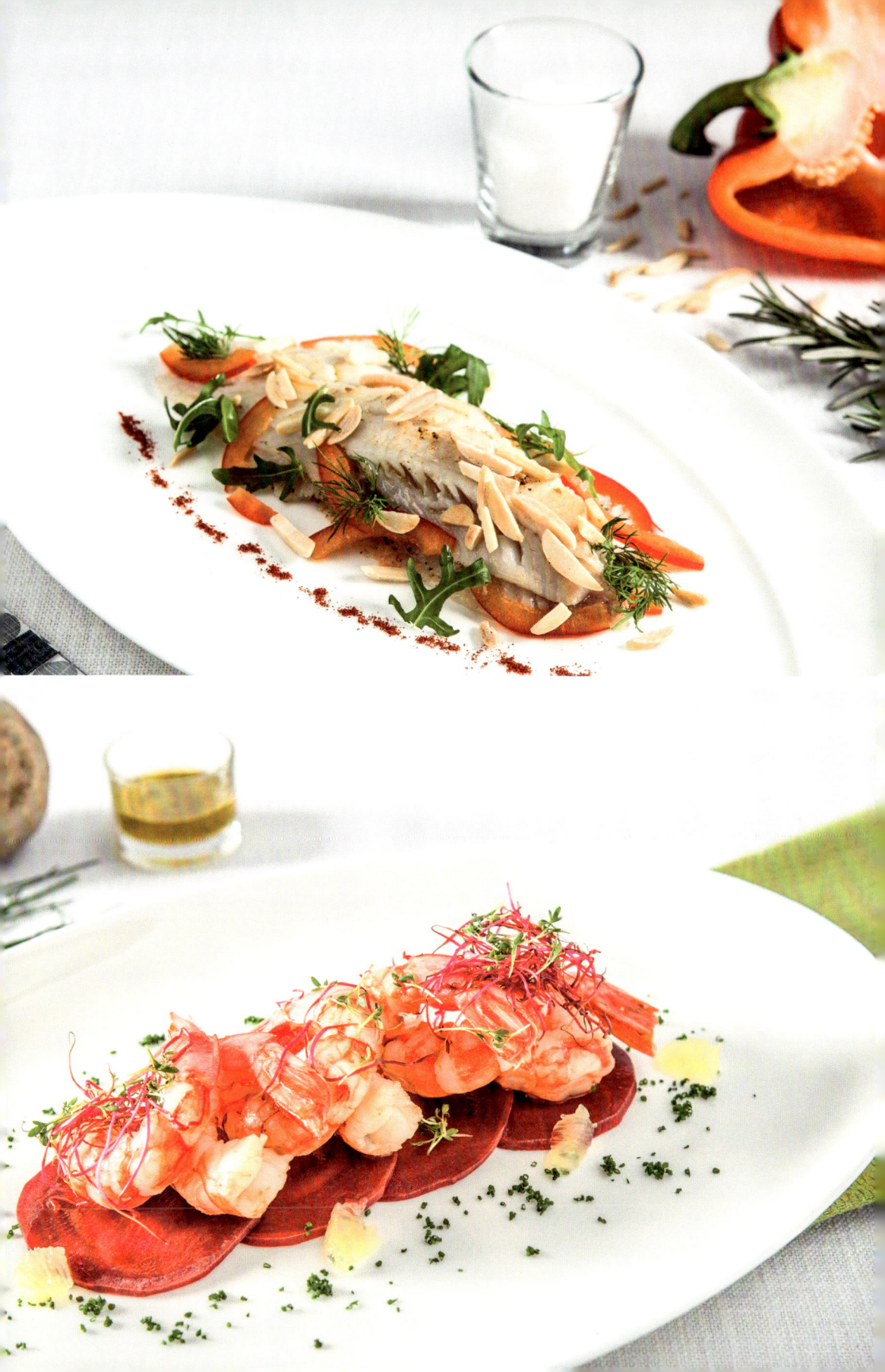

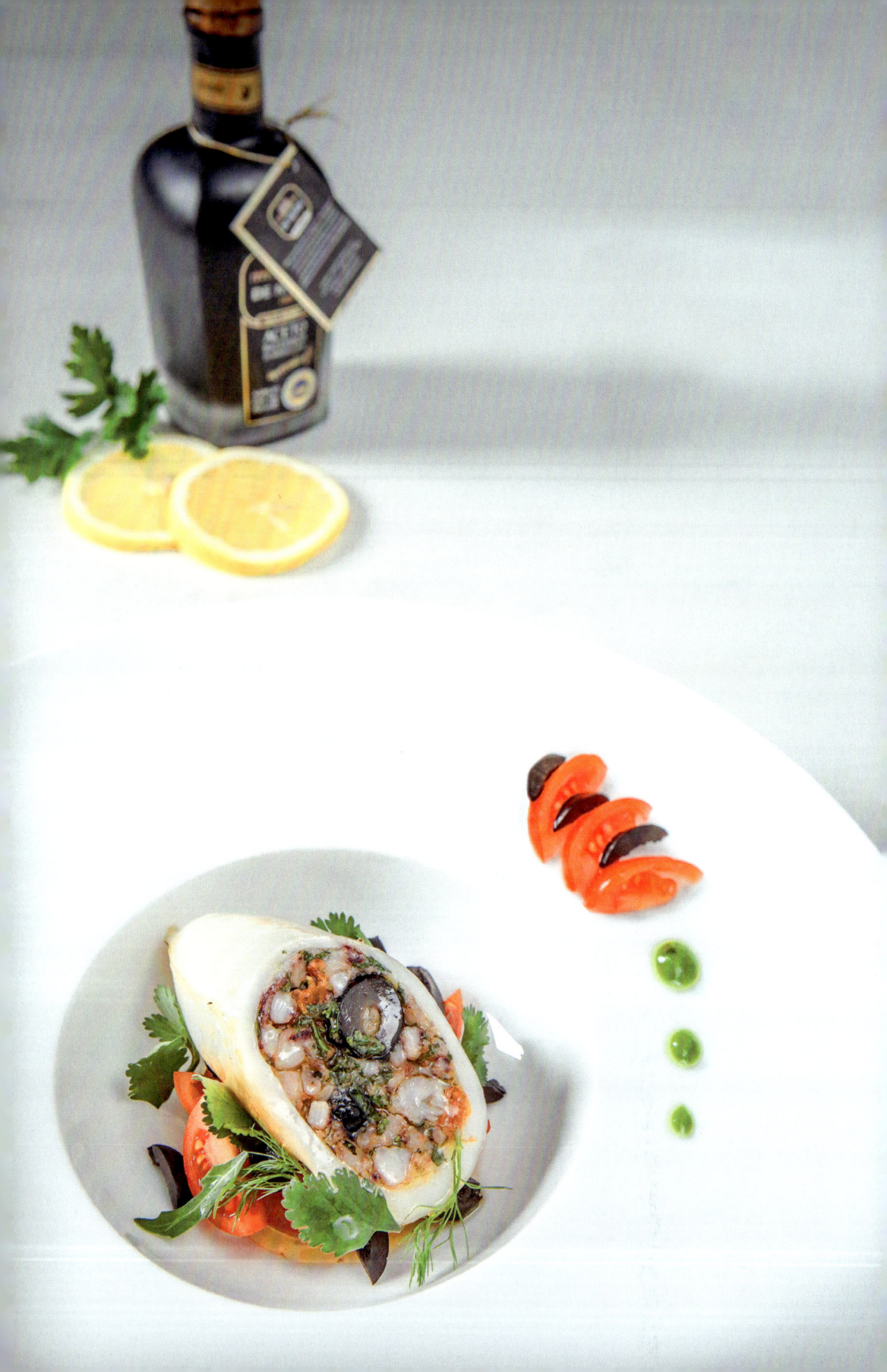

Gefüllte Tintenfische

2 Portionen

⊙ *ca. 25 Minuten + Garzeit* ●●●

2 **Tintenfische** (á 150 g)

Olivenöl

100 g **Cocktailtomaten,** halbiert

40 g **Weißbrotwürfel**

14 schwarze **Oliven,** entsteint und halbiert

Oregano

100 ml **Fischfond** oder Wasser

Salz und **Pfeffer** aus der Mühle

Petersilie, fein geschnitten

WEITERES

Blattsalate

Cocktailtomaten, geviertelt

Oliven, in Scheiben geschnitten

Balsamicoessig

Olivenöl

Zubereitung

• Tintenfische putzen, Haut abziehen und das harte Kauwerkzeug entfernen. Unter fließendem Wasser waschen und die Tentakel (Fangarme) abschneiden.

• Fangarme in etwas Olivenöl anbraten.

• Cocktailtomaten, Brotwürfel, Oliven und Oregano dazugeben, mit Fischfond aufgießen. So lange einkochen lassen, bis keine Flüssigkeit mehr vorhanden ist.

• Salzen, pfeffern und Petersilie untermischen.

• Tintenfische mit der Masse füllen und mit einem Zahnstocher verschließen.

• In eine mit Olivenöl eingefettete Form setzen und im vorgeheizten Backofen bei **180 Grad** etwa **10 Minuten** zugedeckt garen.

• Den Deckel abnehmen und weitere **10 Minuten** offen garen.

• Tintenfische herausnehmen, Zahnstocher entfernen und halbieren.

• Blattsalate, Tomaten und Oliven auf Teller geben, mit Balsamicoessig und Olivenöl beträufeln und die Tintenfischhälften darauf platzieren.

Tipps: Olivenöl und Balsamicoessig können Sie auch durch Kräuteröl und Zitronensaft ersetzen. Sie können auch einen größeren Tintenfisch (á 300 g) verwenden. Statt Fischfond verwenden Sie Gemüsefond.

Eier

Ein Ei am Tag hält den Doktor fern

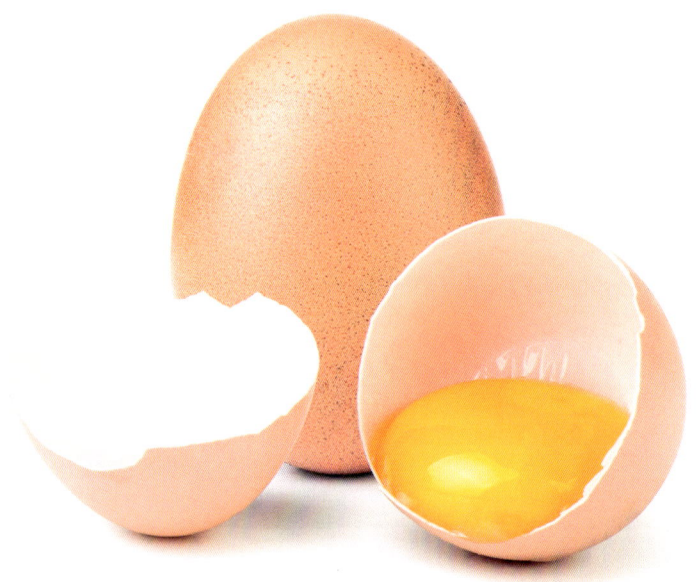

Zu 85 Prozent

wird das Protein im Eigelb vom Organismus zur Herstellung von Körpereiweißen verwendet. Damit hat das Protein im Eigelb eine wesentlich höhere biologische Wertigkeit als das Eiweiß mit 18 Prozent.

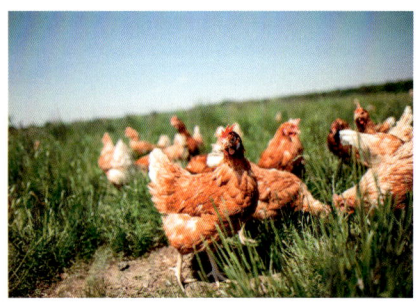
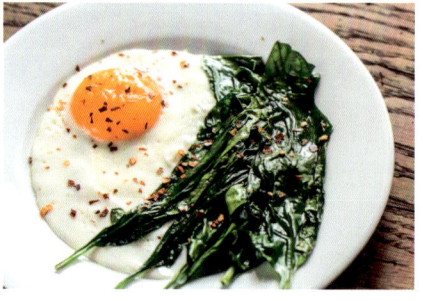
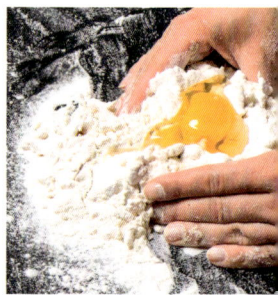

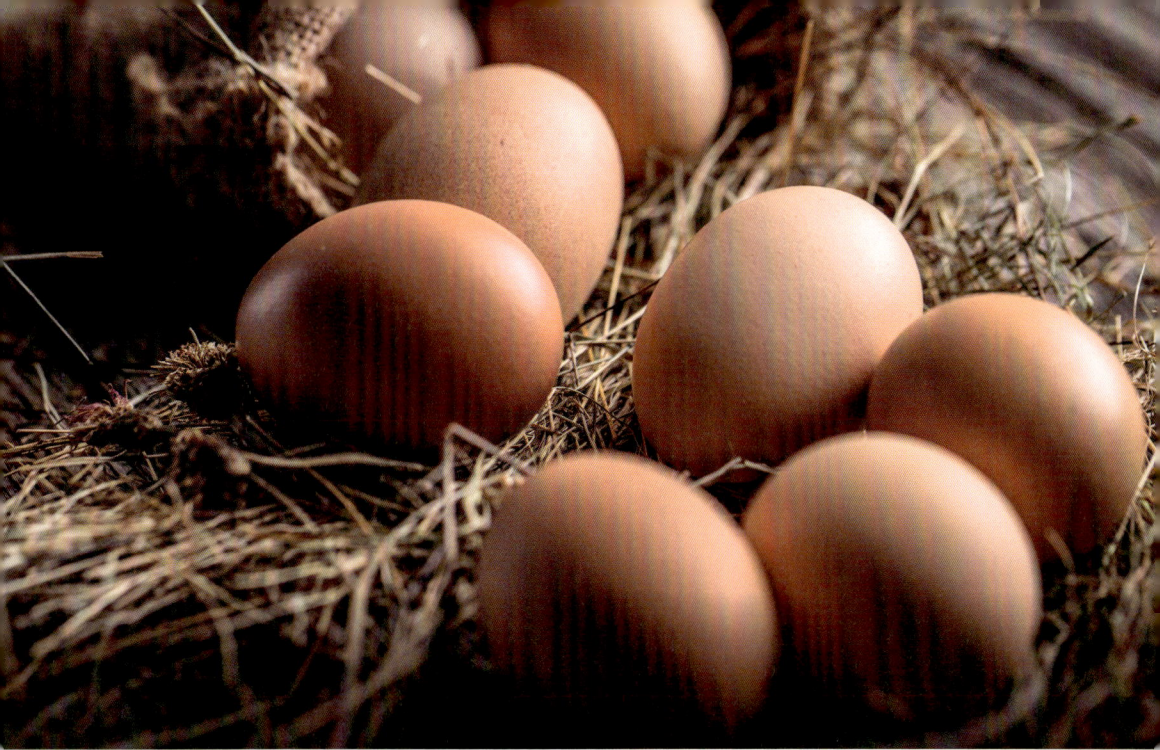

Die Anti-Fett-Hysterie der vergangenen 40 Jahre fielen vor allem zwei Dinge zum Opfer: das rote Fleisch und Eier. Ich habe den Satz, man solle nie mehr als zwei Eier pro Woche essen, schon so oft gehört, dass ich, hätte ich jedes Mal einen Euro bekommen, heute Millionärin wäre. Dabei wird den Eiern – wie auch dem roten Fleisch – Unrecht getan. Eier gehören zu den komplettesten Nahrungsmitteln auf unserem Planeten: Immerhin kann sich aus den Nährstoffen, die im Ei enthalten sind, ein Küken entwickeln – gerade weil es sich um äußerst wichtige Nährstoffe handelt. Wenn wir also Eier essen, nehmen wir diese zu uns.

Eier sind eine **hervorragende Eiweißquelle mit der höchsten biologischen Wertigkeit.** 48 Prozent des enthaltenen Nahrungsproteins können in körpereigene Eiweißstrukturen umgebaut werden. Außerdem enthalten Eier eine Reihe von ungesättigten Fettsäuren, die gut für das Herz sind, weiters Omega-3-Fettsäuren, Cholesterin, die Vitamine B12, B2, B5 sowie A, E und D, alle essenziellen Aminosäuren, Lecithin, Eisen, Selen, Phosphor und Kalzium. Eier sind zudem eine ausgezeichnete Cholin-Quelle, ein inoffizielles B-Vitamin, das wichtiger Bestandteil der Zellmembranen ist, vor allem der Gehirnzellen. Es ist deshalb besonders für die Entwicklung des Gehirns beim ungeborenen Kind und für die Gehirnfunktionen beim Erwachsenen wichtig. Eier sind ein komplettes Lebensmittel, das noch dazu am meisten sättigt.

Allerdings stammen die allermeisten Eier im Verkauf von Hühnern, die mit Soja oder Mais gemästet werden. Dies verändert das wichtige Omega-3- und Omega-6-Verhältnis. Eier von Mais- oder Sojahühnern enthalten sehr viel mehr Omega-6-Fettsäuren, die entzündungsfördernd wirken. Hühner, die auf den Höfen frei herumlaufen und das fressen

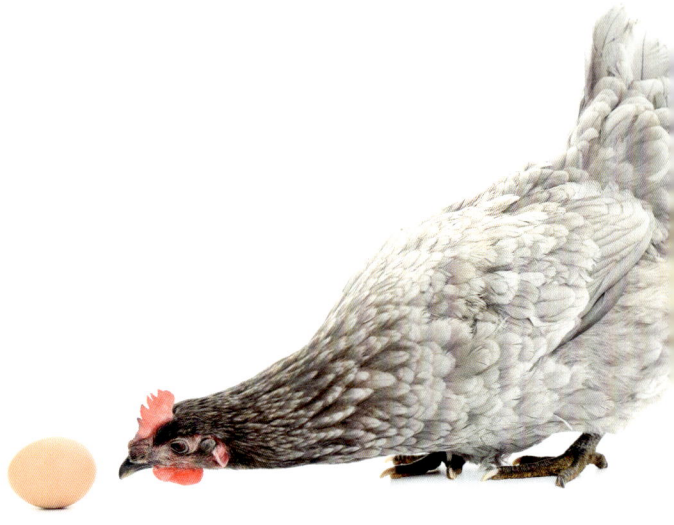

Merkmale für Frische und Alter der Eier

:: **Wasserprobe (Schwimmprobe)**

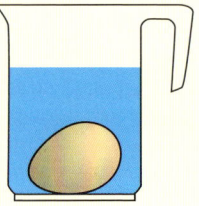 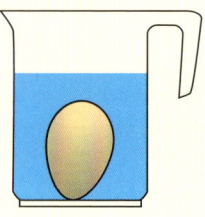 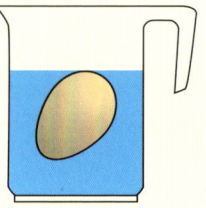

Frisches Ei:
Es sinkt zu Boden.

Sieben Tage altes Ei:
Es steht.

Drei Wochen altes Ei:
Es schwimmt.

:: **Sichtprobe (Aufschlagprobe)**

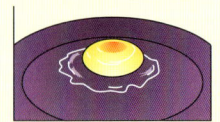 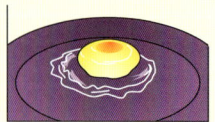 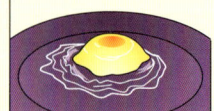

Frisches Ei:
Eiweiß steht, Eigelb
ist hochgewölbt.

Sieben Tage altes Ei:
Eiweiß und Eigelb
vermischen sich.

Drei Wochen altes Ei:
Eiweiß zerfließt und Eigelb
wird flacher.

:: **Schüttelprobe**

Frische Eier schwappen nicht beim Schütteln.

dürfen, was sie finden, liefern hingegen Eier, die sehr viel reicher an gesunden Omega-3-Fettsäuren sind und nebenbei noch sehr viel Vitamin D enthalten – schließlich halten sich die Hennen häufig in der Sonne auf.

Greifen Sie deshalb zu **Eiern aus der Region, von freilaufenden Hühnern**. Sie sind ein ausgezeichnetes Frühstück, eine willkommene Zwischenmahlzeit oder eine leckere Hauptmahlzeit. Das rate ich vor allem auch Kindern. Und zwar jeden Tag.

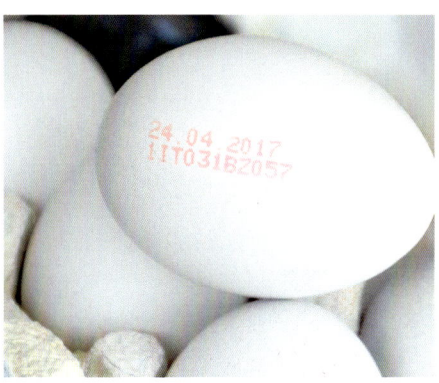

Angebot

Nur frische Eier entwickeln ihren typischen Wohlgeschmack. Achten Sie beim Einkauf auf das Mindesthaltbarkeitsdatum. Bis dahin können Sie die Eier bedenkenlos roh verwenden. Ist dieser Zeitpunkt überschritten, sollte man sie auf mindestens 82 Grad erhitzen.

Eier werden in verschiedenen **Güteklassen** angeboten:

Extraklasse: höchstens fünf Tage alt (danach A-Klasse)

A-Klasse: gekühlt bis zu acht Wochen haltbar

B-Klasse: meistens ohne Schale und pasteurisiert

Freilandeier: Die Zusatzbezeichnung bezieht sich auf Eier, die von freilaufenden Hühnern stammen.

Gewichtsklassen

Die Eier werden in verschiedenen Größen angeboten:

XL (sehr groß, über 73 g)

L (groß, von 63 bis 73 g)

M (mittelgroß, von 53 bis 63 g)

S (klein, unter 53 g)

Lagerung

Eier sollten immer bei einer Temperatur von 1 bis 2 Grad und einer Luftfeuchtigkeit von 85 Prozent gelagert und vor Fremdgerüchen geschützt werden.

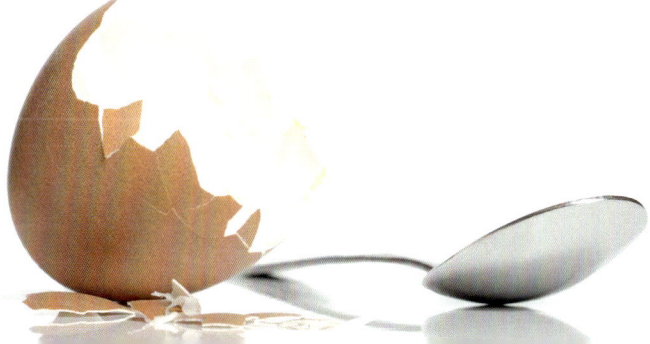

Zwiebelfrittata

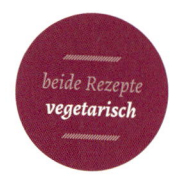

beide Rezepte **vegetarisch**

2 Portionen ca. 20 Minuten ●○○

4 **Eier**

Salz und **Pfeffer** aus der Mühle

1 EL **Petersilie,** fein geschnitten

1 EL **Parmesan,** gerieben

1 rote **Zwiebel**

25 g **Butter**

WEITERES

¼ rote **Zwiebel,** in feine Ringe geschnitten

2 **Cocktailtomaten,** geviertelt

Zubereitung

- Eier aufschlagen und verquirlen. Mit Salz, Pfeffer, Petersilie und Parmesan würzen.
- Zwiebel schälen, in feine Streifen schneiden und in Butter goldgelb dünsten.
- Das Eier-Gemisch in die Pfanne geben und mit einem Holzlöffel so lange rühren, bis das Ei zu stocken beginnt.
- Die Pfanne mit einem Deckel schließen und die Frittata vollständig stocken lassen. Mithilfe des Deckels oder eines Tellers umdrehen und auf der anderen Seite leicht bräunen.
- Die Frittata auf Tellern anrichten und mit Zwiebelringen und Cocktailtomaten garniert servieren

Tipp: Servieren Sie dazu einen gemischten Salat.

Frittata mit Käse und Gemüse

2 Portionen ca. 10 Minuten + Garzeit ●○○

4 **Eier**

Salz

100 g **Schnittkäse,** in Würfel geschnitten

100 g **Gemüse** (Karotten, Zucchini, Tomaten, Peperoni), in kleine Würfel geschnitten

1 EL **Kräuter** (Schnittlauch, Petersilie, Kerbel, Kresse), fein geschnitten

2 EL **Olivenöl** extra vergine

Zubereitung

- Eier in eine Schüssel geben und gut verquirlen. Mit Salz würzen.
- Käse, Gemüse und Kräuter dazugeben und verrühren.
- Eine feuerfeste Pfanne gut mit Olivenöl einfetten und Eier-Gemisch hineingeben.
- Im vorgeheizten Backofen bei **180 Grad** etwa **8 Minuten** garen.
- Die Frittata auf Tellern anrichten und servieren.

Tipps: Lassen Sie die Frittata nicht zu lange im Backofen, da sie sonst zu trocken wird. Sie können die Frittata auch mit geschlossenem Deckel und bei schwacher Hitze auf dem Herd garen. Servieren Sie dazu einen gemischten Salat.

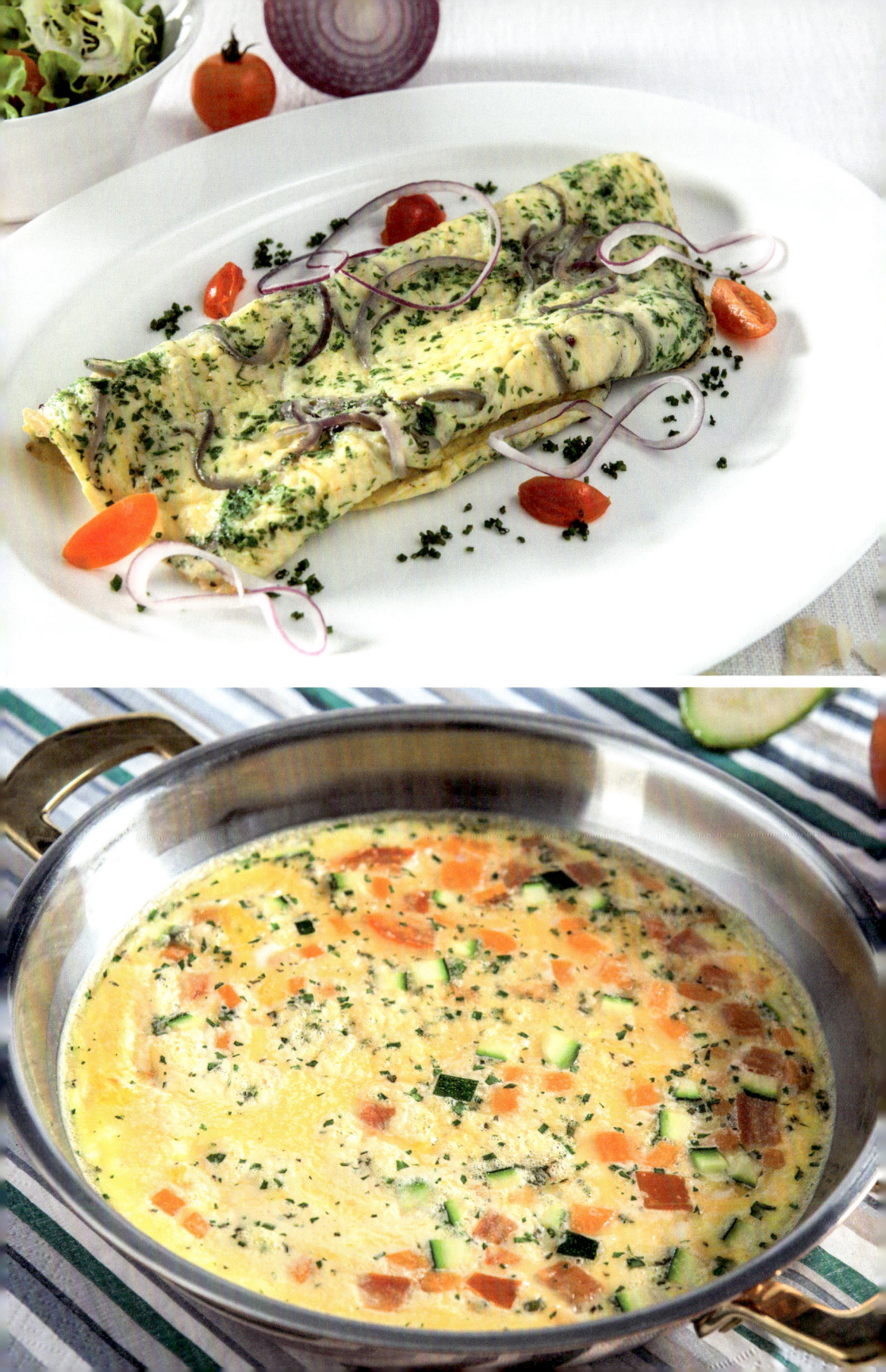

Ofenaugen

2 Portionen   ⌢ *ca. 10 Minuten + Garzeit* ●○○

½ **Tomate**

4 **Champignons**

Butter für die Förmchen

2 **Schinkenscheiben**

4 **Eier**

Pfeffer aus der Mühle

1 TL **Schnittlauch**, fein
geschnitten

Zubereitung

- Tomate und Champignons waschen und klein schneiden.
- Feuerfeste Förmchen mit Butter ausstreichen und mit Schinken auslegen.
- Je zwei Eier so in die Förmchen geben, dass das Eigelb ganz bleibt.
- Im vorgeheizten Backofen bei **175 Grad** etwa **12 Minuten** backen.
- Mit Pfeffer würzen und mit Schnittlauch garniert servieren.

Pochiertes Ei mit Speck und Spinat

2 Portionen   ⌢ *ca. 25 Minuten* ●●●

1 ½ l **Wasser**

1 EL **Apfelessig**

4 **Eier**

200 g **Spinat** oder Mangold

30 g **Butter**

10 **Bauchspeckscheiben**

Salz und **Pfeffer** aus der
Mühle

Mandelstifte zum Garnieren

Zubereitung

- Wasser und Apfelessig in einem großen Topf erhitzen **(65–75 Grad)**.
- Jedes Ei in einer kleinen Schüssel aufschlagen.
- Essig-Wasser mit einem Schneebesen oder Löffel verrühren, sodass eine Art Wirbel entsteht. Die Eier nacheinander in den Wirbel geben.
- Eier etwa **3 Minuten** pochieren, bis das Eiweiß fest wird. Vorsichtig mit einer Schaumkelle herausnehmen.
- Spinat in Butter dünsten, herausnehmen und Speck in derselben Pfanne kurz anbraten.
- Speck und Spinat auf Teller geben. Pochierte Eier darauf anrichten, mit Salz und Pfeffer würzen und mit Mandelstiften garniert servieren.

Tipp: Sie können die pochierten Eier auch mit Spargel, Fleischsuppe oder anderem Gemüse servieren.

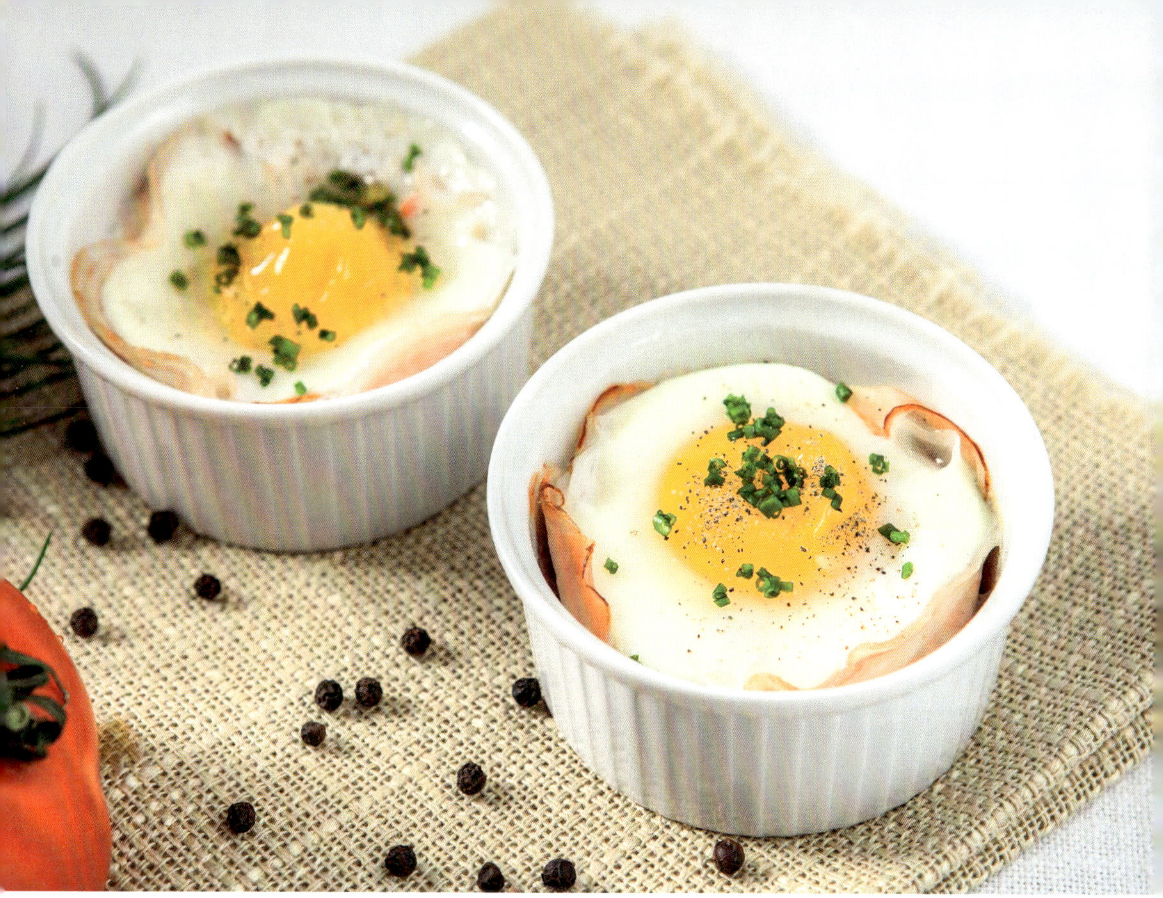

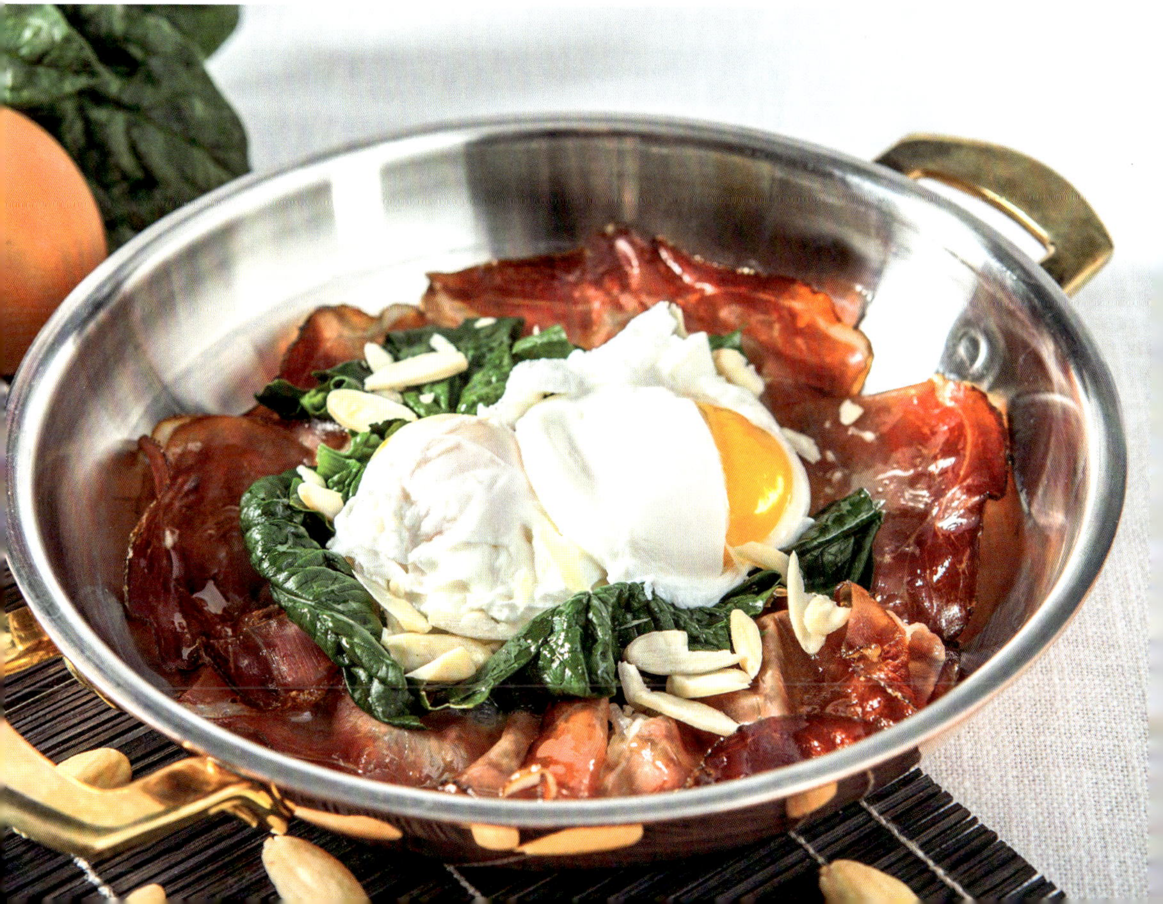

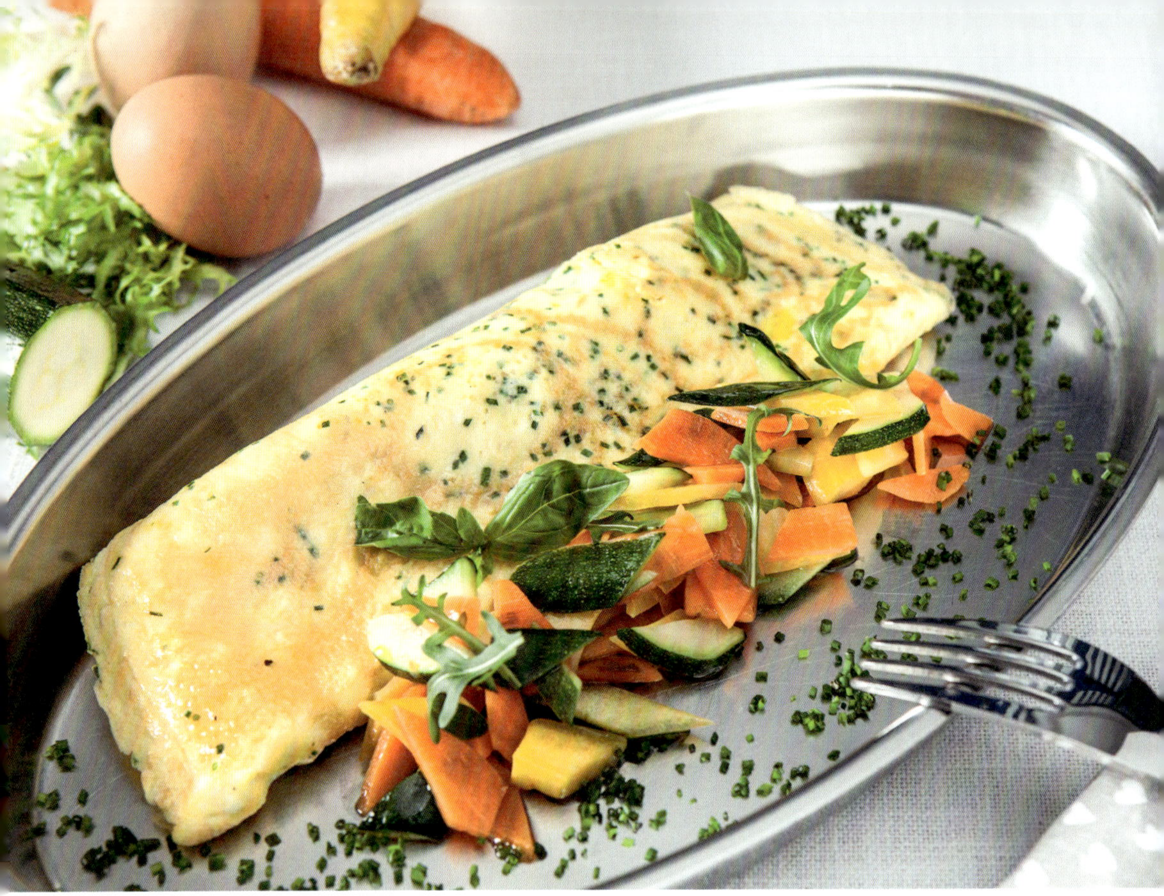

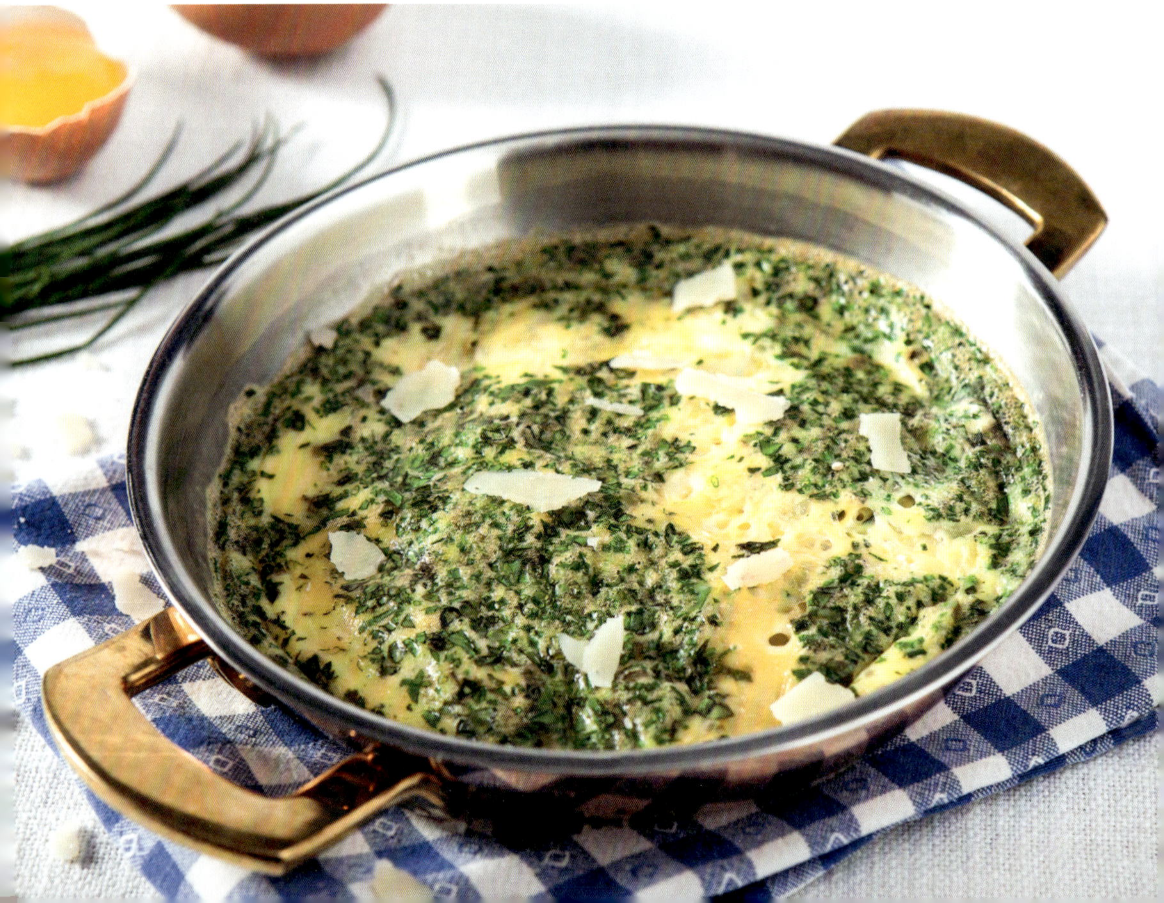

„Falsche Tramezzini"

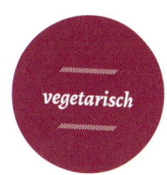

2 Portionen ⌾ *ca. 15 Minuten* ●○○

4 **Eier**

4 EL **Mandeln**, gehackt

2 EL **Schnittlauch**, fein geschnitten

2 EL **Kokosöl**

200 g **Gorgonzola** oder Roquefort-Käse

Schnittlauch, fein geschnitten, zum Garnieren

Zubereitung

- Eier in einer Schüssel aufschlagen, Mandeln und Schnittlauch dazugeben und alles gut verquirlen.
- Kokosöl in einer Pfanne erhitzen und die Hälfte des Eier-Gemischs hineingeben.
- Wenn das Ei stockt, wenden, mit der Hälfte des Käses bestreichen und fertig backen.
- Das Omelett zusammenklappen, abdecken und am Herdrand nachziehen lassen.
- Den Vorgang mit dem restlichen Eier-Gemisch wiederholen.
- Das Käseomelett auf Tellern anrichten und mit Schnittlauch garniert servieren.

Tipp: Servieren Sie zum Käseomelett gedünstetes Gemüse.

Ofen-Ei

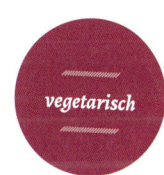

2 Portionen ⌾ *ca. 10 Minuten + Garzeit* ●○○

4 **Eier**

Salz und **Pfeffer** aus der Mühle

50 g **Pecorino**, gerieben

2 EL **Kräuter** (Petersilie, Majoran, Rosmarin, Schnittlauch usw.), fein geschnitten

1 EL **Butter** für die Form

Pecorinospäne zum Garnieren

Zubereitung

- Eier in einer Schüssel aufschlagen, mit Salz und Pfeffer würzen.
- Pecorino und Kräuter unterrühren.
- Eine Pfanne oder feuerfeste Form ausbuttern und das Eier-Käse-Gemisch hineingießen.
- Im vorgeheizten Backofen bei **200 Grad** etwa **7 Minuten** auf der mittleren Schiene backen.
- Mit Pecorinospänen garniert servieren.

Gekochte Eier für den kleinen Hunger

Gekochte Eier kann man mehrere Tage im Kühlschrank aufbewahren und hat sie dann immer zur Hand, wenn der schnelle Hunger nach einem Brötchen oder einer Süßigkeit kommt. Sie eignen sich auch hervorragend zum Mitnehmen ins Büro oder für die Mittagspause.

Fermentierte Speisen

Die natürlichen Probiotika

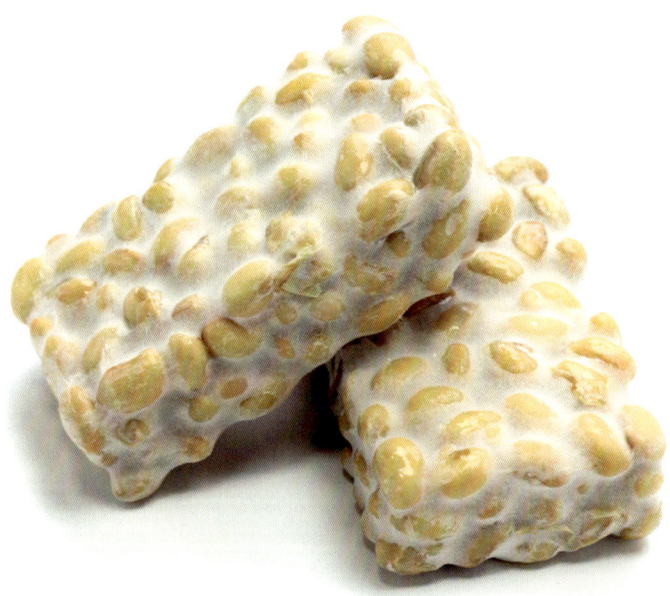

100 Trillionen Bakterien

leben im Verdauungstrakt. Sie bilden die Darmflora, die vielfältige Auswirkungen auf unsere Gesundheit hat. Probiotika sind lebende Mikroorganismen, die mit der Nahrung aufgenommen werden. Sie unterstützen den Aufbau und Erhalt der Darmflora.

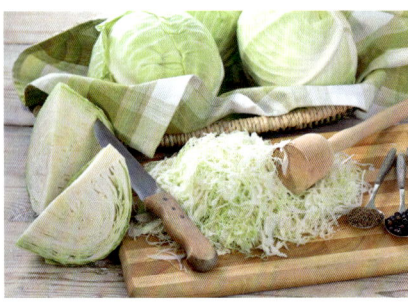
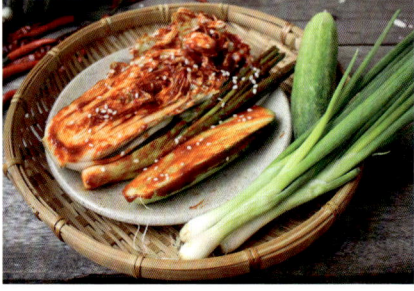
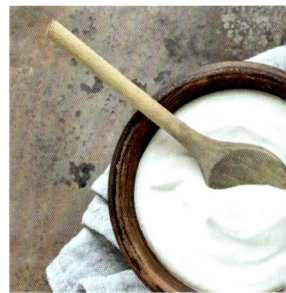

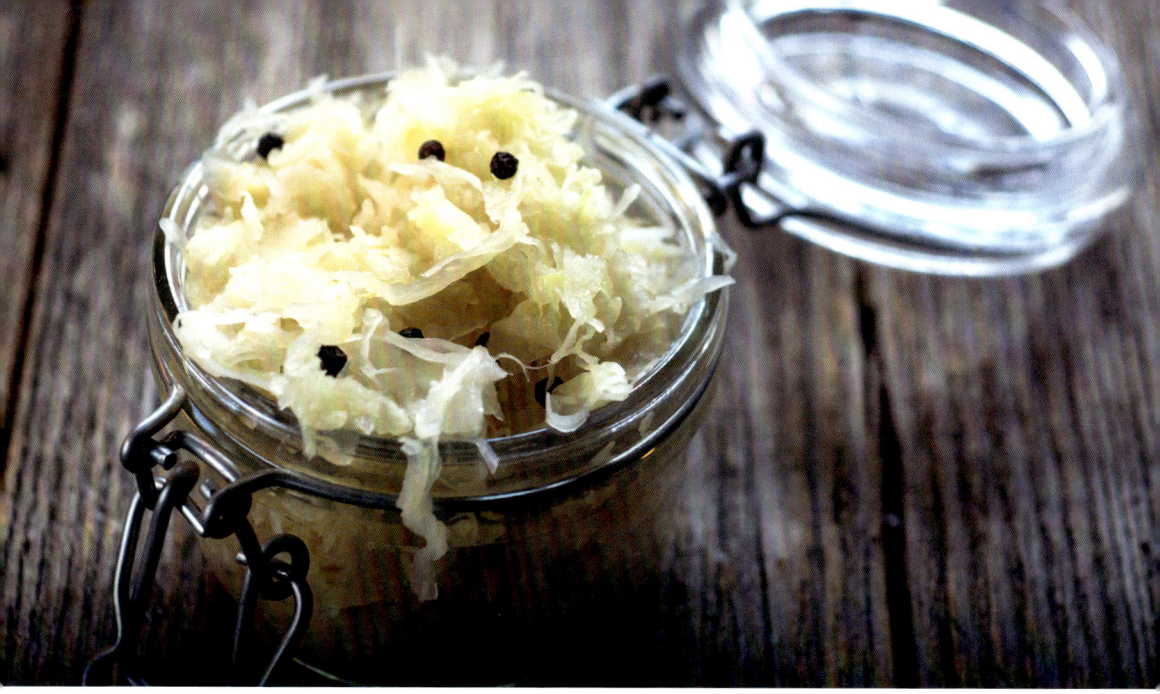

Fermentierte Speisen gehörten jahrhundertelang fast überall auf der Welt zur traditionellen Ernährung der Bevölkerung. Noch lange bevor sich die Wissenschaft und die Forschung mit diesen Nahrungsmitteln befassten, nutzten die Menschen Milchsäurebakterien, um ihre Lebensmittel zu fermentieren, sie damit länger haltbar zu machen und auch, um damit ihren Geschmack zu verändern. **Die Fermentation ist also eine sehr alte Technik, vor allem der Konservierung, aber auch der Behandlung und Anreicherung mit lebenswichtigen Substanzen.**

Während der Fermentation werden die Lebensmittel „guten" Bakterien ausgesetzt, die aus ihnen Nahrungsmittel **mit neuem Geschmack und neuer Konsistenz** herstellen. Wir sind uns gar nicht bewusst, wie oft wir fermentierte Speisen auf unserem Tisch haben: Joghurt, Sauerkraut, Wein, Bier und auch Brot.

Fermentierte Speisen und Getränke sind natürlicherweise **reich an Milchsäurebakterien**, die äußerst wertvoll für den Darm

sind, die Verdauung erleichtern und das Wohlbefinden des Verdauungsapparates garantieren. Außerdem stärken sie das Immunsystem. Sie sind reich an Vitamin-C und B, an Mineralstoffen, Enzymen und Antioxidantien. **Fermentierte Speisen sind ein ausgezeichnetes Entschlackungs- und Desinfektionsmittel,** sie reduzieren Entzündungsprozesse im Organismus, vor allem im Zusammenhang mit Autoimmunkrankheiten wie Allergien, der rheumatischen Arthritis, Hashimoto-Thyreoiditis oder entzündlichen Darmerkrankungen.

Wohl auch deshalb wird fermentierten Speisen immer mehr Aufmerksamkeit geschenkt; Profiköche nehmen sie in ihre Küche auf, sogar eine eigene Zeitschrift mit Rezepten gibt es mittlerweile. Auch jeder von uns sollte möglichst oft fermentierte Speisen auf seinen Speiseplan setzen. Einige meiner Rezepte sollen eine kleine Anregung sein. Es liegt dann an Ihnen, sie weiterzuentwickeln und auszuprobieren.

Sauerkraut

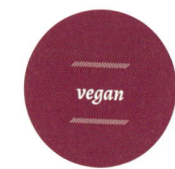

Etwa 4 kg ca. 40 Minuten + Fermentierzeit ●○○

4 kg **Weißkohl** (Kobis)

80 g **Salz**

4 **Lorbeerblätter**

2 EL **Kümmel**

20 **Wacholderbeeren**

Zubereitung

- Die äußeren Blätter vom Weißkohl entfernen, vierteln und den Strunk herausschneiden.
- Weißkohl in feine Streifen schneiden oder hobeln und in eine große Schüssel geben.
- Salzen und gut durchkneten, bis das Kraut Flüssigkeit zieht.
- Lorbeer, Kümmel und Wacholderbeeren untermengen.
- Das verarbeitete Kraut zum Gären in einen Steinguttopf schichten. Gut andrücken und beschweren, sodass die Flüssigkeit nach oben steigt und das Kraut bedeckt.
- **5–6 Wochen** an einem dunklen, kühlen Ort gären lassen.

Tipps: Sie sollten das Sauerkraut roh verzehren, da sich dann die Milchsäurebakterien in Ihrem Darm ansiedeln und ihn so vor Krankheiten schützen können. Das Sauerkraut kann **4–6 Monate** an einem kühlen Ort aufbewahrt werden.

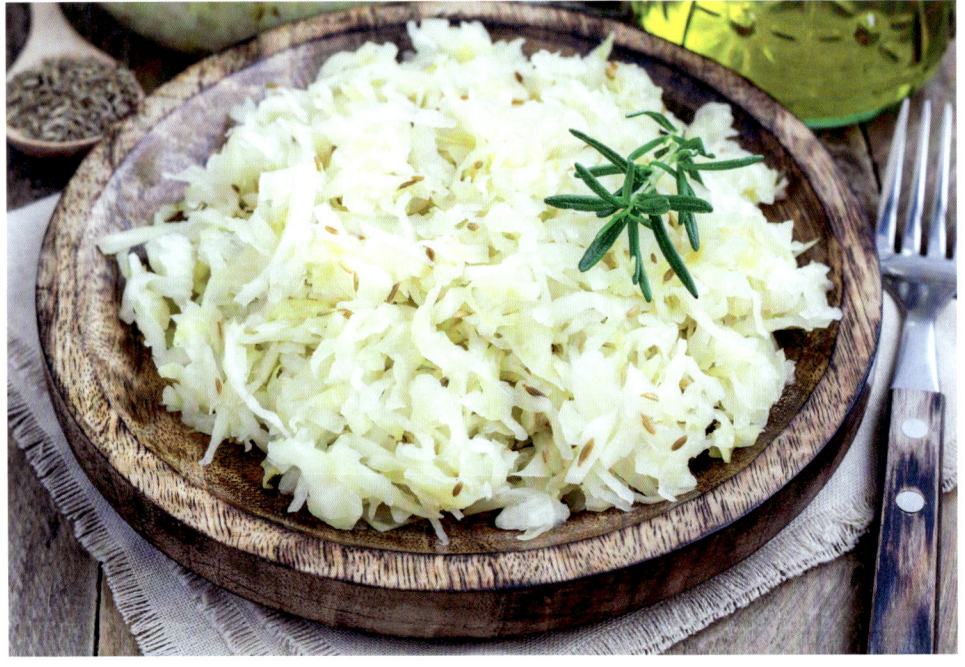

Asian Tempeh

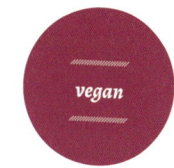

vegan

2 Portionen ⌄ *ca. 30 Minuten* ●○○

200 g **Tempeh**

1 **Knoblauchzehe**, fein gehackt

100 g **Kichererbsen** aus der Dose, gut abgetropft

Olivenöl zum Dünsten

1 rote **Peperoni** (Paprika)

½ **Mango**

2 **Frühlingszwiebeln**

1 TL **Korianderblätter**

2 EL **Balsamicoessig**

2 EL **Olivenöl**

Salz und **Pfeffer** aus der Mühle

Blattsalate

Zubereitung

- Tempeh in kleine Würfel schneiden.
- Zusammen mit Knoblauch und Kichererbsen in Olivenöl anschwitzen.
- In eine Schüssel geben und auskühlen lassen.
- Peperoni waschen, putzen und in kleine Würfel schneiden. Mango schälen, Kern entfernen und das Fruchtfleisch ebenfalls in kleine Würfel schneiden. Frühlingszwiebeln in Ringe und Korianderblätter in feine Streifen schneiden.
- Balsamicoessig mit Olivenöl, Salz und Pfeffer zu einer Vinaigrette verrühren.
- Alles in eine Schüssel geben und mit der Vinaigrette vermengen. Mit Blattsalaten servieren.

Tipp: Statt der Kichererbsen aus der Dose können Sie auch 50 g getrocknete Kichererbsen verwenden. Weichen Sie diese dann am besten über Nacht ein, gießen das Einweichwasser weg und kochen die Kichererbsen etwa **1 Stunde**, bis sie weich sind.

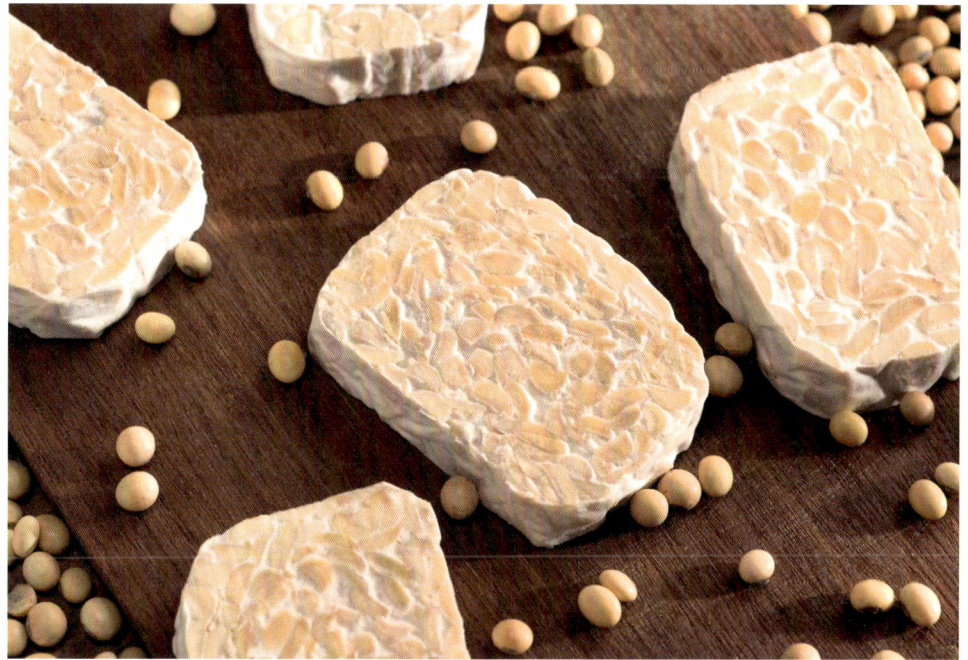

Fermentiertes Gemüse

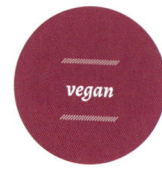

Etwa 2 kg   ⊙ *ca. 40 Minuten + Fermentierzeit*   ●○○

2 kg **Gemüse** nach Wahl
(Karotten, Blumenkohl,
Stangensellerie, Tomaten,
Peperoni, Zwiebeln, Zucchi-
ni, Spargel, Wirsing, Fenchel
usw.)

1 l **Wasser**

30 g grobes **Meersalz**

1 **Knoblauchzehe**

1 **Lorbeerblatt**

5 **Wacholderbeeren**

10 **Pfefferkörner,** zerdrückt

1 **Oreganozweig**

1 **Thymianzweig**

Zubereitung

• Gemüse waschen, putzen und in mundgerechte Stücke
schneiden. Bis etwa 3 cm unterhalb des Randes in Weckgläser
schichten und andrücken.

• Wasser mit Meersalz aufkochen und auskühlen lassen.

• Knoblauch, Gewürze und Kräuter in die Gläser geben. Alles mit
Salzwasser aufgießen, sodass das Gemüse gut mit Flüssigkeit
bedeckt ist.

• Gläser mit einem sauberen Mulltuch abdecken.

• Gemüse bei Zimmertemperatur (etwa **20 Grad**) etwa **10 Tage**
fermentieren lassen.

• Wenn der gewünschte Fermentationsgrad erreicht ist, die
Gläser fest verschließen, kühl und dunkel aufbewahren.

Tipps: Sie können das Gemüse je nach Geschmack auch noch
mit anderen Kräutern fermentieren. Verwenden Sie Weckgläser, die wenigstens 1 Liter Fassungsvermögen haben. Die
Gläser mit dem fermentierten Gemüse halten sich im kühlen,
dunklen Keller **einige Monate**. Während dieser Zeit geht die
Fermentation langsam weiter. Servieren Sie das fermentierte
Gemüse zu Vorspeisen mit Fisch, zu Käse und zu Aufschnitt.

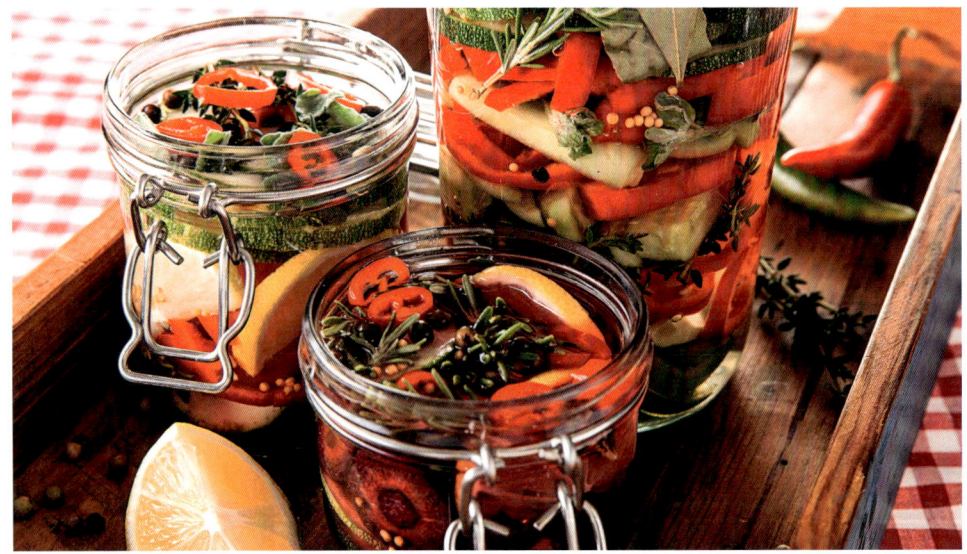

Kimchi

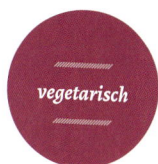

vegetarisch

Etwa 2 kg

 ca. 20 Minuten + Fermentierzeit ●○○

2 **Weißkohl** (Kobis)

65 g **Salz**

2 EL **Sojasauce**

2 EL **Peperoncini-Paste**

3 EL **Sardellenpaste**

30 g frische **Peperoncini**, zerdrückt

3 **Schalotte**, fein geschnitten

30 g **Knoblauch**, fein gehackt

30 g **Ingwer**, fein gehackt

Zubereitung

- Weißkohl putzen und in Streifen schneiden. In eine Schüssel geben, salzen, gut vermischen und etwa **30 Minuten** ziehen lassen.
- Mit kaltem Wasser begießen, bis der Weißkohl bedeckt ist.
- Weißkohl beschweren, Schüssel mit einem Tuch abdecken und über Nacht stehen lassen.
- Am nächsten Tag Peperoncini-Paste, Sojasauce, Sardellenpaste, Peperoncini, Knoblauch, Schalotten und Ingwer vermischen und zum Kohl geben.
- Kimchi gut vermischen, in Weckgläser füllen und mit der Flüssigkeit auffüllen. Gläser abdecken und bei Zimmertemperatur **(20 Grad)** etwa **3–4 Tage** stehen lassen; einmal täglich umrühren, damit der Weißkohl immer gut mit Flüssigkeit bedeckt ist.
- Wenn die Fermentation den gewünschten Grad erreicht hat, Gläser fest verschließen und kühl und dunkel aufbewahren.

Tipps: Um eine optimale Fermentation zu erreichen, muss das Gemüse gut mit Flüssigkeit bedeckt sein. Statt Weißkohl können Sie auch Chinakohl verwenden. In Korea wird diese Art der Zubereitung auch für Gurken, Rettich oder Lauch verwendet. Ersetzen Sie die frischen Peperoncini durch getrocknete oder durch koreanische Chiliflocken. Kimchi hält sich im Kühlschrank **mehrere Monate**.

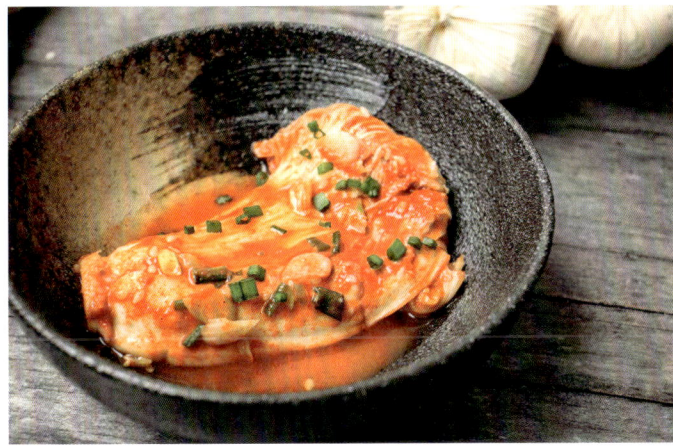

Brot und Gebäck

(Nicht) abhängig vom Getreide

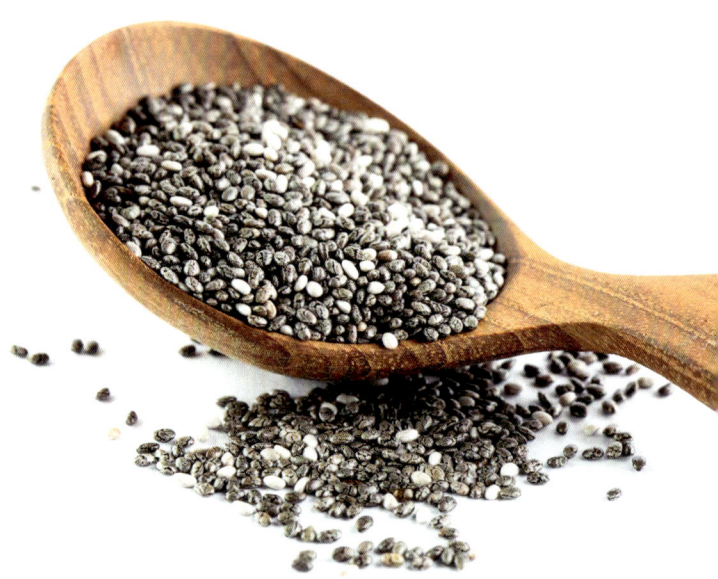

Im November 2010

wurde die Mittelmeerküche von der UNESCO in die Liste des immateriellen Kulturerbes der Menschheit aufgenommen. In der Begründung hieß es, diese Küche sei „gehaltvoll, vielseitig, ausgeglichen, gesund und schmackhaft". Diese Ehre wurde nicht nur Italien zuteil, sondern auch Griechenland, Spanien und Marokko.

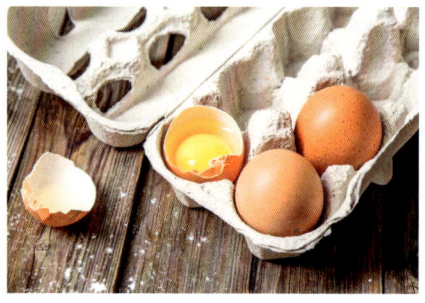

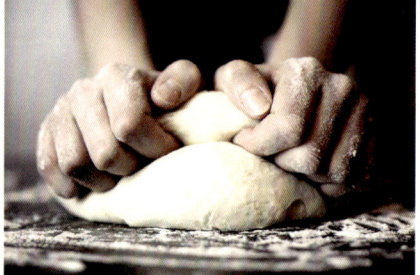

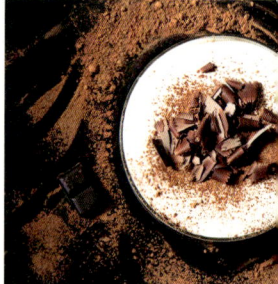

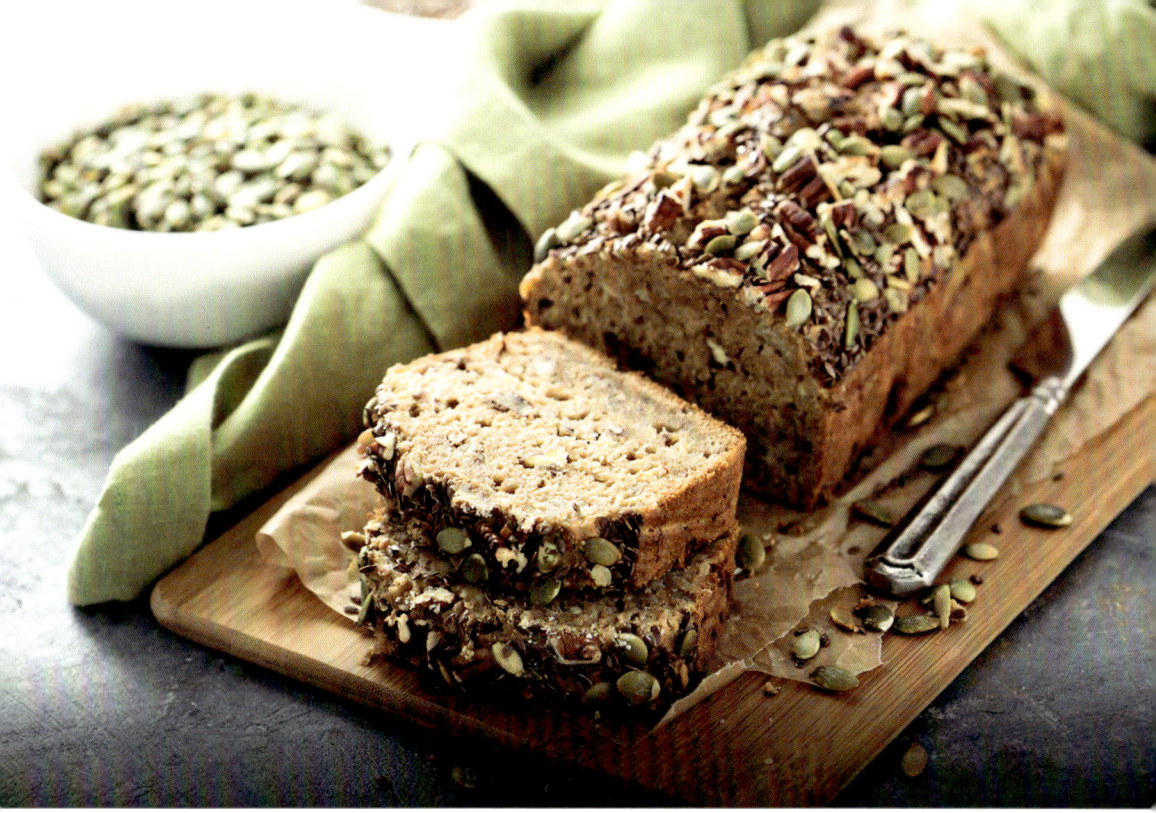

Die Mittelmeerküche, und zwar die echte mediterrane Ernährung, die im Jahr 2010 von der UNESCO zum Kulturerbe erhoben wurde, wird Tag für Tag **hochgejubelt und gleichzeitig verfälscht und entstellt**. Was die Italiener heute zum Großteil essen, hat wenig mit dieser echten Mittelmeerküche zu tun, es ist eine Supermarkt-Kost, charakterisiert von den berüchtigten drei „P": Pasta, Pane (Brot) und Pizza.

In der Tat wird die Mittelmeerküche heute als Ernährung hingestellt, die sehr auf Kohlenhydrate ausgerichtet ist: Etwa 65 bis 70 Prozent der gesamten Kalorien entfallen demnach auf Kohlenhydrate, gefolgt von Fetten (25–30 %) und etwa 10 Prozent Eiweiß. Es entsteht also ein beträchtlicher Überschuss an Kohlenhydraten, also Zucker, angerichtet mit pflanzlichen Ölen und Fetten von schlechter Qualität. Konsumiert werden industrielle Snacks, süß oder salzig, kohlensäurehaltige Getränke und Fertiggerichte voller gehärteter Fette, die in null Komma nichts in der Mikrowelle „gekocht" sind. Auf dem Speiseplan steht nur sehr wenig Gemüse, wenig Obst, fast gar kein Fisch, Fleisch, wenn überhaupt, dann vor allem Geflügel aus Legebatterien, voller Hormone und Antibiotika, und Rindfleisch aus Massentierhaltung. **Die echte Mittelmeerküche** ist das nicht. Sie wurde bis zur Industrialisierung von der Bevölkerung in südlichen Ländern praktiziert und **hat rein gar nichts mit dem zu tun, was heute vielfach auf den Tisch kommt.**

Wir essen ohne jeden Zweifel zu viel, vor allem zu viel Zucker, und die Lebenserwartung nimmt erstmals in der Geschichte der Menschheit wieder ab. Die Bewohner Okinawas, einer Inselgruppe, die zu Japan gehört, sind bekannt für ihr hohes Alter. **Sie essen viel weniger und leben viel länger** und das bei bester Gesundheit – im Gegensatz zu uns im Westen, die wir viel mehr Kalorien zu uns nehmen. Die Küche Kretas enthält zum Beispiel sehr viele Hülsenfrüchte und kein Getreide, wie es heute bei uns der Fall ist: Auf unsere Tische kommen Teigwaren in jeglicher Form, aus Weizen, der heute ein gänzlich anderes Getreide ist, als er es vor vielen Jahren war. Im Zuge genetischer Veränderungen ist ein Weizen entstanden, der sehr reich an Gluten ist, mit den bekannten negativen Folgen für die Gesundheit. Außerdem greifen die Bewohner Kretas vor allem zu Gerste, die bekanntlich weniger Gluten enthält als Weizen.

Getreide wird heute in Form von Nudeln, Brot, Pizza, Crackers, Keksen und Grissini gegessen – großteils industriell verarbeitete Produkte. Vollkornprodukte, zu denen einst gegriffen wurde, enthalten alle Nährstoffe, die heute im Zuge der mehrfachen Verarbeitung verloren gehen. Übrigens: Auf Kreta isst man Brot nur am Wochenende und auch dann nur in geringen Mengen.

Wenn es um Ernährung oder eine Ernährungsumstellung geht, dann gestaltet sich **die Reduzierung des Getreides als größte Hürde**, und zwar von Getreide nicht nur in Form von Brot, sondern auch in Form von Nudeln, Pizza oder Crackers. Meine Patienten sorgen sich, nicht satt zu wer-

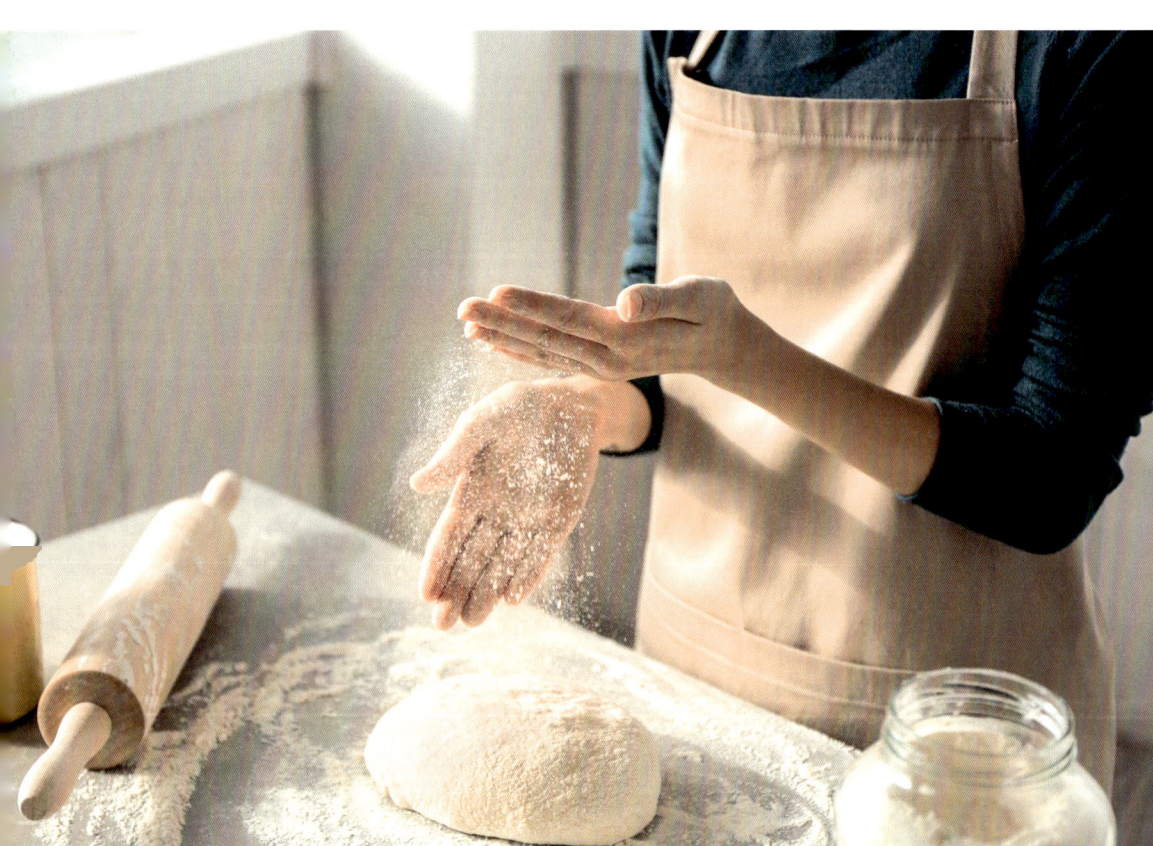

den, fühlen sich unwohl, weil sie nicht mehr wissen, was sie essen sollen und fürchten, nicht mehr genug Energie zu haben. Sie haben einfach Angst vor dem Gedanken, keine Nudeln, kein Brot und keine Pizza mehr essen zu dürfen. Manche sind richtiggehend erschüttert. Und einige sind auch nicht bereit, ihre Ernährungsgewohnheiten umzustellen, selbst wenn es zu ihrem Vorteil wäre.

Genau deshalb habe ich einige Rezepte gesammelt, die sich hervorragend **als Ersatz für Brot, Süßwaren, Kekse und Snacks** eignen. Sie sollen dafür sorgen, dass Ihnen das Getreide nicht fehlt, Ihnen die Möglichkeit geben, Getreide komplett aus Ihrer Ernährung zu streichen und Ihnen die Umstellung auf eine kohlenhydratarme und fettreiche Ernährung erleichtern. Es handelt sich dabei nicht unbedingt um typische Lebensmittel für diese Art der Ernährung, aber aus meiner Erfahrung weiß ich, dass sie erheblich dabei helfen, Getreide zu reduzieren oder ganz darauf zu verzichten.

Jeder von uns hat irgendwann Lust auf etwas Süßes! Wichtig ist nur zu wissen, welche Süßigkeiten man essen darf und wie man sie selbst zubereiten kann. Die Zutaten dieser Rezepte sind natürlich und meist biologisch, die Zubereitung ist einfach und in den allermeisten Fällen auch schnell. Ich wünsche viel Spaß und gutes Gelingen.

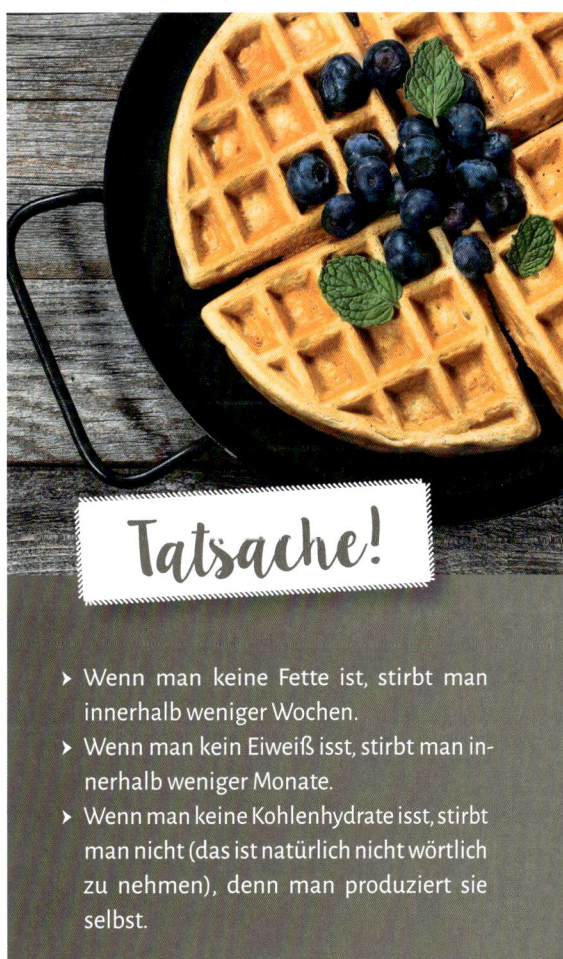

Tatsache!

› Wenn man keine Fette ist, stirbt man innerhalb weniger Wochen.
› Wenn man kein Eiweiß isst, stirbt man innerhalb weniger Monate.
› Wenn man keine Kohlenhydrate isst, stirbt man nicht (das ist natürlich nicht wörtlich zu nehmen), denn man produziert sie selbst.

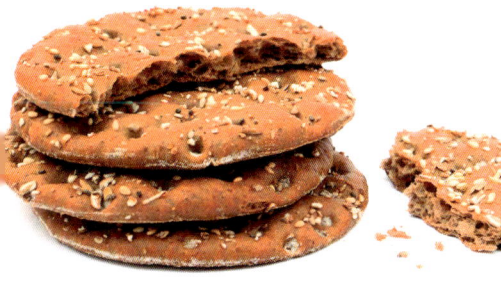
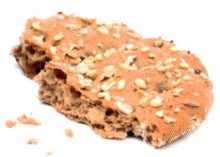

Kastanienbrot

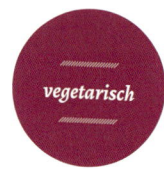
vegetarisch

1 Kastenform

⌂ *ca. 15 Minuten + Backzeit + Kühlzeit* ●●○

130 g **Kastanienmehl**

50 g **Kokosmehl**

30 g **Leinsamen**

1 Prise **Salz**

1 EL **Speisesoda**

3 EL **Naturjoghurt**

2 EL **Honig**

4 **Eier**

150–200 ml **Milch**

Zubereitung

- Die beiden Mehlsorten sieben, mit Leinsamen, Salz und Speisesoda vermischen.
- Naturjoghurt, Honig und Eier schaumig schlagen.
- Zusammen mit Milch zum Mehlgemisch geben und alles zu einem mittelfesten Teig verkneten.
- Den Teig in eine gebutterte und bemehlte Kastenform geben und im vorgeheizten Ofen bei **165 Grad** etwa **45 Minuten** backen.
- Etwas auskühlen lassen und aus der Kastenform stürzen.

Tipp: Wenn die Leinsamen leicht angeröstet und gehackt werden, ist der Geschmack intensiver.

Muffins mit Sesam und Honig

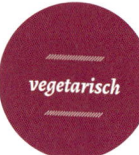
vegetarisch

4–6 Förmchen

⌂ *ca. 15 Minuten + Backzeit + Kühlzeit* ●●○

20 g **Kokosöl**

1 EL **Honig**

1 **Ei**

1 **Eiweiß**

100 g **Mandeln**, gehackt

Salz

½ EL **Speisesoda**

Kokosöl oder Butter für die Förmchen

1 EL **Mandelmehl** für die Förmchen

Sesam zum Bestreuen

Zubereitung

- Kokosöl im Wasserbad schmelzen, sodass es flüssig ist. Honig, Ei und Eiweiß dazugeben und schaumig aufschlagen.
- Mandeln, Salz und Speisesoda vermischen, zum Honig-Ei-Gemisch geben und vorsichtig unterheben.
- Muffin-Förmchen mit Kokosöl ausstreichen und mit Mandelmehl bestreuen.
- Die Masse in die Förmchen geben, mit Sesam bestreuen und im vorgeheizten Ofen bei **180 Grad** etwa **20 Minuten** backen.
- Etwas auskühlen lassen und aus den Förmchen stürzen.

Tipp: Die Masse können Sie auch in eingefettete Madeleines-Förmchen geben und die Backzeit auf **10–12 Minuten** reduzieren.

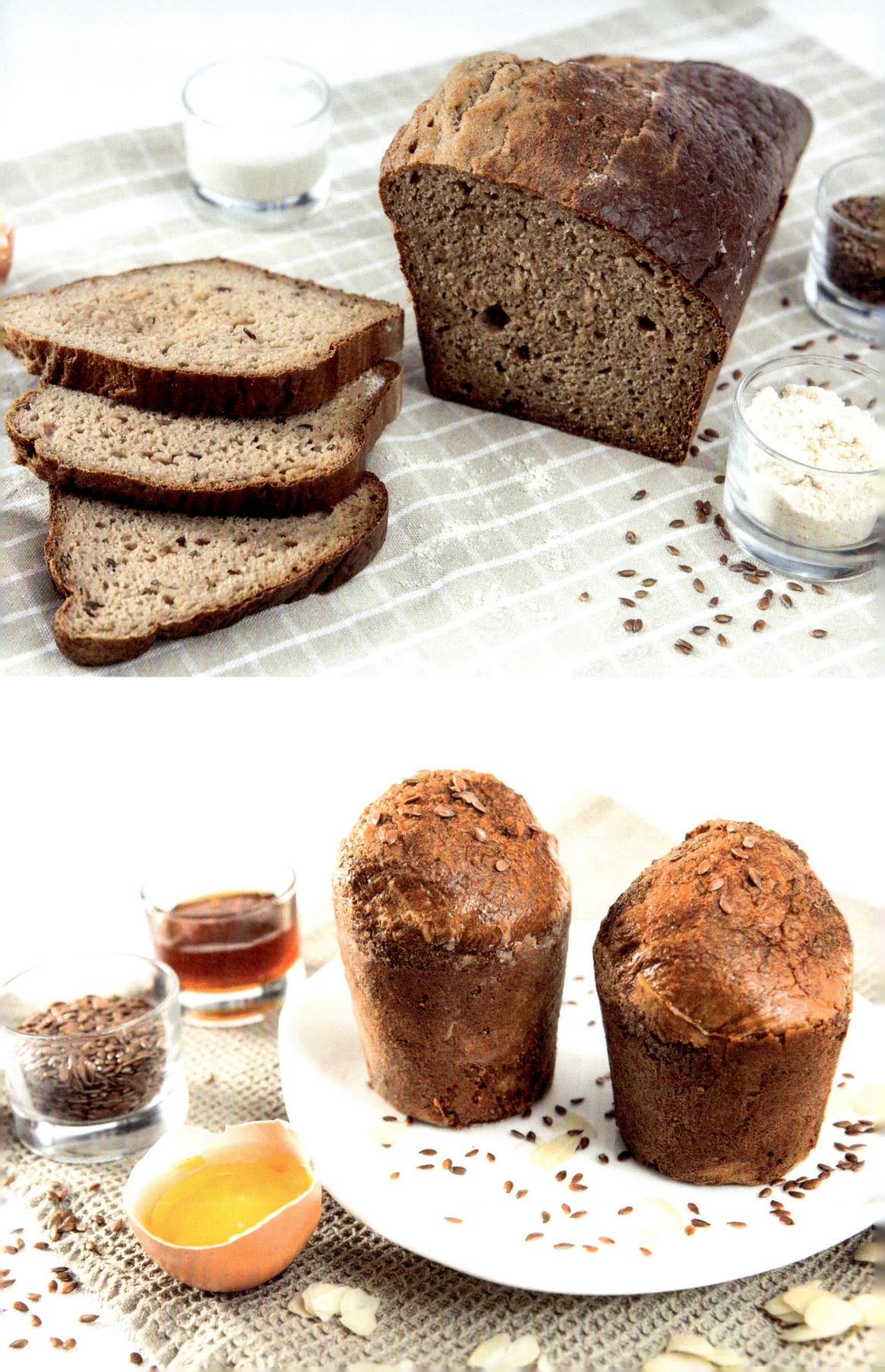

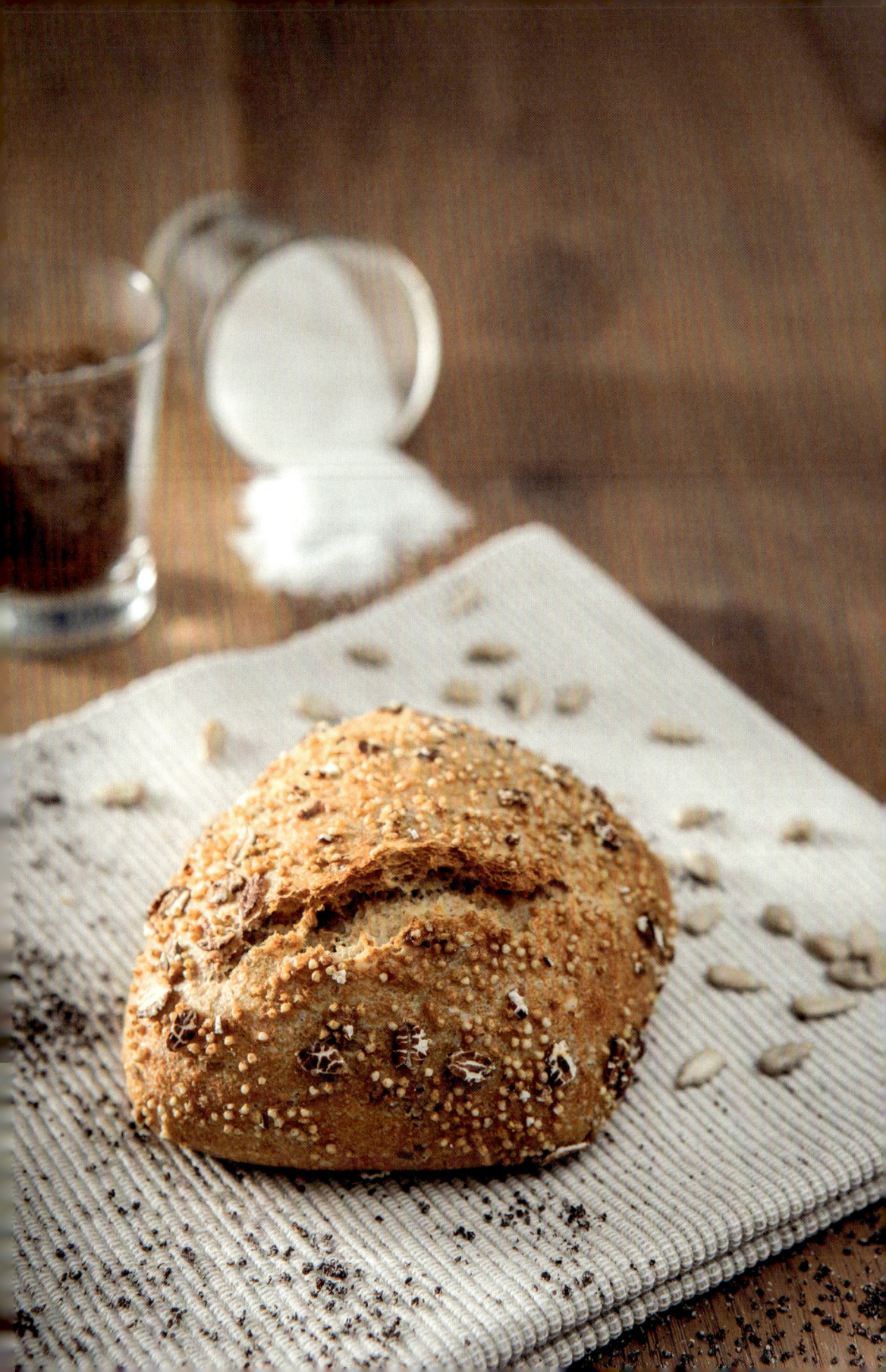

Sonnenblumenbrötchen

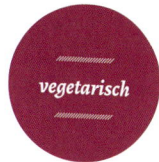
vegetarisch

Etwa 4 Stück

🕐 *ca. 20 Minuten + Backzeit* ●●○

45 g **Kokosmehl**

20 g **Leinsamenmehl**

25 g **Flohsamenmehl**

20 g **Mandelmehl**

50 g **Sonnenblumenkerne**

2–3 TL **Chia-Samen**

20 g **Leinsamen**, geröstet und gehackt

1 TL **Mohnsamen**

Salz

1 EL **Speisesoda**

1 **Ei**

1 **Eiweiß**

150–200 ml lauwarmes **Wasser**

6 EL **Olivenöl**

Zubereitung

- Die verschiedenen Mehlsorten mit Sonnenblumenkernen, allen Samen, ½ Teelöffel Salz und Speisesoda in einer Schüssel vermischen.
- Ei und Eiweiß mit 1 Prise Salz schaumig aufschlagen.
- Wasser und Olivenöl mit den trockenen Zutaten vermischen und das Ei-Gemisch unterheben.
- Aus dem Teig Brötchen formen, auf ein mit Backpapier ausgelegtes Backblech geben und im vorgeheizten Backofen bei **180 Grad** etwa **20 Minuten** backen.

Tipp: Bestreuen Sie die Brötchen vor dem Backen mit gehackten Sonnenblumenkernen.

Essen Sie öfters Sonnenblumenkerne!

Sonnenblumenkerne sind die Magnesium-Stars unter den Nüssen, Kernen und Samen. Der Mineralstoff ist gut für Nerven und Muskeln. Außerdem sind sie reich an Folsäure, die vor allem für Schwangere und Stillende wichtig ist. Mischen Sie also öfters eine Handvoll Sonnenblumenkerne unter Ihren Salat.

Kohlenhydratarmes Brot

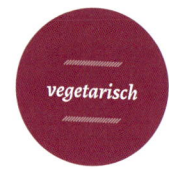

vegetarisch

1 Kastenform

⏱ *ca. 15 Minuten + Backzeit + Kühlzeit* ●●○

6 **Eiweiß**

½ TL **Salz**

4 **Eigelb**

4 EL **Olivenöl**

1 EL **Essig**

1 Msp. **Muskat**, gerieben

25 g **Leinsamen**

50 g **Kürbiskerne**, geröstet und gehackt

100 g geschälte **Mandeln**, gerieben

100 g **Mandelmehl**

½ TL **Natron**

1 TL **Brotklee**

50 g **Sonnenblumenkerne**

Zubereitung

- Eiweiß mit Salz sehr steif schlagen.
- Eigelb, Olivenöl und Essig zu einer luftigen, cremigen Masse aufschlagen und mit Muskat würzen.
- Leinsamen, Kürbiskerne, Mandeln, Mandelmehl, Natron, Brotklee und Sonnenblumenkerne vermischen und abwechselnd mit dem Eischnee unter die Eigelbmasse heben.
- Die Masse in eine mit Backpapier ausgelegte Kastenform füllen und im vorgeheizten Backofen bei **160 Grad** auf der mittleren Schiene etwa **30 Minuten** backen.
- Das Brot in der Form auskühlen lassen.

Tipp: Öffnen Sie den Backofen in den ersten **20 Minuten** nicht, sonst fällt das Brot zusammen.

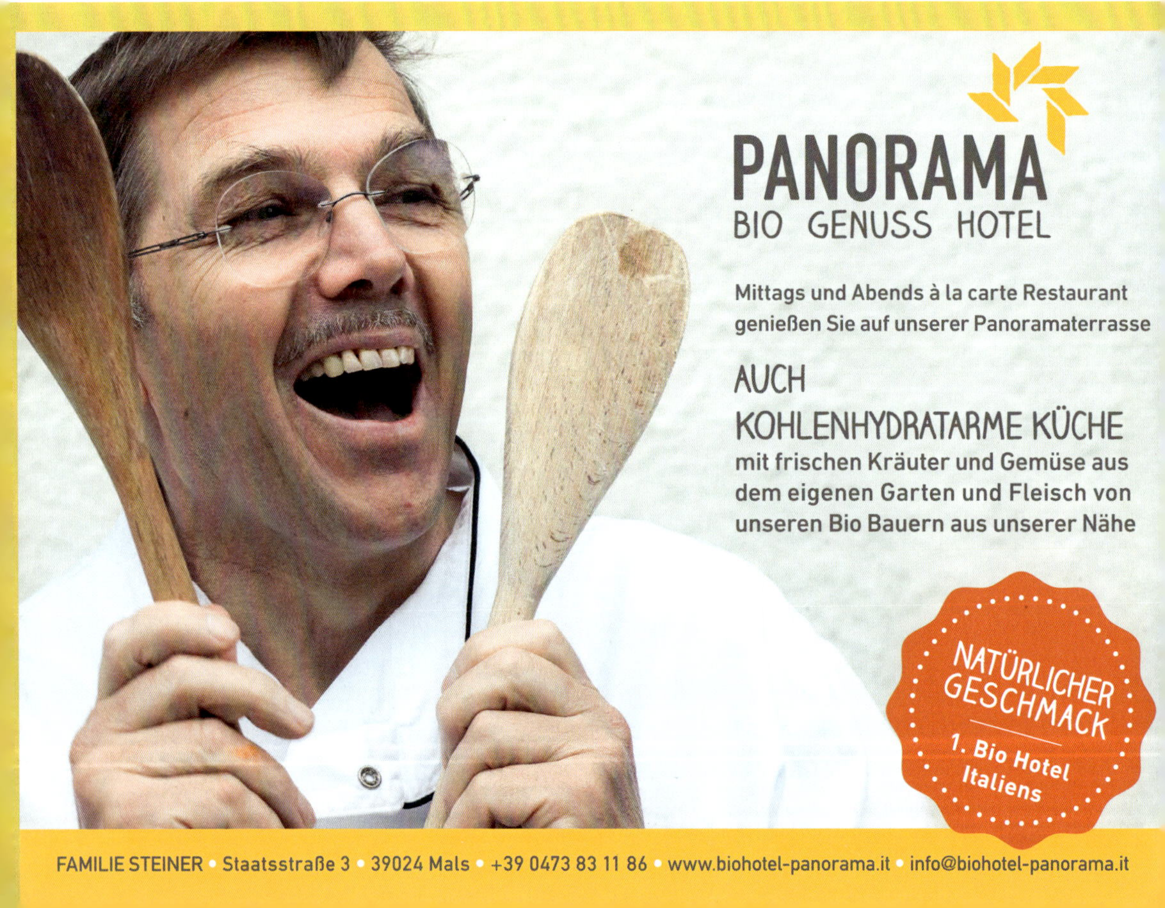

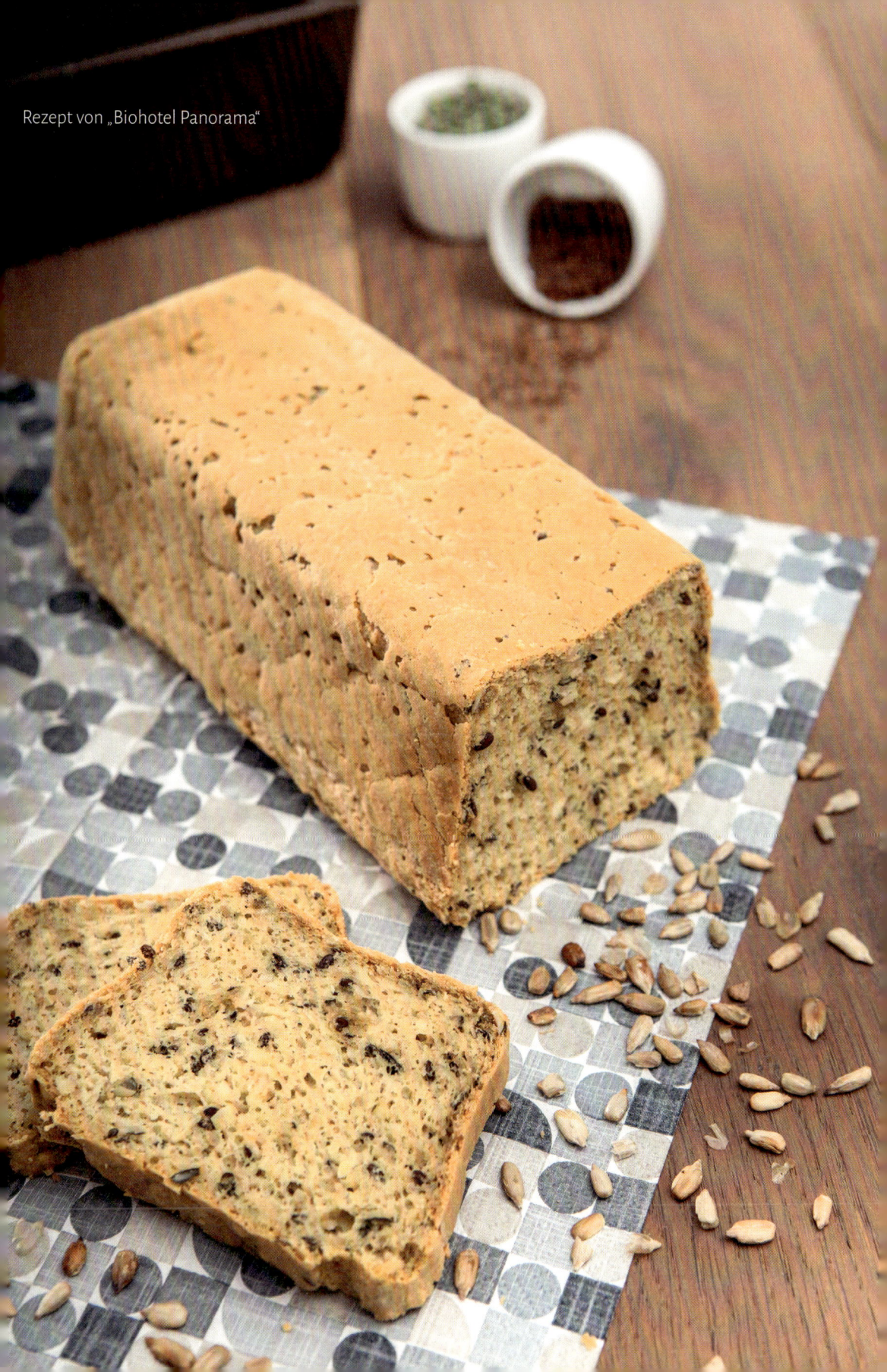

Mandel-Leinsamen-Gebäck

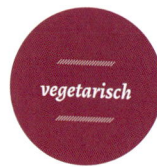
vegetarisch

1 Kastenform

⊙ *ca. 15 Minuten + Backzeit + Kühlzeit* ●●○

100 g geschälte **Mandeln**, gehackt

100 g **Leinsamenmehl**

1 EL **Speisesoda**

Salz

2 **Eier**

2 EL **Honig**

100 g **Butter**, in Würfel geschnitten

Zubereitung

- Gehackte Mandeln, Leinsamenmehl, Speisesoda und Salz vermischen.
- Eier mit Honig schaumig schlagen und dazugeben.
- Butter zufügen und alles zu einem glatten Teig verkneten. Den Teig abdecken und im Kühlschrank etwa **1 Stunde** ruhen lassen.
- Den Teig in eine mit Backpapier ausgekleidete Kastenform geben und im vorgeheizten Backofen bei **170 Grad** etwa **40 Minuten** backen.
- Nach dem Backen auf einem Gitter auskühlen lassen.

Tipps: Um zu sehen, ob das Gebäck fertig gebacken ist, machen Sie eine Garprobe. Sie können aus dem Teig auch nussgroße Kugeln formen, die Sie auf einem mit Backpapier ausgelegten Backblech etwa **10 Minuten** im Backofen backen. Bestreichen Sie die Kugeln anschließend mit einem Gemisch aus Honig und Zitronensaft. Statt Leinsamenmehl können Sie 70 g Mandelmehl verwenden.

Mandelbrot

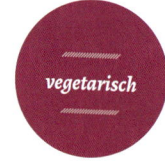
vegetarisch

1 Kastenform

 *ca. 15 Minuten + Backzeit + Kühlzeit* ●●○

100 g geschälte **Mandeln**, gehackt

50 g **Mandelmehl**

30 g **Leinsamen**, geröstet und gehackt

1 EL **Speisesoda**

1 TL **Salz**

3 **Eier**

1 EL **Honig**

3 EL **Joghurt**

3 EL **Milch**

Sesamsamen

Mohnsamen

Zubereitung

- Gehackte Mandeln, Mandelmehl, Leinsamen, Salz und Speisesoda vermischen.
- Eier mit Honig schaumig aufschlagen und mit den trockenen Zutaten vermischen. Joghurt und Milch dazugeben und unterheben.
- Die Masse in eine mit Backpapier ausgelegte Kastenform geben, mit Sesam- und Mohnsamen bestreuen und im vorgeheizten Backofen bei **180 Grad** etwa **40 Minuten** backen.
- Nach dem Backen auf einem Gitter auskühlen lassen.

Tipp: Dieses Kastenbrot eignet sich auch gut zum Tiefkühlen.

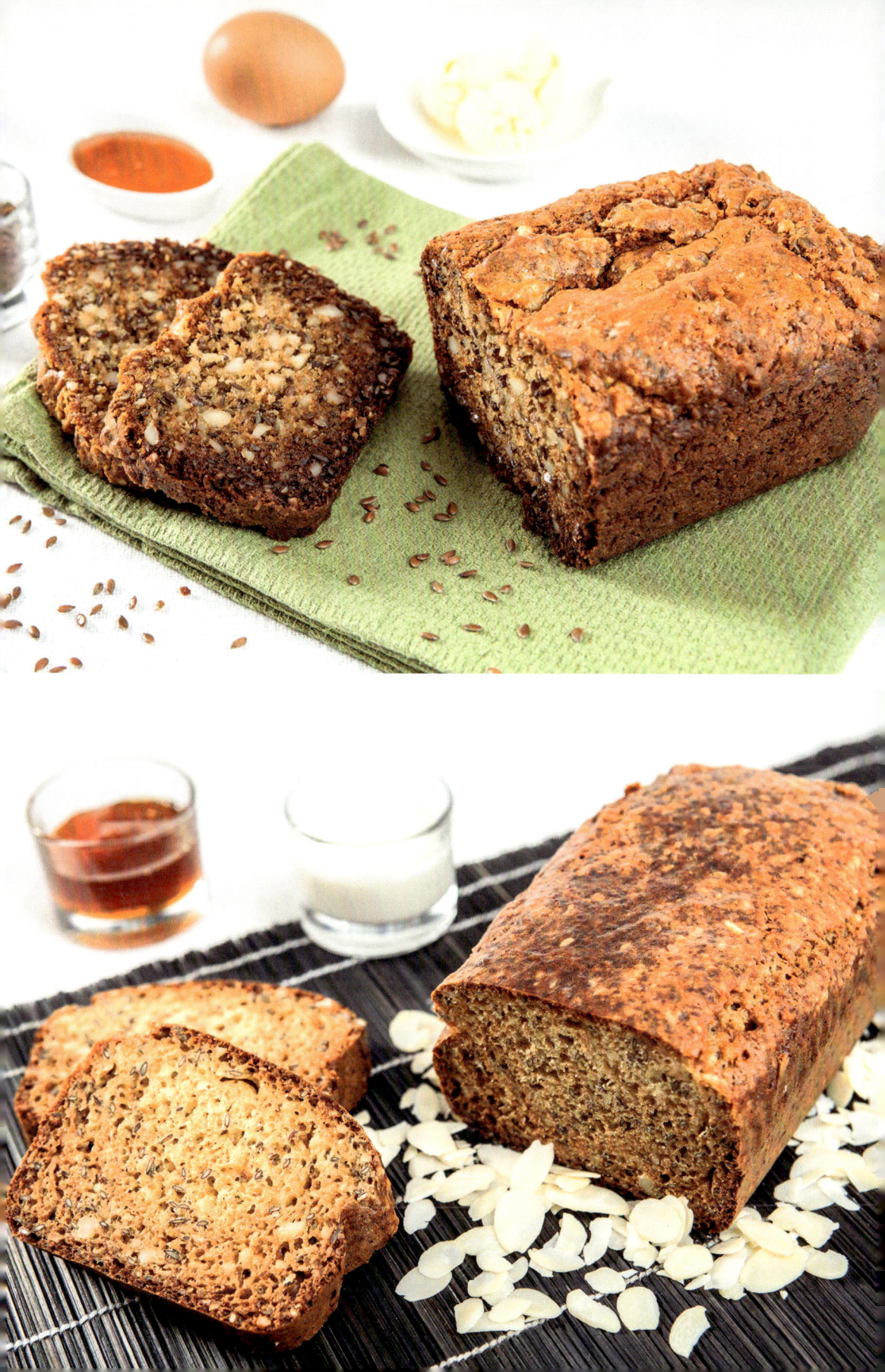

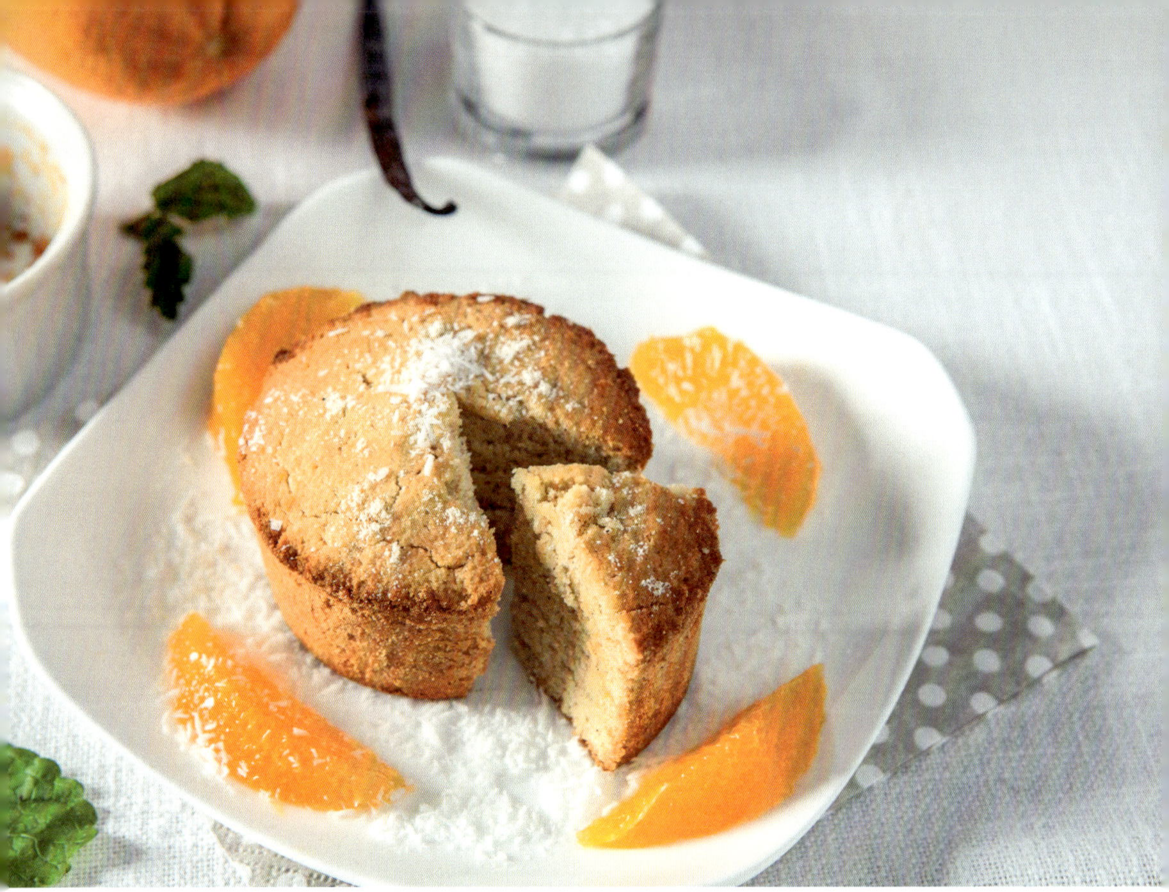

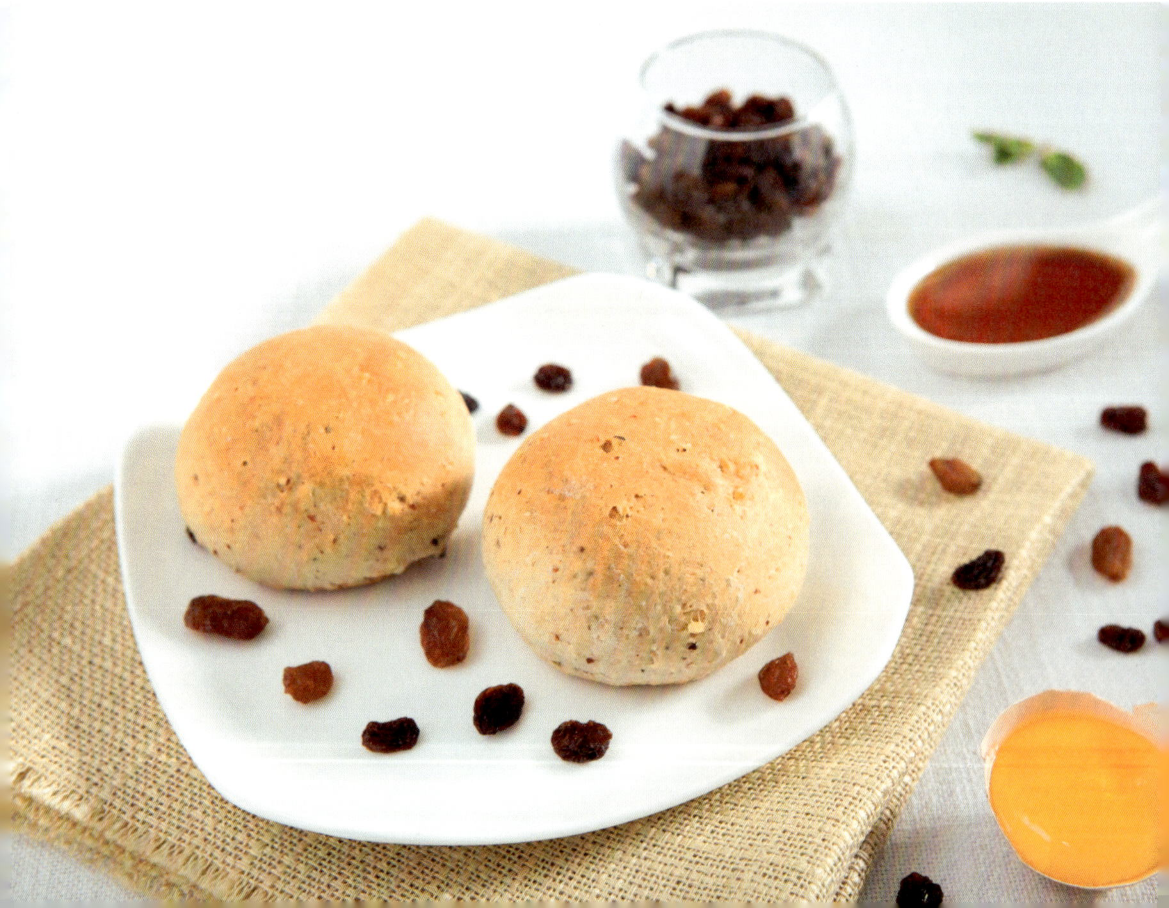

Kokos-Orangen-Cake

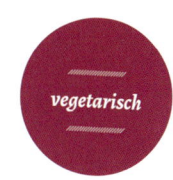

vegetarisch

2 Förmchen

ca. 20 Minuten + Backzeit ●●○

2 **Eier**

100 g **Butter**

70 g **Birkenzucker**

1 Prise **Salz**

1 Msp. **Vanillemark**

1 unbehandelte **Orange**,
Saft und Schale

60 g **Kokosmehl**

1 Msp. **Weinsteinbackpulver**

Kokosöl oder Butter für die
Förmchen

1 EL **Mandelmehl** für die
Förmchen

Zubereitung

- Eier trennen und Eigelb mit Butter, 20 g Birkenzucker, Salz, Vanillemark, Orangensaft sowie abgeriebener Orangenschale vermischen und schaumig aufschlagen.
- Eiweiß mit dem restlichen Birkenzucker steif schlagen.
- Etwa die Hälfte der Eiweißmasse unter die Eigelbmasse heben, dann das mit Weinsteinbackpulver vermischte Kokosmehl unterheben.
- Die restliche Eiweißmasse vorsichtig unterziehen.
- Feuerfeste Förmchen mit Kokosöl ausstreichen und mit Mandelmehl ausstreuen.
- Die Masse in die Förmchen füllen und im vorgeheizten Backofen bei **170 Grad** etwa **20 Minuten** backen.

Tipps: Garnieren Sie die Kokos-Orangen-Cakes mit Orangenfilets und Kokosraspeln. Sie können die Küchlein sehr gut zum Frühstück servieren.

Scones mit Sultaninen

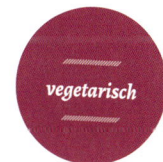

vegetarisch

Etwa 8 Stück

ca. 15 Minuten + Backzeit + Kühlzeit ●●○

50 g **Mandelmehl**

50 g **Kokosmehl**

20 g **Flohsamenmehl**

1 EL **Speisesoda**

100 ml lauwarmes **Wasser**

1 **Ei**

1 EL **Honig**

50 g **Butter**, zerlassen

25 g **Sultaninen** oder Korinthen, in etwas Wasser oder Rum eingeweicht

Zubereitung

- Die verschiedenen Mehlsorten mit Speisesoda, lauwarmem Wasser, Ei, Honig und zerlassener Butter vermischen.
- Sultaninen unterrühren.
- Aus dem Teig Kugeln formen und auf ein mit Backpapier ausgelegtes Backblech setzen.
- Im vorgeheizten Backofen bei **180 Grad** etwa **15 Minuten** goldgelb backen.
- Aus dem Backofen nehmen und auskühlen lassen.

Tipp: Servieren Sie die Scones mit Butter und Marmelade zum Tee.

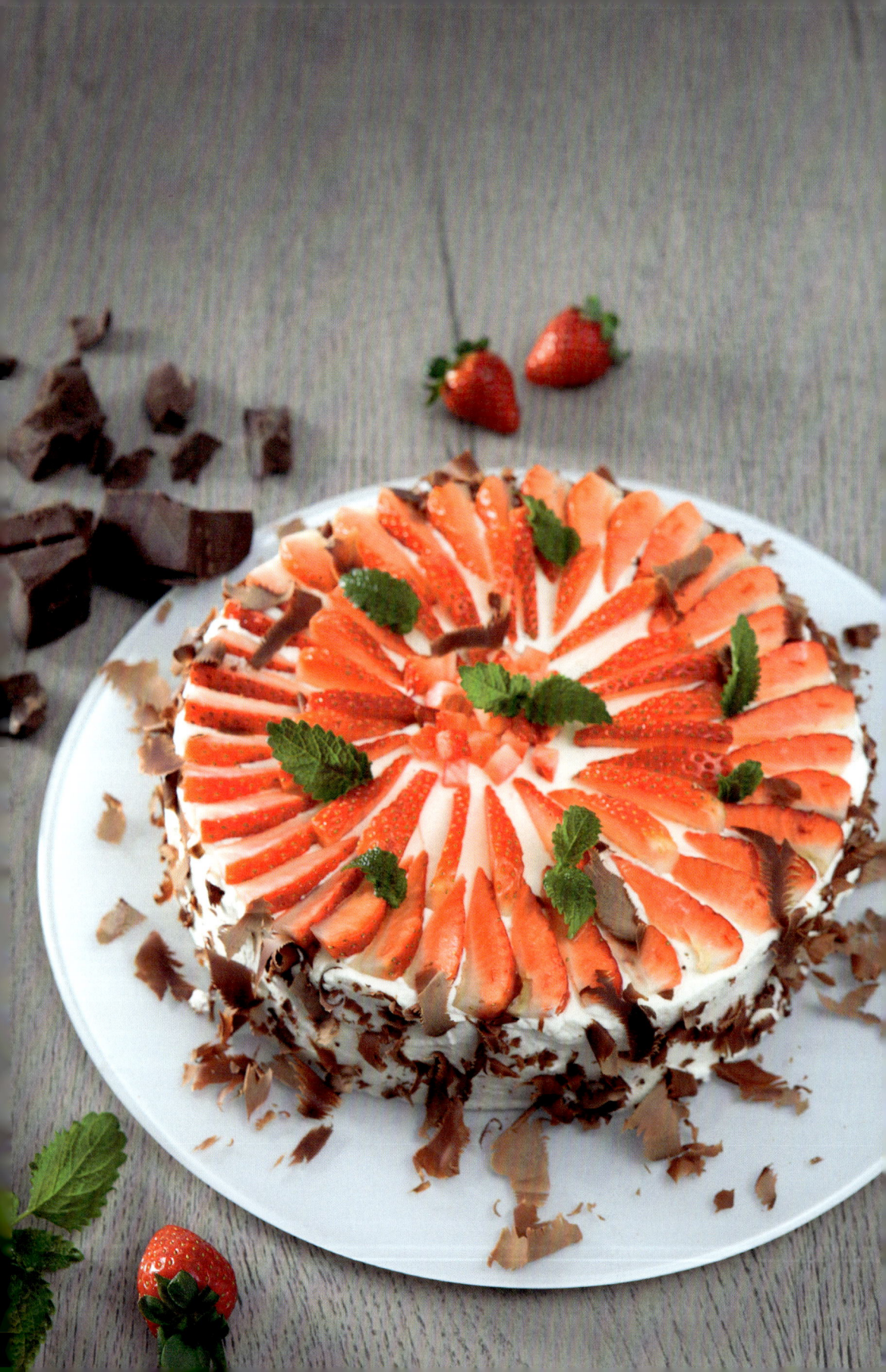

Erdbeertorte

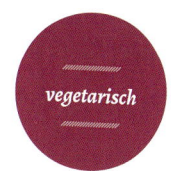

vegetarisch

1 Tortenform (Ø 24 cm) · ca. 20 Minuten + Backzeit + Kühlzeit ●●○

FÜR DAS BISKUIT

6 **Eier**

160 g **Erythritol** (Süßmittel)

100 g **Mandelmehl**

1 TL **Guarkernmehl** oder Pfeilwurzelmehl

1 Prise **Salz**

1 Msp. **Vanillemark**

5 EL warmes **Wasser**

FÜR DEN BELAG

500 g **Erdbeeren**

400 ml **Sahne**

2 TL **Erythritol** (Süßmittel)

1 Msp. **Vanillemark**

WEITERES

Melisse oder Minze zum Garnieren

Bitterschokolade, geraspelt, zum Garnieren

Biskuit

- Eier mit Erythritol, Vanillemark, Salz und Wasser im Wasserbad aufschlagen und anschließend mit der Rührmaschine schön schaumig rühren.
- Mandel- und Guarkernmehl mischen und vorsichtig unter die Eimasse heben.
- Masse in eine mit Backpapier ausgelegte Tortenform geben, glatt streichen und im vorgeheizten Backofen bei **160 Grad** etwa **45 Minuten** backen.
- Biskuitboden auskühlen lassen und waagerecht durchschneiden.

Belag

- Erdbeeren waschen, putzen und in Spalten schneiden.
- Sahne mit Erythritol und Vanillemark steif schlagen.

Fertigstellung

- Einen Tortenboden mit einem Drittel der geschlagenen Sahne bestreichen und einen Teil der Erdbeeren darauf verteilen.
- Mit dem zweiten Tortenboden bedecken. Mit der restlichen Sahne diesen Tortenboden und den Rand bestreichen. Die restlichen Erdbeeren draufflegen.
- Den Tortenrand mit Schokoladenraspeln verzieren und die Torte mit Melisse garnieren.

Tipps: Der Boden lässt sich sehr gut mithilfe eines Bindfadens in zwei Hälften teilen. Backen Sie das Biskuit schon am Vortag, damit es richtig auskühlt. Statt Erythriol können Sie auch ein anderes Süßmittel verwenden (z. B. Xylit, Tagatose usw.).

Marillenkuchen

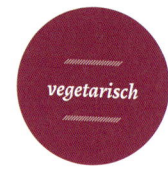
vegetarisch

1 Tortenform (Ø 26 cm)   ⊙ *ca. 20 Minuten + Backzeit + Kühlzeit*   ●●○

200 g **Kokosöl**

150 g **Honig**

8 **Eigelb**

1 Msp. **Vanillemark**

1 Prise **Salz**

100 g **Kokosmehl**

400 g **Mandeln**, gerieben

8 **Eiweiß**

Marillen (Aprikosen)

Marillenmarmelade
(Aprikosenmarmelade) zum
Bestreichen

Mandelblättchen zum
Garnieren

Zubereitung

- Kokosöl im Wasserbad schmelzen, bis es flüssig ist. Mit 100 g Honig glatt rühren. Eigelb, Vanillemark und Salz unterrühren.
- Kokosmehl und gemahlene Mandeln vermischen.
- Eiweiß steif schlagen und restlichen Honig unterziehen.
- Das Mehl-Gemisch abwechselnd mit dem Eischnee unter die Eimasse heben und etwa **5 Minuten** ruhen lassen.
- Marillen waschen, abtrocknen, entsteinen, halbieren oder vierteln.
- Die Masse in eine mit Backpapier ausgelegte Tortenform geben und die Marillen darauf verteilen.
- Im vorgeheizten Backofen bei **160 Grad** etwa **40 Minuten** backen. Den Kuchen noch lauwarm aus der Form nehmen.
- Mit Marillenmarmelade bestreichen und mit Mandelblättchen bestreuen.

Tipp: Sie können die Marillen auch durch anderes Obst ersetzen.

Mandelkuchen Low Carb

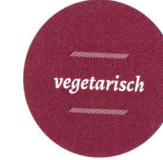
vegetarisch

1 Tortenform (Ø 22 cm)   ⊙ *ca. 10 Minuten + Backzeit + Kühlzeit*   ●●○

6 **Eiweiß**

50 g **Birkenzucker**

300 g **Mandeln**, grob
gemahlen

1 Pkg. **Weinsteinbackpulver**

Zubereitung

- Eiweiß in einer Metallschüssel steif schlagen. Birkenzucker nach und nach dazugeben.
- Mandeln und Weinsteinbackpulver vermischen, locker unter den Eischnee heben.
- Die Masse in eine mit Backpapier ausgelegt Tortenform füllen und im vorgeheizten Backofen (Ober- und Unterhitze) bei **170 Grad** etwa **40 Minuten** backen.
- Den Kuchen noch lauwarm aus der Form nehmen.

Tipps: Bestreuen Sie den Kuchen noch mit gerösteten Mandelblättchen. Dazu passt geschlagene Sahne.

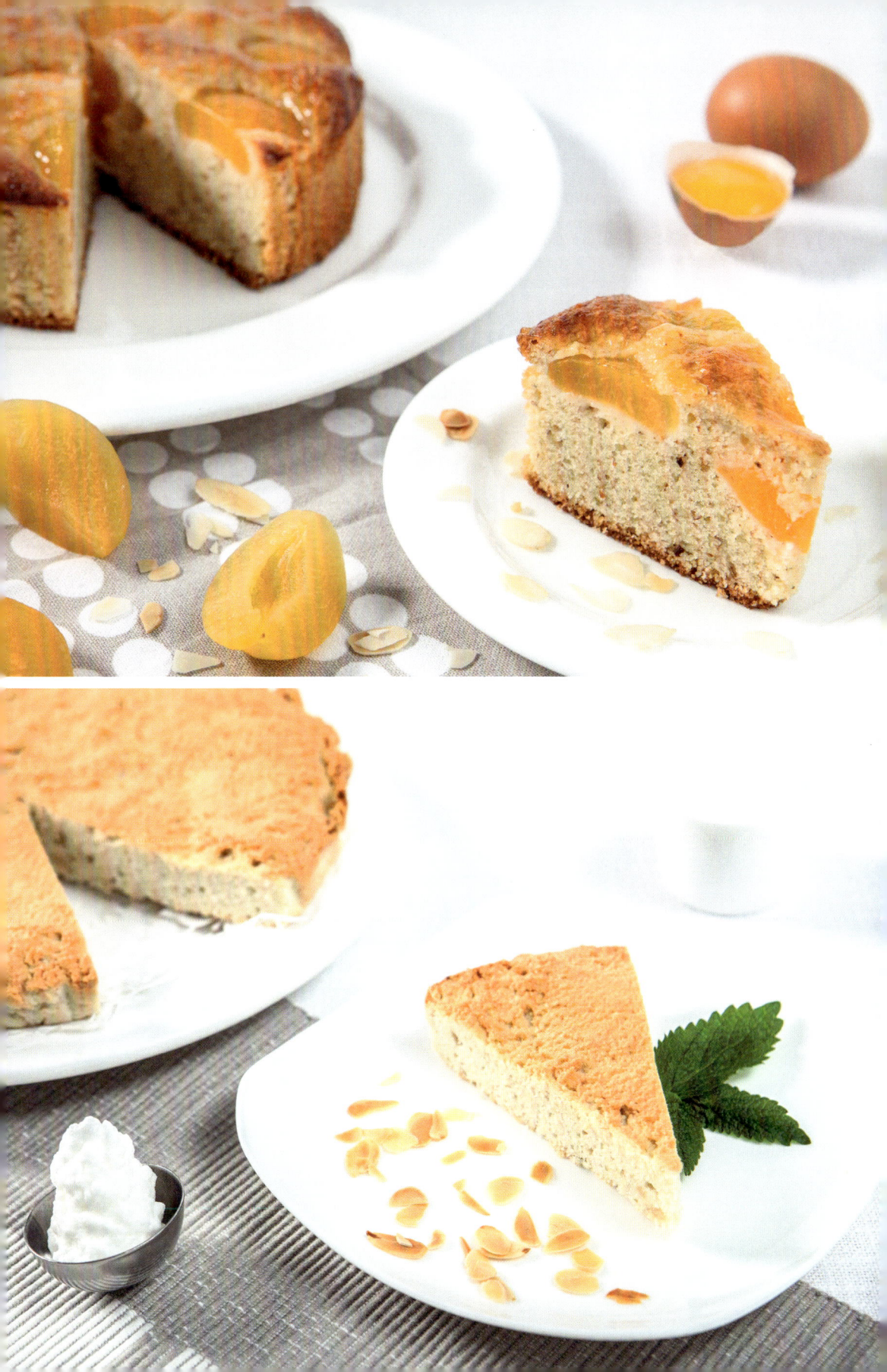

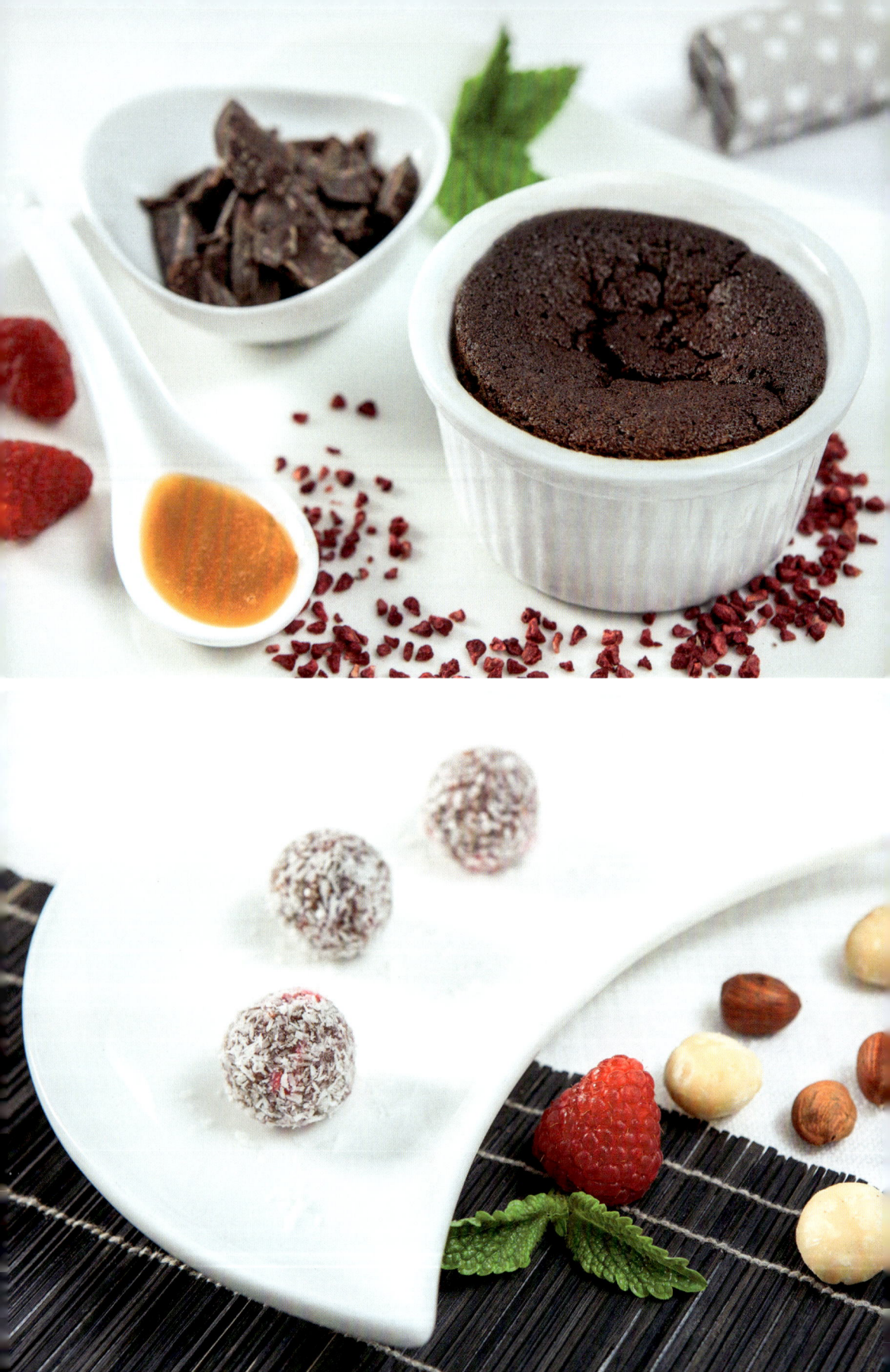

Schokokuchen

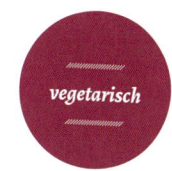

8 Förmchen

⏲ *ca. 20 Minuten + Backzeit* ●●○

200 g dunkle **Schokolade** (mind. 75 % Kakaogehalt)

200 g **Kokosöl**

4 **Eigelb**

3 EL **Honig**

1 Msp. **Zimt**

4 **Eiweiß**

1 Prise **Salz**

1 TL **Kokosöl** zum Ausstreichen der Förmchen

Zubereitung

- Schokolade zerkleinern und im Wasserbad schmelzen.
- Kokosöl ebenfalls im Wasserbad schmelzen, zur Schokolade geben und so lange rühren, bis eine glatte Masse entstanden ist.
- Eigelb mit Honig und Zimt schaumig schlagen und unter die Schokoladenmasse rühren.
- Eiweiß mit Salz steif schlagen und vorsichtig unter die Schokoladen-Eigelb-Masse heben.
- Die Masse in eingefettete Förmchen geben und im vorgeheizten Backofen bei **170 Grad** etwa **20 Minuten** backen.

Nusskugeln

Etwa 20 Kugeln

⏲ *ca. 10 Minuten + Kühlzeit* ●○○

8 getrocknete **Datteln**

100 g **Walnüsse** oder Mandeln

50 g **Macadamianüsse**

2 EL **Kokosöl**

75 g **Erdbeeren** oder Himbeeren

4 EL **Kokosraspeln**

Zubereitung

- Datteln entsteinen und mit den Nüssen im Mixer fein pürieren.
- Kokosöl im Wasserbad schmelzen, zur Dattel-Nuss-Masse geben und gut verrühren.
- Erdbeeren waschen, putzen und zerkleinern.
- Unter die Dattel-Nuss-Masse rühren.
- Aus der Masse kleine Kugeln formen und etwa **30 Minuten** im Kühlschrank ruhen lassen.
- Kugeln in Kokosraspeln wälzen und servieren.

Tipp: Sie können die Walnüsse auch durch Haselnüsse ersetzen.

Tiramisu

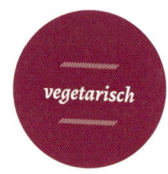

vegetarisch

1 Form (20 x 20 cm) ⌚ *ca. 30 Minuten + Backzeit + Kühlzeit* ●●●

FÜR DAS MANDELBISKUIT

6 **Eier**

120 g **Erythritol** (Süßmittel)

1 Prise **Salz**

160 g **Mandelmehl**

3 TL **Weinsteinbackpulver**

**FÜR DIE MASCAR-
PONECREME**

500 g **Mascarpone**

500 g **Topfen** (Quark)

1 Msp. **Vanillemark**

2 TL **Erythritol** (Süßmittel)

600 ml **Sahne**

WEITERES

500 ml kalter **Espresso**

Kakaopulver (ohne Zuckerzusatz) zum Bestreuen

Erdbeeren, in Spalten
geschnitten

Melisse zum Garnieren

Biskuit

- Eier trennen und Eigelb mit Erythritol schaumig rühren.
- Eiweiß mit einer Prise Salz steif schlagen.
- Mandelmehl mit Weinsteinbackpulver vermischen und sieben.
- Zusammen mit Eischnee unter die Eigelbmasse heben.
- Die Masse fingerdick auf ein mit Backpapier ausgelegtes Back-
blech streichen.
- Im vorgeheizten Backofen bei **200 Grad** etwa **12 Minuten**
backen.
- Biskuit gut auskühlen lassen.

Mascarponecreme

- Mascarpone, Topfen, Vanillemark und Erythritol verrühren.
- Sahne steif schlagen und unter die Mascarpone-Topfen-Masse
heben.

Fertigstellung

- Biskuit in 20 x 20 cm große Stücke schneiden.
- Form mit Biskuit auslegen und mit Espresso beträufeln. Einen
Teil Mascarponecreme daraufgeben und mit Biskuit bedecken.
- Den Vorgang so lange wiederholen, bis das Biskuit und die
Mascarponecreme aufgebraucht sind. Mit einer Schicht
Mascarponecreme abschließen.
- Im Kühlschrank abgedeckt etwa **1 Stunde** kühl stellen.
- Mit Kakao bestreuen und mit Erdbeeren und Melisse garniert
servieren.

Tipps: Ersetzen Sie Erythritol durch ein anderes Süßmittel
(z. B. Xylit, Birkenzucker, Tagatose usw.). Statt einer großen
Form können Sie auch Portionsförmchen verwenden.

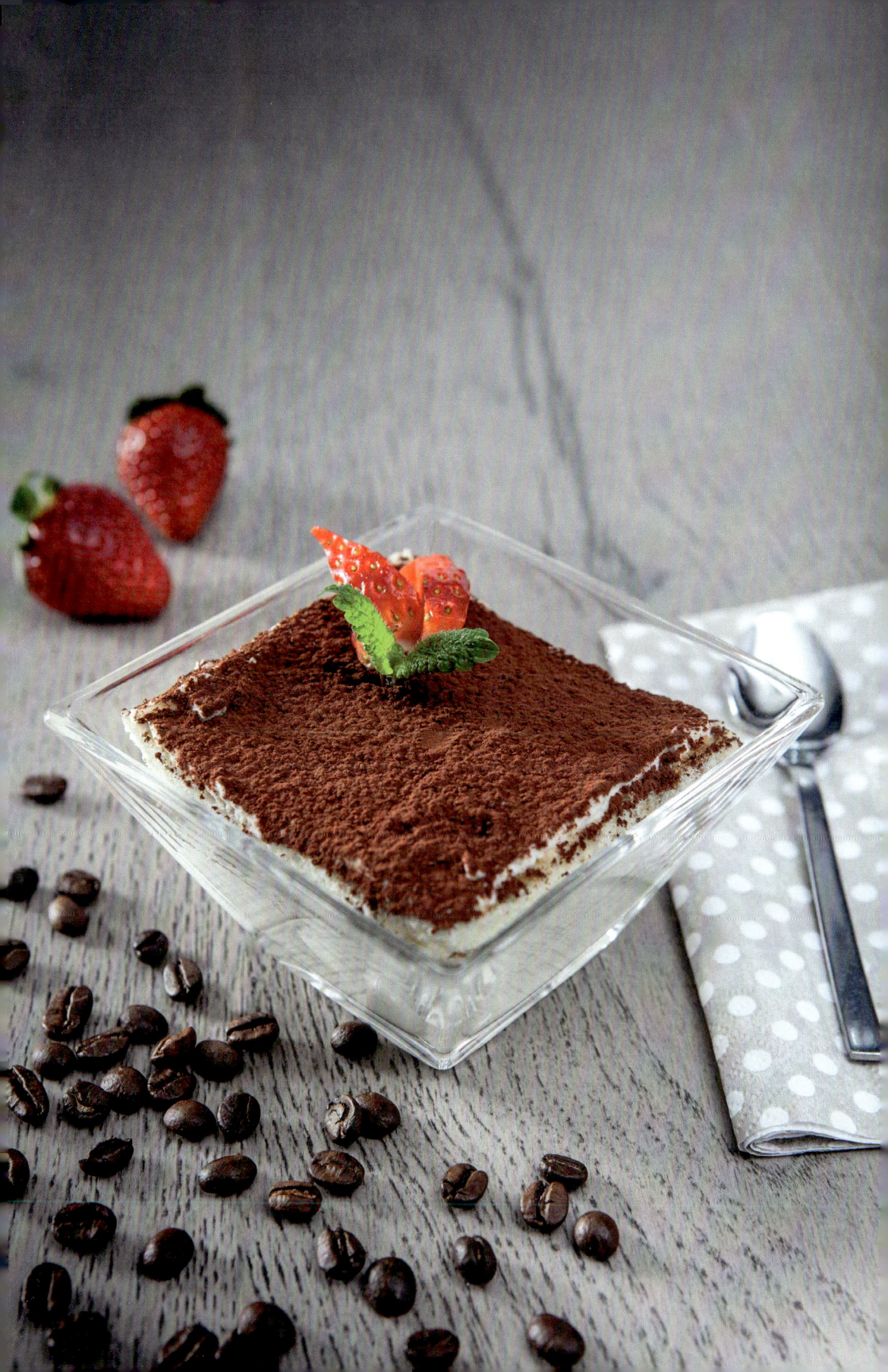

Register

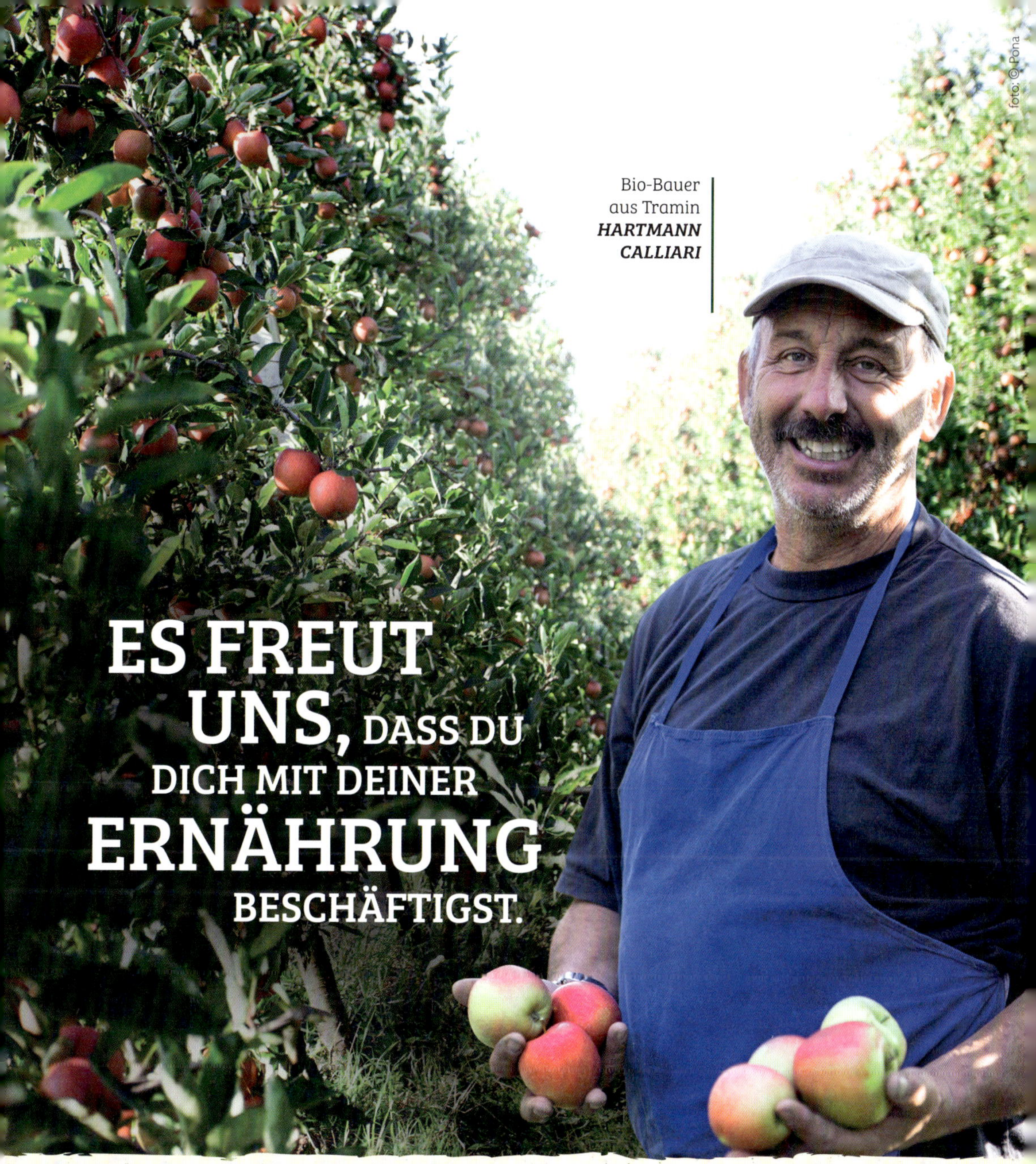

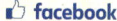

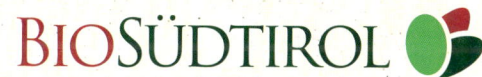

Tipps

Mehrere Bücher und Internetseiten waren und sind mir nützliche Informationsquellen, die mir auch jede Menge Anregungen für meine tägliche Arbeit als Ärztin geben. Deshalb stelle ich Ihnen diese Bücher hier vor, die für unsere Gesundheit sehr viel ausmachen.

Bücher

Sarah Ballantyne: „Die Paläo-Therapie". Die Amerikanerin forschte als medizinische Biophysikerin und musste sich wegen mehrfacher Gesundheitsprobleme eine Auszeit nehmen. Linderung erfuhr sie durch den Paläo-Lebensstil. Aus dieser Erfahrung heraus hat sie ihr Buch geschrieben.

Morena Benazzi: „Armonia Paleo". Ein sehr schönes Buch mit vielen Paleo-Rezepten und einladenden Bildern. Auch interessant ist die Internetseite www.armoniapaleo.it

Richard Bernstein: „Dr. Bernstein's Diabetes solution". Der Arzt leidet selbst an Diabetes Typ 1 und behandelte seine Patienten und sich selbst erfolgreich mit einer kohlenhydratarmen und fettreichen Ernährung (LCHF).

Ernest N. Curtis: In seinem Buch „The cholesterol delusion" hinterfragt der Arzt in einfacher und für jedermann verständlichen Sprache die Cholesterin-Angst, die seit 40 Jahren um sich greift und die Cholesterin in Verbindung mit Herzkrankheiten bringt. Er wendet sich mit seinem Buch vor allem an jene, die ihre erhöhten Cholesterinwerte mit Medikamenten senken (müssen).

William Davis: „Weizenwampe" und „Weizenwampe – Das Kochbuch. Gesund und schlank ohne Weizen". Der Kardiologe hat mit seinen Büchern Millionen Leser auf der ganzen Welt davon überzeugt, dass Weizen und Getreide die Ursache für die allermeisten Zivilisationskrankheiten unserer Zeit sind.

Maria Emmerich: „Das Keto-Kochbuch", „Keto-adapted" und „The Art of Healthy Eating". Die Ernährungsberaterin gibt in ihren Büchern sehr praktische und nützliche Tipps. Sehr interessant ist auch ihre Internetseite: www.mariamindbodyhealth.com

Alessio Fasano: „Die ganze Wahrheit über Gluten". Der amerikanische Arzt ist Leiter des Zöliakie-Forschungszentrums in Massachusetts und einer der größten Experten für die Auswirkungen von Gluten auf unsere Gesundheit.

Jason Fung: „The complete guide to fasting" und „The obesity code". Der Mediziner ist sicherlich einer der führenden Experten für intermittierendes Fasten.

Mark Hyman: „Iss fett, werde schlank". Der amerikanische Arzt und Bestsellerautor betreibt zudem eine interessante Internetseite über Funktionsmedizin.

Robert Lustig: „Fat chance". Der Professor für Kinderendokrinologie beschreibt in seinem Buch anschaulich und präzise die verheerenden Auswirkungen von Fruktose auf unseren Körper. Sehr interessant sind auch seine Vorlesungen, die er auf Youtube stellt: www.youtube.com/watch?v=dBnniua6-oM

Michael Moss: „Das Salz-Zucker-Fett-Komplott". Der Journalist der „New York Times" und Pulitzer-Preisträger deckt auf, welche Unmengen an Salz, Zucker und Fett in den industriell hergestellten Produkten stecken und wie die Lebensmittelhersteller uns Verbraucher mit ungesundem Essen ködern.

Tim Noakes: „The real meal revolution". Der südafrikanische Universitätsprofessor ist einer der international führenden Experten der Low-Carb-Bewegung.

Felix Olschewski: Er beschreibt sich selbst als freier Autor, Musiker und Reisender. Und er liebt gutes Essen und schreibt darüber. Ich lege Ihnen folgende seiner Bücher ans Herz: „Urgeschmack Einstieg", „Das Urgeschmack Kochbuch", „Die kleine Urgeschmack Frühstücksfibel" und „Das Urgeschmack Dessertbuch".

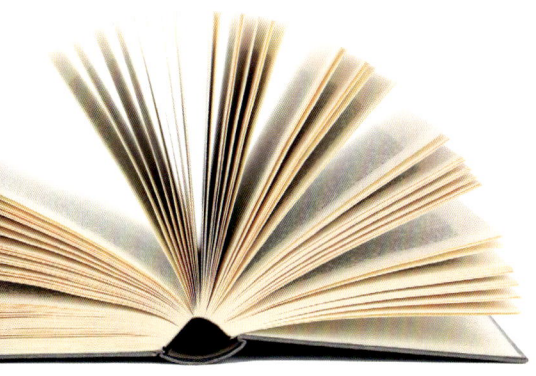

Fabio Piccini: „Fatness", „Alla scoperta del microbioma umano", „Dalla padella alla brace" und „La dieta più antica del mondo". Der Mediziner und Psychologe hat gemeinsam mit Daniela Bavestrello vor Jahren eine virtuelle Plattform geschaffen, die sich mit Störungen und Krankheiten befasst, die auf unser Ernährungsverhalten zurückzuführen sind.

Uffe Ravnskov: Anhand wissenschaftlicher Daten zeigt der dänische Arzt auf, wieso die Behauptung, tierische Fette und hohe Cholesterinwerte seien gefährlich für Herz und Gefäße, nichts anderes ist als ein Mythos. Seine Bücher: „Mythos Cholesterin" und „Fat and Cholesterin are good for you"

Deirdre Rawlings: „Fermented foods for health". Eine hilfreiche Einführung in die Welt der fermentierten Speisen mit Rezepten für jederfrau und jedermann.

Heidrun Schaller: Die deutsche Autorin litt unter Colitis ulcerosa und machte sich auf der Suche nach einer besseren Therapie selbst schlau. Sie kam auf die Paleo-Ernährung, mit der sie sich selbst heilte. Heute ist sie eine der führenden deutschen Expertinnen zum Thema. Ihr Buch „Die Paleo-(R)Evolution" gehört zu den meistgelesenen Büchern zum Thema Paleo-Ernährung.

Gary Taubes: Der mehrfach ausgezeichnete Journalist der „New York Times" hat mehrere Bücher geschrieben, in denen er sehr genau aufzeigt, wohin uns die moderne, zuckerreiche Ernährung geführt hat. Er zeigt auf, dass Stoffwechselkrankheiten, wie Diabetes und Fettleibigkeit, zugenommen haben und welche ökonomischen Interessen der Lebensmittel- und auch der Pharmaindustrie dahinterstecken. Ich empfehle Ihnen neben seiner Internetseite (www.garytaubes.com) auch die Bücher „The Case Against Sugar", „Why we get fat" und „Good calories, bad calories".

Internetseiten

Dr. John Briffa: www.drbriffa.com
Ein englischer Arzt und Forscher, der zahlreiche Bücher geschrieben hat, vor allem zum Abnehmen und zu Diäten.

Andreas Eenfeldt: www.dietdoctor.co
Er ist ein schwedischer Arzt und international tätiger Vertreter der „low carb – high fat"-Ernährung. Auf seiner Internetseite finden Sie ausgezeichnete Interviews mit LCHF-Verfechtern und sehr prägnante Artikel über Ernährung. Ich empfehle Ihnen auch seine Bücher: „Köstliche Revolution" und „Echt fett: Iss dich satt und nimm ab" vor.

Malcom Kendrick: www.drmalcolmkendrick.org
Der schottische Allgemeinmediziner hat eine sehr interessante Internetseite zum Thema Ernährung aufgebaut.

Jimmy Moore: www.livinlavidalowcarb.com
Jimmy Moore wog im Jahr 2004 über 200 Kilogramm und beschloss dann, seinem Leben eine Wende zu geben: Er nahm ab von Kleidergröße 5XL kam er auf XL. Aus dieser Erfahrung heraus entstand seine Internetseite mit vielen wichtigen Informationen und nützlichen Anregungen.

Felix Olschweski: www.urgeschmack.de
Der sechsfache Kochbuchautor (siehe Buchtipp) hilft seit dem Jahr 2009 mit seiner Internetseite täglich Tausenden Lesern auf dem Weg zu einer einfachen und genussvollen, gesunden und nachhaltigen Ernährung – mit möglichst wenig Aufwand und Verzicht.

Catherine Shanahan: www.drcate.com
Auf der Internetseite der Ärztin und Expertin in Ernährungswissenschaften findet man sehr interessante Beiträge über eine angemessene Ernährung.

Mark Sisson: www.marksdailyapple.com
Er ist ein ehemaliger Marathonläufer und Autor. In seinen Büchern geht es ihm vor allem um den Lebensstil und dabei hauptsächlich um die Ernährung und die sportliche Betätigung. Seine Internetseite ist eine wahre Fundgrube an nützlichen Informationen. Einige seiner sehr interessanten Bücher sind „Gesundheitsgeheimnisse aus der Steinzeit", „Primal Endurance" und „Paleo total body".

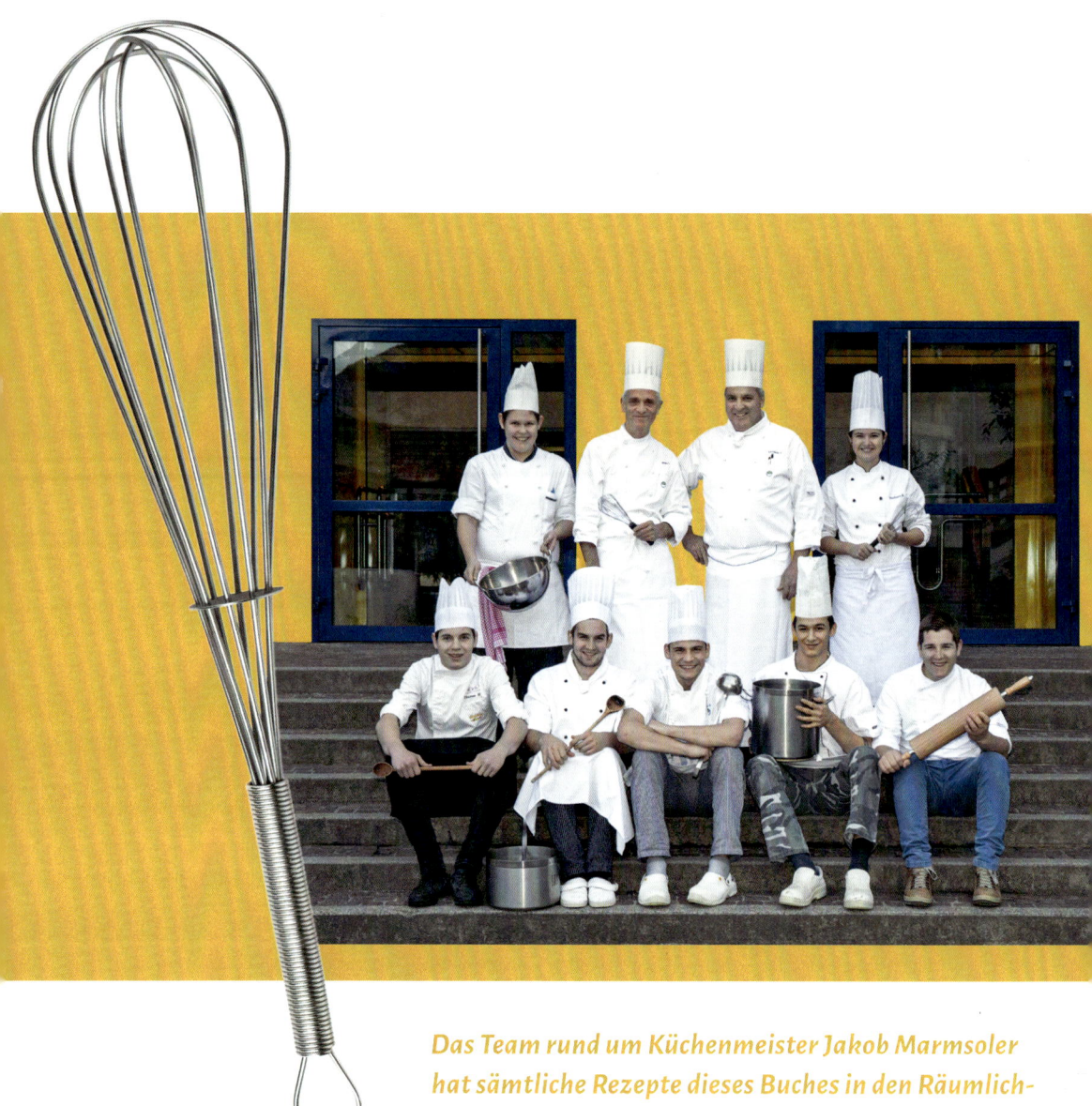

Das Team rund um Küchenmeister Jakob Marmsoler hat sämtliche Rezepte dieses Buches in den Räumlichkeiten der Landesberufsschule „Emma Hellenstainer" in Brixen gewissenhaft und sorgfältig nachgekocht.

Wir danken

den beiden Köchen Franz Thaler und Jakob Marmsoler (hinten Mitte),
sowie den Schülern Anita Kaneppele (hinten links), Barbara Resch (hinten rechts),
Thomas Malfertheiner, Thomas Pichler, Hannes Auer, Martin Kafmann, Michael Agreiter
(vorne, von links nach rechts) sowie Diego Obletter und Stefan Niederegger (beide nicht im
Bild) für die gute Zusammenarbeit und die tatkräftige Unterstützung.

Quellennachweis

FOTOS

fotolia.com

13smile S. 9 Alex Staroseltsev S. 10 Subbotina Anna S. 11
Dieter Pregizer S. 12 Kaspars Grinvalds S. 13 kei907 S. 15
fotoliaxrender S. 15 Syda Productions S. 16, 40
underdogstudios S. 17 vika_kuzina S. 18 reinhard sester S. 19
ra2 studio S. 19 alinamd S. 20 lilechka75 S. 22
rcfotostock S. 22 VICUSCHKA S. 23 PhotoSG S. 24
Monkey Business S. 25 somegirl S. 26 Okea S. 27
Viktor S. 28 Zerbor S. 28, 44 vanilla22 S. 29 bit24 S. 30,
132 rdnzl S. 32 morissfoto S. 34 leonid_shtandel S. 35
123dartist S. 37 Family Business S. 38 Africa Studio S. 41,
48, 51, 62, 180 Dan Race S. 42 kab-vision S. 43, 172
psdesign1 S. 44 Pixelot S. 45 Elena Schweitzer S. 46
riccardo bruni S. 47 HandmadePictures S. 49 logos2012 S. 50
karandaev S. 52 Björn Wylezich S. 54 womue S. 55
CUKMEN S. 56 Franz Peter Rudolf S. 57 Annett Seidler S. 58
photocrew S. 59, 148 Bernd Jürgens S. 60 Pixelmixel S. 60
exclusive-design S. 63 cut S. 64 natashamam35 S. 65
Ruslan Semichev S. 66 dima_pics S. 67 PetarPaunchev S. 68
Picture-Factory S. 69 garry_images S. 74 pixelliebe S. 74
istetiana S. 74 san_ta S. 74 mizina S. 75 deniskarpenkov S. 86
Angel Simon S. 86 A_Lein S. 86 Peteers S. 86 M.studio S. 87
gavran333 S. 110 travnikovstudio S. 110 Printemps S. 111
M.Dörr & M.Frommherz S. 111 cabecademarmore S. 111
Nik_Merkulov S. 111 Rawpixel.com S. 112 pavkis S. 112
Vitalina Rybakova S. 113 dusanpetkovic1 S. 130
aquariagirl1970 S. 130 monticelllo S. 130 HLPhoto S. 130
stockphoto-graf S. 131 ExQuisine S. 132 naltik S. 133
zaziedanslacuisine S. 148 bravissimos S. 148
vitaliy_melnik S. 149 showcake S. 150 Piotr Wawrzyniuk S. 151
Gheorghe S. 151 teamfoto S. 162 Gresei S. 162
alex9500 S. 162 Artem Shadrin S. 162 Grafvision S. 163
Anatolii S. 164 Rainer Fuhrmann S. 165 uckyo S. 172
Successo images S. 172, 177 fortyforks S. 172
Daniel Vincek S. 173 iuliia_n S. 174 Akalong Suitsuit S. 175
wo-a-he S. 176 nuclear_lily S. 178 alexkich S. 178 suriya S. 178
Teodora_D S. 178 fahrwasser S. 179 george3973 S. 181
vm2002 S. 181 Markus Mainka S. 205

Günther Pichler S. 150

Heike Santer S. 165

alle restlichen Fotos von
Athesia-Tappeiner Verlag

REZEPTE

Jakob Marmsoler

Gegarte Kalbsstelze S. 144
Rosa gebratene Rindsnuss alla Parmigiana S. 147

Biohotel Panorama

Kohlenhydratarmes Brot S. 186

Ursula Plaikner

Haselnusscreme auf Früchten S. 84; Buntes
Kohlgemüse S. 118; Schweinsmedaillons
im Speckmantel S. 141; Kabeljau in
Zitronensauce S. 157; Erdbeertorte S. 193;
Tiramisu S. 198

Franz Thaler

Kokos-Orangen-Cake S. 191

Marina Fattor

Gemüsesuppe mit Räucherlachs S. 89; Salat
„Florence" S. 120; Roastbeef auf Fenchel S. 120;
Fenchelpasticcio S. 125; Hamburger in
Herzform S. 134; Hühnerschnitzel mit
Mango S. 134; Truthahnröllchen mit
Kürbiscreme S. 136; Schweinsschnitzel
mit Mandeln S. 138; Rindssteak mit
Romanesco S. 142; Barschfilet mediterran S. 155;
Garnelen mit Rohnen S. 158; Gefüllte
Tintenfische S. 161; „Falsche Tramezzini" S. 171;
Kastanienbrot S. 182; Muffins mit Sesam und
Honig S. 182; Sonnenblumenbrötchen S. 185;
Mandel-Leinsamen-Gebäck S. 188; Mandelbrot
S. 188; Scones mit Sultaninen S. 191

alle restlichen Rezepte von
Dr. med. Cristina Tomasi

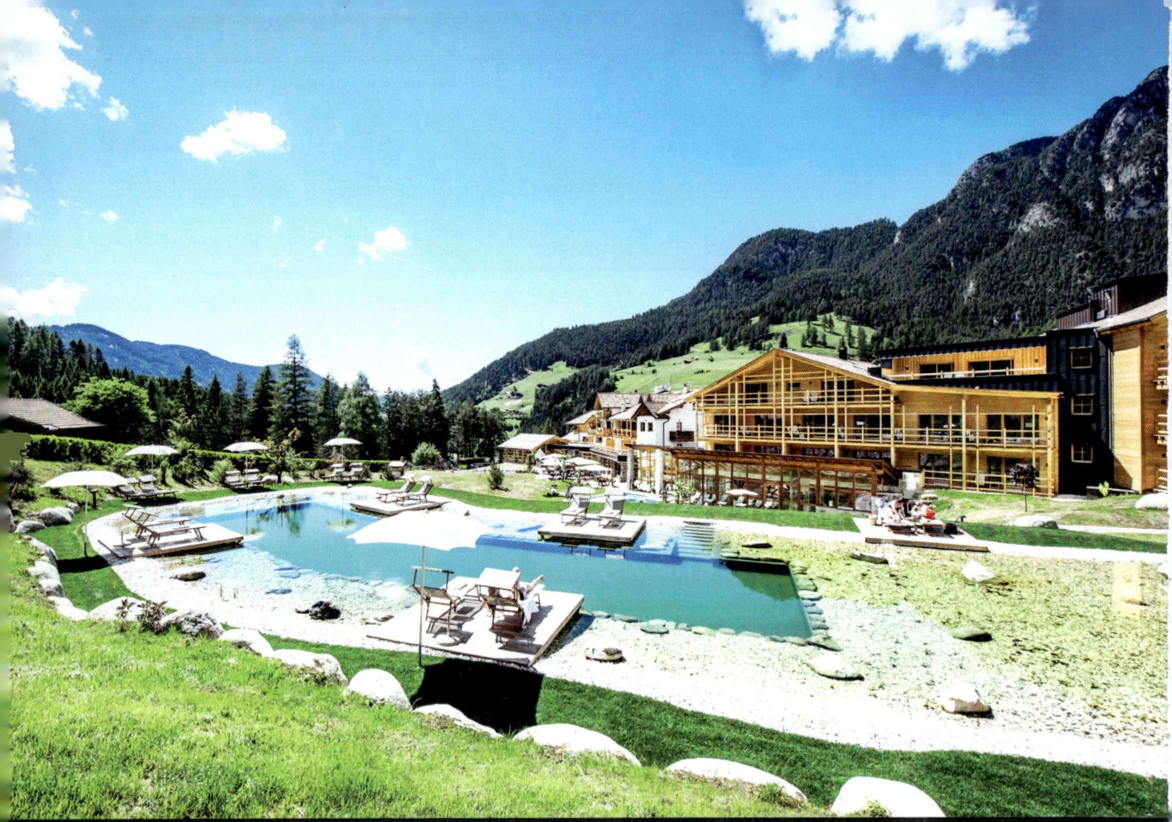

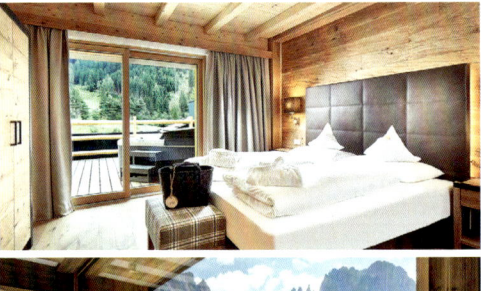

CYPRIANERHOF
DOLOMIT RESORT

ANSPANNUNG & ENTSPANNUNG IN DEN DOLOMITEN

Das Cyprianerhof Dolomit Resort in Tiers am Rosengarten steht für Nachhaltigkeit, Natürlichkeit und ein ganzheitliches Wohlfühlerlebnis. Raffinierte kulinarische Köstlichkeiten aus frischen regionalen und saisonalen Produkten, ein umfassendes Wellnessangebot mit wohltuenden Behandlungen und die Entspannung in den mit Dolomitenquellwasser gefüllten Pools und im Saunabereich schenken neue Energie. Zwischen Anspannung und Entspannung genießt man im Cyprianerhof in den Dolomiten eine Auszeit der Extraklasse und bringt Körper und Geist nachhaltig in Einklang.

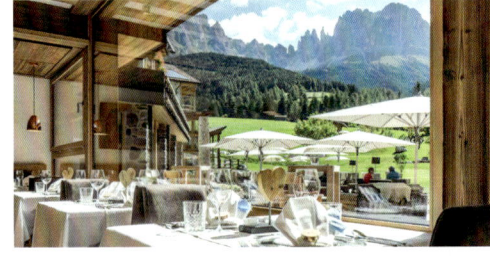

brandnamic.com | Foto: Helmuth Rier, www.huber-fotografie.at

Cyprianerhof Dolomit Resort ****s | Hof GmbH | Familie Damian | I-39050 Tiers am Rosengarten
Tel. +39 0471 642143 | hotel@cyprianerhof.com | www.cyprianerhof.com